《执业药师考试通关题库 2000 题》系列丛书

执业药师考试通关题库 2000 题
药事管理与法规

田　磊　编著

中国中医药出版社
·北 京·

图书在版编目（CIP）数据

执业药师资格考试通关题库2000题．药事管理与法规/田磊编著．—北京：中国
中医药出版社，2019.7

ISBN 978 – 7 – 5132 – 5328 – 4

Ⅰ．①执…　Ⅱ．①田…　Ⅲ．①药政管理 – 资格考试 – 习题集 ②药事法规 –
资格考试 – 习题集　Ⅳ．①R192.8 – 44

中国版本图书馆 CIP 数据核字（2018）第 258529 号

中国中医药出版社出版

北京经济技术开发区科创十三街 31 号院二区 8 号楼
邮政编码　100176
传真　010 64405750
三河市同力彩印有限公司印刷
各地新华书店经销

开本 787×1092　1/16　印张 20　字数 456 千字
2019 年 7 月第 1 版　2019 年 7 月第 1 次印刷
书号　ISBN 978 – 7 – 5132 – 5328 – 4

定价　79.00 元
网址　www. cptcm. com

社 长 热 线　010 – 64405720
购 书 热 线　010 – 89535836
侵 权 打 假　010 – 64405753

微信服务号　zgzyycbs
微商城网址　https：//kdt. im/LIdUGr
官 方 微 博　http：//e. weibo. com/cptcm
天猫旗舰店网址　https：//zgzyycbs. tmall. com

如有印装质量问题请与本社出版部联系（010 – 64405510）

《执业药师考试通关题库 2000 题》系列丛书

编委会

前　言

国家执业药师资格考试是职业准入考试。最近 3 年，执业药师资格考试的报名人数都在 100 万以上，而执业药师资格考试的通过率每年都不足 20%。

准备任何一项考试，做习题都是必不可少的复习方法之一。特别是对基础不好的考生来说，大量做习题更是巩固复习效果，快速提高成绩的捷径。针对广大考生希望能看到一本贴近大纲、与真题相似度高、答案解析清晰的习题集的需求，我们编写了"执业药师考试通关题库 2000 题系列丛书"。本书突出应试教育模式，具有如下特点：

1. 紧扣大纲

本书严格按照最新版国家执业药师资格考试大纲和考试指南编写。根据新考纲中各章比重和题型新变化，精编试题，基本覆盖所有考点。考生只要把这套习题真正做完、弄懂，通过考试会非常轻松。

2. 模拟真题

会考试的人都知道，真题是最好的复习资料。本书所载 2000 题可分为两部分，一部分为近 5 年的真题，大概有 600 题；另一部分为根据近 5 年考试的出题思路编写的"仿真题"。考生通过做这样的考题才能起到巩固知识，检查复习效果的目的。

3. 精准解析

本书所有考题均附有答案和详细解析，不仅避免了考生们做完题之后不知道为什么对、为什么错的情况，也能通过解析掌握出题的思路和解题的方法。

我相信，只要大家认真学习，在本书的帮助下一定能顺利通过执业药师资格考试。

田　磊

2018 年 10 月

目　录

答案与解析

第一章 执业药师与药品安全

第一节 执业药师管理

A 型题（最佳选择题，每题的备选答案中只有一个最佳答案）

1. 根据《执业药师资格制度暂行规定》，《执业药师资格证书》的有效范围是
   A. 在全国范围内有效
   B. 在颁发机关所在省份内有效
   C. 在取得者的身份证发放地有效
   D. 在取得者的就业所在地有效

2. 执业药师资格注册机构为
   A. 省级药品监督管理部门
   B. 省级人力资源和社会保障部门
   C. 国家药品监督管理部门
   D. 国家人力资源和社会保障部门

3. 关于执业药师资格考试和注册管理的说法，正确的是
   A. 香港、澳门、台湾居民，按照规定的程序和报名条件，可以报名参加国家执业药师资格考试
   B. 不在中国就业的外国人，符合规定学历条件，可以报名参加国家执业药师资格考试
   C. 执业药师执业单位包括医药院校、科研单位、药品检验机构
   D. 在香港、澳门注册的药剂师可以直接递交注册申请资料办理执业药师注册

4. 赵某考试合格，取得《执业药师资格证书》后，赵某可以
   A. 直接在所在省、市的药品零售企业以执业药师身份执业
   B. 直接在跨省、市的药品零售连锁企业以执业药师身份执业
   C. 经注册后，在注册所在省、市以执业药师身份执业
   D. 经注册后，同时在多个单位以执业药师身份执业

5. 申请执业药师注册的条件不包括
   A. 取得《执业药师资格证书》
   B. 从事药品调剂工作
   C. 经所在单位考核同意
   D. 身体健康，能坚持在执业药师岗位工作

6. 根据《执业药师资格制度暂行规定》，执业药师欲变更执业地区，应当
   A. 直接到新地区执业，不需办理注册手续
   B. 办理变更注册手续
   C. 办理注销注册手续
   D. 办理再注册手续

7. 根据《执业药师资格制度暂行规定》，执业药师注册有效期及期满前延续注册的时限分别为

A. 3 年，30 天　　B. 3 年，3 个月　　C. 5 年，6 个月　　D. 5 年，30 天

8. 执业药师注销注册的情形不包括

A. 因健康或其他原因不能从事执业药师业务的

B. 注册许可有效期届满未延续的

C. 受取消执业资格处分的

D. 变更执业范围的

9. 下列内容不属于执业药师职责范畴的是

A. 指导公众合理使用处方药　　　　B. 指导公众合理使用非处方药

C. 执行药品不良反应报告制度　　　　D. 为无处方患者提供处方药处方

10. 执业药师注册执业范围为药品经营的，下列说法错误的是

A. 注册为药品批发企业的，应在《执业药师注册证》上注明药品经营（批发）

B. 注册为药品零售企业的，应在《执业药师注册证》上注明药品经营（零售）

C. 注册为药品零售连锁企业的，应在《执业药师注册证》上注明药品经营（零售连锁）

D. 注册为药品零售连锁企业的，注册的执业单位应当明确到总部或门店

11. 下列技术人员，符合国家执业药师资格考试报名条件的是

A. 甲某，药学专业大专学历，从事药学专业工作 15 年，主管药师（中级职称），报考执业药师资格考试，可以免考 2 科

B. 乙某，中药学专业大专学历，从事药学专业工作 3 年，报考中药学类执业药师资格考试

C. 丁某，香港居民，药学专业大学本科学历，从事药学专业工作 2 年，报考药学类执业药师资格考试

D. 丙某，药学专业大学本科学历，从事药学工作 4 年，报考药学类执业药师资格考试

12. 有关执业药师管理的说法，错误的是

A. 执业药师注册有效期为 5 年

B. 执业药师延续注册，除须符合注册条件外，还须有参加继续教育的证明

C. 注册有效期满前 3 个月，持证者须到注册机构办理延续注册手续

D. 执业药师变更执业地区、执业范围应及时办理变更注册手续

B 型题（配伍选择题，备选答案在前，试题在后，每题若干组。每组均对应同一组备选答案）

[1~3]

A. 国家药品监督管理部门

B. 省级药品监督管理部门

C. 市级药品监督管理部门

D. 国家药品监督管理局与人力资源和社会保障部

1. 执业药师资格的注册管理机构是

2. 执业药师资格的注册机构是

3. 负责执业药师注册政策的制定和组织实施机构是

［4～5］

  A. 执业药师应履行的职责　　　　　　B. 执业药师继续教育的内容

  C. 执业药师注册的规定　　　　　　　D. 执业药师延续注册的规定

4. 须提供参加继续教育的证明是

5. 对违反《药品管理法》及有关法规的行为或决定，提出劝告、制止、拒绝执行并向上级报告是

［6～8］

  A. 不予注册　　　　B. 注销注册　　　　C. 延续注册　　　　D. 变更注册

6. 执业药师注册证有效期满前 30 日，应申请办理

7. 已注册执业药师无正当理由不在岗执业超过半年以上，予以

8. 在药品生产企业执业的执业药师，去药品零售企业执业的，应办理

［9～11］

  A. 由发证部门撤销《执业药师注册证》，3 年内不予执业药师注册

  B. 由发证部门撤销《执业药师资格证书》

  C. 由发证部门撤销《执业药师注册证》，并作为个人不良信息记入全国执业药师注册管理信息系统

  D. 按照《专业技术人员资格考试违纪违规行为处理规定》处理

9. 以不正当手段取得《执业药师资格证书》的

10. 以欺骗、贿赂等不正当手段取得《执业药师注册证》的

11. 执业药师注册单位与实际工作单位不符的

C 型题（综合分析选择题。每题的备选答案中只有一个最佳答案）

［1～4］

何某 2015 年药学专业本科毕业后，应聘到 A 省 B 药品零售连锁企业，从事药品采购工作

1. 何某哪一年可以参加全国执业药师资格考试

  A. 2016 年　　　　　　B. 2018 年　　　　　　C. 2020 年　　　　　　D. 2023 年

2. 若何某通过执业药师资格考试，申请注册的执业范围不包括

  A. 药品研发　　　　B. 药品生产　　　　C. 药品经营　　　　D. 药品使用

3. 何某申请注册需要具备的条件不包括

  A. 遵纪守法，遵守药师职业道德

  B. 身体健康，能坚持在执业药师岗位工作

  C. 取得主管药师专业技术职称

  D. 经执业单位同意

4. 何某的注册有效期为几年，需要在有效期满前多长时间办理再注册手续

  A. 1 年，1 个月　　　B. 2 年，3 个月　　　C. 3 年，30 日　　　D. 5 年，30 日

[5~6]

余某，现年35岁，2004年药学专业大学本科毕业，到某市人民医院药剂科工作。2010年，经国家执业药师资格考试获得执业药师资格。2012年，碍于情面利用自己的证件替亲戚李某办理《药品经营许可证》《执业药师注册证》，并担任药店负责人，但不参与实际经营。2013年，因为酒后驾车被罚款，并暂扣驾驶证1个月。2015年3月，该药店因故意销售假药"筋骨丹"300瓶和"喘立消丸"400瓶，被市药品监督管理局查获并移送公安机关处理。

5. 余某的行为符合执业药师资格制度相关规定的是
    A. 担任药店负责人但不参与药品质量管理
    B. 替亲戚办理《药品经营许可证》，并担任药店负责人
    C. 作为医疗机构药剂科工作人员参加考试并取得执业药师资格证书
    D. 在担任医疗机构药剂科工作人员的同时，在药店挂证担任执业药师

6. 关于余某酒驾行为所受的法律责任以及对于执业药师执业影响的说法，正确的是
    A. 因酒驾受到的处罚属于行政处罚，但还不属于应当办理注销注册的情形
    B. 因酒驾受到的处罚属于行政处罚，应由执业药师注册机构收缴注册证书并注销注册
    C. 因酒驾受到的处罚属于刑事处罚，应由执业药师注册机构收缴注册证书并注销注册
    D. 因酒驾受到的处罚属于刑事处罚，但还不属于应当办理注销注册的情形

X型题（多项选择题。每题的备选答案中有2个或2个以上正确答案。少选或多选均不得分）

1. 根据执业药师资格制度现行规定，执业药师注册必须具备的条件包括
    A. 取得《执业药师资格证书》   B. 遵纪守法，遵守药师职业道德
    C. 取得继续教育的证明   D. 有2年以上的药学实践经验

2. 需办理执业药师变更注册手续的是
    A. 变更执业地区   B. 变更执业类别
    C. 变更执业单位   D. 变更执业范围

3. 执业药师的职责包括
    A. 负责提供用药咨询与信息   B. 负责处方的审核及监督调配
    C. 负责指导合理用药   D. 负责上岗人员的药学知识培训

4. 执业药师的主要职责是保障药品质量和指导用药，具体职责包括
    A. 临床药学工作   B. 开展治疗药物监测
    C. 提供用药信息   D. 处方审核

5. 执业药师的职责包括
    A. 负责处方的审核及监督调配
    B. 负责本单位的药品质量管理
    C. 开展治疗药物的监测及药品疗效的评价
    D. 指导公众合理使用非处方药

6. 执业药师的职责包括
   A. 负责处方的审核及监督调配，提供用药咨询与信息，指导合理用药
   B. 开展治疗药物的监测和药品疗效的评价
   C. 负责药品的采购管理
   D. 负责对药品质量的监督和管理

7. 张某，药学本科毕业之后，在医院药剂科工作 2 年，然后在药品零售企业工作 2 年。关于其申请执业药师资格考试或者执业的说法，正确的有
   A. 张某已具备参加当年度执业药师资格考试的条件
   B. 若张某取得《执业药师资格证书》，即可以执业药师身份执业
   C. 张某成为执业药师后，应当按照规定参加执业药师继续教育
   D. 张某成为执业药师后，应在注册有效期满前 30 天办理延续注册手续

8. 关于执业药师注册规定的说法，正确的有
   A. 执业药师注册证的有效期为 5 年
   B. 因健康原因不能从事执业药师业务的，应办理注销注册手续
   C. 执业药师变更执业范围，应办理变更注册手续
   D. 执业药师应按照注册的执业类别、执业范围从事执业活动

9. 按照《执业药师资格制度暂行规定》，关于执业药师注册规定的说法正确的有
   A. 申请注册者必须经执业单位同意
   B. 执业药师变更执业单位，应办理变更注册手续
   C. 受刑事处罚，自刑罚执行完毕之日到申请注册之日满 1 年者可予以注册
   D. 因健康或其他原因不能从事执业药师业务的，应办理注销注册手续

10. 有关执业药师管理的说法，正确的有
    A. 《执业药师资格证书》在全国范围内有效
    B. 执业药师变更执业地区应办理变更注册手续
    C. 执业药师受取消执业资格处罚的，可由所在单位向注册机构办理注销注册手续
    D. 执业药师取得的学分证明是执业药师延续注册的必备条件之一

11. 有关执业药师资格制度，下列说法正确的有
    A. 《执业药师资格证书》仅在注册的省、自治区、直辖市内有效
    B. 执业药师不能在科研单位和药品检验机构注册
    C. 执业药师因健康或其他原因不能从事执业药师业务的，应办理注销注册手续
    D. 执业药师的继续教育学分，应由继续教育机构及时记入全国执业药师注册管理信息系统

12. 有关执业药师资格制度，下列说法正确的有
    A. 执业药师执业地区为省、自治区、直辖市
    B. 执业范围为药品经营，需在《执业药师注册证》上注明药品经营（批发）或药品经营（零售）
    C. 机关、院校、科研单位、药品检验机构不属于规定的执业药师注册执业单位

D. 执业药师参加继续教育获取的学分只在执业地区范围内有效

13. 执业药师在药学服务中发挥的作用是

    A. 有效减少药源性疾病的发病率

    B. 防止医生大处方

    C. 防止患者滥用药品

    D. 控制医保费用的不合理增长

14. 有关执业药师"挂证"行为的处理，说法正确的有

    A. 执业药师注册单位与实际工作单位不符的，由发证部门撤销其"执业药师职业资格证书"

    B. "挂证"执业药师个人不良信息由负责药品监督管理的部门记入全国执业药师注册管理信息系统

    C. "挂证"执业药师，个人不良信息记录撤销前，不能再次注册执业

    D. 药品零售企业存在"挂证"执业药师的，撤销其《药品经营许可证》

第二节 执业药师的职业道德与服务规范

A 型题（最佳选择题，每题的备选答案中只有一个最佳答案）

1. 某执业药师在执业过程中，发现从供货单位购进的降糖药质量可疑，根据执业药师的职业道德要求，对该批药品最佳的处理方式是

    A. 要求供货单位尽快换货

    B. 将余下药品退回供货单位

    C. 因为没有被确认为假药，可以继续使用

    D. 不能退、换货，应及时报告当地药品监督管理部门

2. 执业药师的职业道德要求不包括

    A. 救死扶伤，不辱使命   B. 依法执业，质量第一

    C. 进德修业，珍视声誉   D. 依法促销，诚信推广

3. 若在咨询中知晓本单位甲药师的处方调配存在不当之处，执业药师应

    A. 药品已售出，应拒绝纠正，但可以为其再提供其他安全、有效的药品

    B. 应联系甲药师，等待本人回来予以纠正

    C. 为尊重同行，应告知患者等甲药师上班时间再来咨询

    D. 应积极提供咨询，并给予纠正

4. 我国执业药师在接受患者的咨询中，对待患者不分年龄、性别、民族等属于

    A. 不辱使命   B. 密切协作   C. 珍视声誉   D. 平等相待

B 型题（配伍选择题，备选答案在前，试题在后，每题若干组。每组均对应同一组备选答案）

[1~4]

    A. 尊重同仁，密切协作   B. 尊重患者，平等相待

    C. 依法执业，质量第一   D. 进德修业，珍视声誉

1. "执业药师应当客观地告知患者使用药品可能出现的不良反应"属于
2. "执业药师应当积极主动地参加继续教育，不断提高执业水平"属于
3. "执业药师平等对待患者，不分其年龄、性别、信仰"属于
4. "执业药师应当紧密配合医师对患者进行药物治疗"属于

[5~8]

  A. 救死扶伤，不辱使命   B. 尊重患者，平等相待
  C. 依法执业，质量第一   D. 进德修业，珍视声誉

5. 执业药师应当科学指导用药，确保药品质量，体现了
6. 执业药师对待患者不得有任何歧视行为，体现了
7. 执业药师应当自觉抵制不道德和违法行为，体现了
8. 执业药师在患者生命安全存在危险时，应当提供必要的救助措施，体现了

[9~12]

  A. 尊重同仁，密切协作   B. 尊重患者，平等相待
  C. 依法执业，质量第一   D. 进德修业，珍视声誉

9. 执业药师应当保护患者的个人隐私，体现了
10. 执业药师应当向患者准确解释药品说明书，体现了
11. 执业药师遵守药品管理法律、法规，恪守职业道德，体现了
12. 执业药师应当积极主动地接受继续教育，体现了

X型题（多项选择题。每题的备选答案中有2个或2个以上正确答案。少选或多选均不得分）

1. 中国执业药师职业道德准则包括
  A. 救死扶伤，不辱使命   B. 尊重患者，平等相待
  C. 依法执业，质量第一   D. 尊重同仁，密切协作
2. 在药店从事执业活动的执业药师，应遵循的职业道德包括
  A. 实事求是地介绍药品的疗效与不良反应
  B. 注意保护消费者的隐私
  C. 根据报酬提供合适的药学服务
  D. 随时注意收集并记录药品的不良反应
3. 在药店从事执业活动的执业药师，应遵循的职业道德包括
  A. 为患者提供疗效确切的药品
  B. 客观告知患者使用药品可能出现的不良反应
  C. 根据患者地位提供药学服务
  D. 自觉抵制误导性宣传
4. 执业药师应当
  A. 拒绝调配、销售超剂量的处方
  B. 依法独立执业，认真履行职责，科学指导用药
  C. 坚持效益第一，维护公众健康
  D. 参加继续教育，提高专业水平

5. 执业药师应当

 A. 服从领导，不折不扣地按药品经营企业负责人的要求做好工作

 B. 不以任何形式向公众进行误导性的药品宣传和推荐

 C. 理解同行收受药品回扣的行为

 D. 佩戴徽章上岗执业以示身份

6. 我国执业药师的业务活动包括

 A. 处方调剂   B. 药物警戒   C. 健康教育   D. 用药咨询

7. 我国执业药师在执业活动中的基本准则包括

 A. 遵纪守法、爱岗敬业   B. 遵从伦理、服务健康

 C. 自觉学习、提升能力   D. 履职尽责、指导用药

第三节　药品与药品安全管理

A 型题（最佳选择题，每题的备选答案中只有一个最佳答案）

1. 药品质量特性不包括

 A. 安全性   B. 经济性   C. 稳定性   D. 有效性

2. 药品安全风险的特点不包括

 A. 复杂性   B. 严重性   C. 不可避免性   D. 不可预见性

3. 药品在制剂过程中形成的固有特性是

 A. 安全性   B. 均一性   C. 稳定性   D. 有效性

4. 药品人为风险的来源不包括

 A. 不合理用药   B. 用药差错

 C. 药品不良反应   D. 药品质量问题

5. 关于药品安全风险和药品安全风险管理措施的说法，错误的是

 A. 药品的内在属性决定药品具有不可避免的自然风险

 B. 不合理用药、用药差错是导致药品安全风险的关键因素

 C. 药品生产企业应担负起药品整个生命周期的安全性监测和风险管理工作

 D. 实施药品安全风险管理的有效措施，就是要从药品注册环节消除各种药品安全风险因素

6. 《国家药品安全"十二五"规划》关于完善执业药师制度的说法，下列错误的是

 A. 自 2012 年开始，零售药店必须配备执业药师

 B. 到"十二五"末，所有零售药店法人或主要管理者必须具备执业药师资格

 C. 到"十二五"末，所有医院药房营业时有执业药师指导合理用药

 D. 到"十二五"末，所有零售药店营业时有执业药师指导合理用药

7. 有关《国家药品安全"十二五"规划》发展目标的说法，错误的是

 A. 全部化学药品、生物制品标准达到或接近国际标准

 B. 中药标准达到或接近国际标准

 C. "十二五"末，所有零售药店和医院药房营业时有执业药师指导合理用药

D. 新开办的零售药店必须配备执业药师

8. 某市食品药品监督管理局接到举报，反映该市甲兽药店销售人用药品。实际调查发现，甲兽药店药柜上摆放有多个品种的人用药品。经查实，兽药店所经营的人用药品达 30 余种，货值金额 5000 元，主要是非处方药，部分药品已销售，销售金额已达到 1000 元。当事的兽药店有《兽药经营许可证》，无《药品经营许可证》。关于兽药与药品管理法中药品关系的说法，正确的是

A. 《药品经营许可证》经营范围中包括兽药的，可以同时经营兽药

B. 取得《兽药经营许可证》的，可以经营人用药品

C. 兽药规定有治疗疾病的用法和用量，在我国药品管理法中，也是将其作为药品进行参照管理

D. 我国药品管理法中的药品特指人用药品，不包括兽药

9. 根据《关于现有从业药师使用管理问题的通知》，有条件地延长现有从业药师资格期限至

A. 2018 年   B. 2019 年   C. 2020 年   D. 2025 年

B 型题（配伍选择题，备选答案在前，试题在后，每题若干组。每组均对应同一组备选答案）

[1~2]

A. 有效性   B. 均一性   C. 安全性   D. 稳定性

1. 能满足治疗疾病的要求，体现药品的

2. 每一单位产品都具有相同的品质，体现药品的

[3~6]

A. 有效性   B. 安全性   C. 稳定性   D. 均一性

3. 药品按规定的适应证、用法和用量使用药品后，人体产生毒副反应的程度，体现药品的

4. 在规定的适应证、用法和用量条件下，能满足预防、治疗、诊断人的疾病，有目的地调节人的生理机能的要求，体现药品的

5. 药品在规定的条件下保持其有效性和安全性的能力，体现药品的

6. 药物制剂的每一个单位产品都符合有效性、安全性的规定要求，体现药品的

X 型题（多项选择题。每题的备选答案中有 2 个或 2 个以上正确答案。少选或多选均不得分）

1. 药品质量特性包括

A. 安全性   B. 有效性   C. 实用性   D. 均一性

2. 药品质量的固有特性包括

A. 安全性   B. 稳定性   C. 经济性   D. 均一性

3. 药品安全风险的特点包括

A. 复杂性   B. 严重性   C. 不可预见性   D. 不可避免性

4. 《国家药品安全"十二五"规划》确定的发展目标包括

A. 生物制品全部达到国际标准

B. 中药标准主导国际标准制定

C. 药品生产企业 100% 符合 2010 版《药品生产质量管理规范》要求

D. 新开办的零售药店必须配备执业药师

5.《国家药品安全"十二五"规划》确定的国家药品安全"十二五"规划指标有

    A. 到"十二五"末，医院药房全部实现营业时有执业药师指导合理用药

    B. 到"十二五"末，零售药店全部实现营业时有执业药师指导合理用药

    C. 到"十二五"末，药品经营 100% 符合《药品经营质量管理规范》要求

    D. 到"十二五"末，药品生产 100% 符合 2010 版《药品生产质量管理规范》要求

6. 药品的特殊性表现在

    A. 专属性   B. 两重性

    C. 质量的重要性   D. 时限性

7. 我国对药品的有效性按在人体达到所规定的效应程度分为

    A. 痊愈   B. 显效   C. 有效   D. 完全缓解

8.《药品管理法》规定的药品包括

    A. 中药材、中药饮片   B. 化学原料药、抗生素

    C. 血清、疫苗   D. 体内使用的诊断药品

9. 药品安全的风险管理最核心的要求是

    A. 事前预防   B. 事中控制   C. 事后处置   D. 实现零风险

第二章　医药卫生体制改革与国家基本药物制度

第一节　深化医药卫生体制改革

A 型题（最佳选择题，每题的备选答案中只有一个最佳答案）

1. 根据《中共中央国务院关于深化医药卫生体制改革的意见》，基本医疗卫生制度的四大体系不包括
   A. 医药卫生监管体系
   B. 医疗保障体系
   C. 医疗服务体系
   D. 药品供应保障体系

2. 根据《中共中央国务院关于深化医疗卫生体制改革的意见》，基本医疗卫生制度的主要内容不包括
   A. 公共卫生服务体系
   B. 医疗保障体系
   C. 药品供应保障体系
   D. 医疗卫生人才体系

3. 关于建立健全覆盖城乡居民的基本医疗卫生制度基本内容的说法，错误的是
   A. 建立健全公共卫生服务体系
   B. 加快建设多层次医疗保障体系
   C. 完善以县级公立医院为主体的医疗服务体系
   D. 建立健全以国家基本药物制度为基础的药品供应保障体系

X 型题（多项选择题。每题的备选答案中有 2 个或 2 个以上正确答案。少选或多选均不得分）

1. 医药卫生体制改革的基本原则包括
   A. 以人为本　　　B. 立足国情　　　C. 统筹兼顾　　　D. 政事分开

2. 医药卫生体制改革的基本原则包括
   A. 以人为本
   B. 统筹兼顾
   C. 城乡有别
   D. 公平与效率统一

3. 根据《中共中央国务院关于深化医药卫生体制改革的意见》，到 2020 年医药卫生体制改革的总体目标包括
   A. 普遍建立比较完善的公共卫生服务体系
   B. 普遍建立比较完善的医疗服务体系
   C. 普遍建立比较规范的药品供应保障体系
   D. 普遍建立比较健全的医疗保障体系

4. 完善保障医药卫生体系有效规范运转的体制机制包括
   A. 建立协调统一的医药卫生管理体制

B. 建立科学合理的医药价格形成机制

C. 建立健全医药卫生法律制度

D. 建立实用共享的医药卫生信息系统

5. 完善保障医药卫生体系有效规范运转的体制机制包括

A. 建立严格有效的医药卫生监管体制

B. 建立高效规范的医药卫生机构运行机制

C. 建立政府主导的多元卫生投入机制

D. 建立可持续发展的医药卫生科技创新机制和人才保障机制

6. 建立国家基本药物制度可以实施的措施有

A. 对基本药物实施公开招标采购，统一配送

B. 县级以上医院应全部配备和使用国家基本药物

C. 基本药物全部纳入基本医疗保障药品报销目录

D. 基本药物报销比例要明显高于非基本药物报销比例

7. 根据《中共中央国务院关于深化医药卫生体制改革的意见》，建立国家基本药物制度可以实施的措施有

A. 制定基本药物临床应用指南和基本药物处方集

B. 对国家基本药物实行全国统一采购价格

C. 基层医疗卫生机构全部配备和使用国家基本药物

D. 基本药物报销比例略高于非基本药物报销比例

8. 建立健全药品供应保障体系的主要内容有

A. 建立国家基本药物制度

B. 规范药品经营使用

C. 规范药品生产流通

D. 完善药品储备制度

第二节　国家基本药物制度

A 型题（最佳选择题，每题的备选答案中只有一个最佳答案）

1. 国家基本药物制度管理的环节不包括

A. 基本药物的生产　　　　　　　B. 基本药物的流通

C. 基本药物的进出口　　　　　　D. 基本药物的使用

2. 国家基本药物制度管理的环节不包括

A. 基本药物的遴选　　　　　　　B. 基本药物的定价

C. 基本药物的研制　　　　　　　D. 基本药物的报销

3. 国家药物政策的核心和药品供应保障体系的基础是

A. 国家药物分类制度　　　　　　B. 国家基本药物制度

C. 国家药品储备制度　　　　　　D. 国家医疗保险保障制度

4. 根据《关于建立国家基本药物制度的实施意见》，国家基本药物工作委员会的职能

不包括

    A. 确定国家基本药物目录遴选原则、范围、程序

    B. 确定国家基本药物目录遴选和调整的工作方案

    C. 制定药品价格

    D. 审核国家基本药物目录

5. 国家基本药物的遴选原则是

    A. 安全、有效、质量可控

    B. 临床必需、安全有效、价格合理、使用方便、市场能够保证供应

    C. 保证品种和质量、引入竞争机制、合理控制成本、方便购药和便于管理

    D. 防治必需、安全有效、价格合理、使用方便、中西药并重、基本保障、临床首选和基层能够配备

6. 国家基本药物的遴选原则不包括

    A. 防治必需   B. 安全有效   C. 中西药并重   D. 价格便宜

7. 国家基本药物的遴选原则不包括

    A. 临床首选   B. 基本保障

    C. 无不良反应   D. 基层能够配备

8. 国家基本药物的遴选原则不包括

    A. 价格合理   B. 需求量大   C. 基层能够配备   D. 使用方便

9. 国家基本药物目录中的化学药品、生物制品、中成药，应当是

    A. 既在《中华人民共和国药典》中收载，又列入基本医疗保障药品报销目录中的品种

    B. 既在国家食品药品监督管理部门颁布的药品标准中收载，又列入基本医疗保障药品报销目录中的品种

    C. 国家食品药品监督管理部门颁布药品标准的品种和注册标准的品种

    D. 《中华人民共和国药典》收载的，国家卫生计生部门、国家食品药品监督管理部门颁布药品标准的品种

10. 国家基本药物目录在保持数量相对稳定的基础上，实行动态管理，原则上几年调整一次

    A. 1 年   B. 2 年   C. 3 年   D. 5 年

11. 可以纳入国家基本药物目录遴选范围的有

    A. 主要用于滋补保健作用，易滥用的品种

    B. 国家食品药品监督管理部门颁布药品标准的品种

    C. 含有国家濒危野生动植物药材的品种

    D. 因严重不良反应，国家食品药品监督管理部门明确规定暂停生产、销售或使用的品种

12. 应当从国家基本药物目录中调出的情形不包括

    A. 发生不良反应的

    B. 药品标准被取消的

C. 国家食品药品监督管理部门撤销药品批准证明文件的

D. 根据药物经济学评价，可被成本效益比或者风险效益比更优的品种所替代的

13. 国家基本药物目录中生物制品分类的主要依据是

    A. 临床药理学　　　　　　　　　　B. 药物经济学

    C. 安全性评估结果　　　　　　　　D. 临床治疗首选程度

14. 国家基本药物目录中化学药品分类的主要依据是

    A. 安全性评估结果　　　　　　　　B. 功能主治

    C. 临床药理学　　　　　　　　　　D. 药品通用名称

15. 有关药品电子监管的说法，错误的是

    A. 国家食品药品监督管理部门制定、公布《入网药品目录》

    B.《入网药品目录》中的品种上市前，必须在产品最小销售包装上加贴统一标识的药品电子监管码

    C. 药品经营企业须具备药品电子监管码赋码条件

    D. 基本药物进行全品种电子监管

16. 国家基本药物目录中中成药分类的主要依据是

    A. 安全性评估结果　　　　　　　　B. 功能

    C. 临床药理学　　　　　　　　　　D. 药品通用名称

17. 有关基本药物采购管理的说法，错误的是

    A. 以省（区、市）为单位的网上药品集中采购

    B. 基本药物采取招采合一、双信封制

    C. 实行分类采购

    D. 只监管基本药物的招标工作

18. 根据《关于建立国家基本药物制度的实施意见》，政府办基层医疗卫生机构配备使用的基本药物实行

    A. 全国零售指导价销售　　　　　　B. 零差率销售

    C. 在进价的基础上加价 10% 销售　　D. 在进价的基础上加价 15% 销售

19. 基本药物纳入基本医疗保障药品报销目录的比例是

    A. 60%　　　　　B. 80%　　　　　C. 90%　　　　　D. 100%

20. 关于基本药物使用的说法，正确的是

    A. 政府举办的所有医疗机构全部配备和使用国家基本药物

    B. 政府举办的基层医疗卫生机构优先配备和使用国家基本药物

    C. 基本药物全部纳入基本医疗保障药品报销目录

    D. 基本药物报销比例可略高于非基本药物

21. 根据《关于建立国家基本药物制度的实施意见》，下列关于基本药物使用的说法，正确的是

    A. 零售药店可以不配备基本药物

    B. 政府举办的基层医疗卫生机构优先配备和使用国家基本药物

    C. 私人举办的医疗机构可不配备基本药物

    D. 基本药物全部纳入基本医疗保障药品报销目录

B 型题（配伍选择题，备选答案在前，试题在后，每题若干组。每组均对应同一组备选答案）

[1~2]

A. 国家卫生计生部门 B. 国家药品监督管理部门

C. 人力资源和社会保障部门 D. 国家基本药物工作委员会

1. 确定国家基本药物制度框架的机构是

2. 审核国家基本药物目录的机构是

[3~4]

A. 制定国家基本药物药品标准

B. 确定国家基本药物目录外药品品种数量

C. 审核国家基本药物目录

D. 负责药品价格行为的监督管理

3. 国家基本药物工作委员会

4. 国家发展和改革委员会

[5~6]

A. 国家药品监督管理部门 B. 中国食品药品检定研究院

C. 省级药品监督管理部门 D. 省级药品检验机构

5. 负责基本药物监督性抽验工作的是

6. 负责基本药物评价性抽验工作的是

[7~8]

A. 疫苗

B. 非临床治疗首选的药品

C. 生物制品

D. 发生严重不良反应的药品，经评估不宜作为国家基本药物使用的药品

7. 不能纳入国家基本药物目录遴选范围的药品是

8. 应当从国家基本药物目录中调出的药品

[9~10]

A. 独家生产的药品 B. 疫苗

C. 血液制品 D. 药品标准被取消的

9. 应当从国家基本药物目录中调出的药品是

10. 纳入国家基本药物目录应当经过单独论证的药品是

[11~12]

A. 含有国家濒危野生动植物药材的药品

B. 维生素、矿物质类药品

C. 诊断药品

D. 根据药物经济学评价，可被成本效益比更优的品种所替代的药品

11. 不能纳入国家基本药物目录遴选范围的药品是

12. 应当从国家基本药物目录中调出的药品是

[13~14]
    A. 主要用于滋补保健作用的药品
    B. 血液制品
    C. 生物制品
    D. 国家食品药品监督管理部门撤销其药品批准证明文件的药品
13. 不能纳入国家基本药物目录遴选范围的药品是
14. 应当从国家基本药物目录中调出的药品是

[15~16]
    A. 药品标准被取消的药品
    B. 处方药
    C. 非处方药
    D. 因严重不良反应，国家食品药品监督管理部门明确规定暂停生产、销售或使用的药品
15. 不能纳入国家基本药物目录遴选的范围的药品是
16. 应从国家基本药物目录中调出的药品是

[17~18]
    A. 30%   B. 50%   C. 80%   D. 100%
17. 政府举办的基层医疗卫生机构配备和使用基本药物的比例是
18. 我国现行基本药物制度中规定基本药物报销的比例是

[19~20]
    A. 按30%选择配备和使用国家基本药物
    B. 按50%选择配备和使用国家基本药物
    C. 按100%选择配备和使用国家基本药物
    D. 首选基本药物并达到一定使用比例
19. 政府举办的基层医疗卫生机构应当
20. 非政府举办的各类医疗机构应当

[21~24]
    A. 公开招标采购 B. 谈判采购 C. 医院直接采购 D. 定点生产
21. 用量小、临床必需的基本药物品种实行
22. 临床用量大、采购金额高、多家企业生产的基本药物和非专利药品实行
23. 妇儿专科非专利药品、急（抢）救药品、基础输液、临床用量小的药品实行
24. 对部分专利药品、独家生产药品实行

[25~26]
    A. 2元   B. 3元   C. 5元   D. 7元
按照《发改委定价范围内的低价药品目录》，常用低价药品的筛选标准为
25. 中成药日服用费用不超过
26. 化学药日服用费用不超过

X 型题（多项选择题。每题的备选答案中有 2 个或 2 个以上正确答案。少选或多选均不得分）

1. 基本药物应满足的条件包括
   A. 价格合理　　　　　　　　　　　B. 剂型适宜
   C. 能够保障供应　　　　　　　　　D. 公众可公平获得

2. 实施基本药物制度的目标包括
   A. 提高群众获得基本药物的可及性，保证群众基本用药需求
   B. 维护群众的基本医疗卫生权益，促进社会公平正义
   C. 改变医疗机构"以药补医"的运行机制，体现基本医疗卫生的公益性
   D. 规范药品生产流通使用行为，促进合理用药，减轻群众负担

3. 列入国家基本药物目录药品的条件不包括
   A. 《中华人民共和国药典》收载的品种
   B. 国家基本医疗保险药品目录中的品种
   C. 国家卫生计生部门、食品药品监督管理部门颁布药品标准的品种
   D. 具有多家药品生产企业生产的品种

4. 调整国家基本药物品种和数量的确定因素包括
   A. 药品不良反应监测评价
   B. 我国基本医疗卫生投入水平变化
   C. 我国基本医疗卫生需求和基本医疗保障水平变化
   D. 已上市药品循证医学、药物经济学评价

5. 国家调整基本药物目录品种和数量的依据有
   A. 已上市药品循证医学、药物经济学评价
   B. 国家基本药物的应用情况监测和评估
   C. 我国基本医疗卫生需求和基本医疗保障水平变化
   D. 我国疾病谱变化

6. 不能纳入国家基本药物目录遴选的范围包括
   A. 含有国家濒危野生动植物药材的药品
   B. 主要用于滋补保健作用，易滥用的药品
   C. 非临床治疗首选的药品
   D. 国家基本医疗保险药品目录（乙类）中的品种

7. 有关国家基本药物动态管理的说法，正确的是
   A. 国家基本药物目录在保持数量相对稳定的基础上，实行动态管理
   B. 原则上 5 年调整一次
   C. 经国家基本药物工作委员会审核同意，可适时组织调整
   D. 经国家药品监督管理部门审核同意，可适时组织调整

8. 有关基本药物质量监管的说法，正确的是
   A. 基本药物的标准优先纳入《中华人民共和国药典》
   B. 生产企业应当对处方和工艺进行自查，严格按照 GMP 组织生产

C. 配送企业应当加强对基本药物进货、验收、储存、出库、运输等环节的管理

D. 医疗机构和零售药店应当建立健全药物不良反应报告、调查、分析、评价和处理制度

9. 有关基本药物报销规定的说法，正确的是

A. 基本药物全部纳入基本医疗保障药品报销目录

B. 基本药物中的处方药全部纳入基本医疗保障药品报销目录，非处方药不纳入

C. 基本药物中的非处方药全部纳入基本医疗保障药品报销目录，处方药不纳入

D. 基本药物报销比例明显高于非基本药物

10. 有关基本药物采购管理的内容，正确的是

A. 坚持以省为单位的网上药品集中采购方向

B. 基本药物采购实行分类采购和采购全过程综合监管

C. 采购机构应汇总医院上报的采购计划和预算，合理编制本行政区域医院药品采购目录

D. 临床用量大的基本药物可直接向生产企业采购

11. 有关基本药物采购管理的内容，正确的是

A. 对独家生产的基本药物，建立公开透明、多方参与的价格谈判机制

B. 国家免疫规划疫苗、中药饮片通过省级药品集中平台公开招标采购

C. 采取招采合一、量价挂钩、双信封制、全程监控等措施

D. 麻醉药品和第一类精神药品价格由谈判机制形成

12. 国家基本药物使用相关规定包括

A. 建立基本药物优先选择和合理使用制度

B. 卫生行政部门制订临床基本药物应用指南和基本药物处方集

C. 医疗机构按照国家基本药物临床应用指南和基本药物处方集，加强合理用药管理，确保规范使用基本药物

D. 促进基层医务人员合理用药

13. 各地区的国家基本药物制度补偿模式分类有

A. 收支两条线   B. 多种渠道，多头补偿

C. 以奖代补   D. 政府全额补贴

14. 关于 2012 年版《国家基本药物目录》目录说明，正确的是

A. 不同剂型同一主要化学成分或处方组成的编一个号，重复出现时标注"＊"号

B. "备注"栏内标注"△"号表示药品应在执业药师指导下使用

C. 化学药品和生物制品，未标明酸根或盐基的药品，其主要化学成分相同而酸根或盐基不同的均为目录的药品；酯类衍生物的药品单独标明

D. 目录收录口服剂型、注射剂型、外用剂型和其他剂型

15. 2012 版《国家基本药物目录》中"安宫牛黄丸"成分中的"牛黄"为

A. 人工牛黄   B. 天然牛黄

C. 体内培植牛黄   D. 体外培育牛黄

16. 关于基本药物采购的说法，正确的是
    A. 对部分专利药品、独家生产药品，建立公开透明、多方参与的价格谈判机制
    B. 对用量小、临床必需、市场供应短缺的基本药物可通过招标采取定点生产的方式
    C. 对于常用的低价药品实行集中挂网，由省级采购机构统一采购
    D. 对临床用量大、采购金额高、多家企业生产的药物，采取双信封公开招标采购

第三章 药品监督管理体制与法律体系

第一节 药品监督管理机构

A 型题（最佳选择题，每题的备选答案中只有一个最佳答案）

1. 承担中药材生产扶持项目管理和国家药品储备管理工作的职能部门是
    A. 国家卫生和健康委员会
    B. 国家药品监督管理局
    C. 国家中医药管理局
    D. 工业和信息化部门

2. 负责药品、医疗器械研制环节许可、检查和处罚的是
    A. 省级药品监督管理部门
    B. 国家药品监督管理局
    C. 省级工商行政管理部门
    D. 市县市场监督管理部门

3. 负责零售连锁总部许可的部门是
    A. 国家药品监督管理局
    B. 省级卫生行政管理部门
    C. 省级药品监督管理部门
    D. 市县市场监督管理部门

4. 查处药品准入、生产、经营中的有关违法行为的部门是
    A. 县级以上药品监督管理部门
    B. 县级以上工商行政管理部门
    C. 市场监督管理部门
    D. 公安部门

B 型题（配伍选择题，备选答案在前，试题在后，每题若干组。每组均对应同一组备选答案）

[1~2]
    A. 发展和改革宏观调控部门
    B. 药品监督管理部门
    C. 工业和信息化管理部门
    D. 商务管理部门

1. 负责监测和管理药品宏观经济的部门是

2. 负责拟定高技术产业中涉及生物医药的规划、政策、标准的部门是

[3~6]
    A. 卫生健康部门
    B. 公安部门
    C. 人力资源和社会保障部门
    D. 工业和信息化管理部门

3. 统筹规划卫生健康资源配置的政府部门是

4. 拟定养老、失业、工伤等社会保险及其补充保险政策和标准的政府部门是

5. 承担中药材生产扶持项目管理和国家药物储备管理工作的政府部门是

6. 负责对麻醉药品流入非法渠道的行为进行查处的政府部门是

[7~8]

    A. 卫生健康部门　　　　　　　　　　B. 中医药管理部门

    C. 工商行政管理部门　　　　　　　　D. 工业和信息化部门

7. 拟订中医药事业发展规划的是

8. 承担医药工业行业管理工作的是

[9~11]

    A. 国家卫生健康部门　　　　　　　　B. 医疗保障部门

    C. 发展和改革宏观调控部门　　　　　D. 商务部门

9. 负责监测和管理药品宏观经济的部门是

10. 负责拟订药品流通发展规划和政策的部门是

11. 负责药品和医疗服务价格管理的部门是

[12~13]

    A. 公安部门　　　　　　　　　　　　B. 网信办

    C. 新闻宣传部门　　　　　　　　　　D. 新闻出版广电部门

12. 负责加强药品安全新闻宣传和舆论引导工作的部门是

13. 负责监督指导媒体单位履行药品广告发布审查职责的部门是

X 型题 （多项选择题。每题的备选答案中有 2 个或 2 个以上正确答案。少选或多选均不得分）

组织国家药典委员会并制定国家药典的是

    A. 中医药管理部门　　　　　　　　　B. 国家药品监督管理局

    C. 国家卫生健康委员会　　　　　　　D. 医疗保障部门

第二节　药品监督管理技术支撑机构

A 型题 （最佳选择题，每题的备选答案中只有一个最佳答案）

国家市场监督管理局设置的市场监管投诉举报电话是

    A. 120　　　　　　　　　　　　　　B. 12315

    C. 12320　　　　　　　　　　　　　D. 12331

B 型题 （配伍选择题，备选答案在前，试题在后，每题若干组。每组均对应同一组备选答案）

[1~4]

    A. 中国食品药品检定研究院　　　　　B. 国家药品监督管理局药品审评中心

    C. 药品评价中心　　　　　　　　　　D. 食品药品审核查验中心

1. 国家检验药品、生物制品质量的法定机构是

2. 负责医疗器械标准管理工作的的机构是

3. 组织开展药品注册现场检查相关工作的机构是

4. 组织开展进口药品注册检验的机构是

[5 ~ 8]

    A. 中国食品药品检定研究院　　　　B. 国家药品监督管理局药品审评中心

    C. 国家中药品种保护审评委员会　　D. 国家药品监督管理局药品评价中心

5. 参与拟订药品注册管理相关法律法规和规范性文件的机构是

6. 负责仿制药质量和疗效一致性评价的技术审评工作的机构是

7. 承担生物制品批签发相关工作的机构是

8. 承担拟定、调整非处方药目录的机构是

[9 ~ 12]

    A. 国家药品监督管理局高级研修学院

    B. 国家药品监督管理局执业药师资格认证中心

    C. 国家药品监督管理局药品评价中心

    D. 国家药品监督管理局食品药品审核查验中心

9. 组织开展执业药师考前培训、继续教育、师资培训及相关工作的机构是

10. 组织开展药品不良反应、医疗器械不良事件、药物滥用、化妆品不良反应监测工作的机构是

11. 承担执业药师资格考试相关工作的机构是

12. 参与制定药品、医疗器械、化妆品检查制度规范和技术文件的机构是

[13 ~ 16]

    A. 中国食品药品检定研究院

    B. 国家药品监督管理局行政事项受理服务和投诉举报中心

    C. 国家药典委员会

    D. 国家药品监督管理局药品评价中心

13. 负责医疗器械标准管理工作的机构是

14. 开展药品、医疗器械上市后安全性评价工作的机构是

15. 受理药品、化妆品、医疗器械研制、生产、流通、使用方面违法行为的投诉举报的机构是

16. 组织编制与修订《中国药典》及其增补本的机构是

[17 ~ 20]

    A. 中国食品药品检定研究院

    B. 国家药品监督管理局行政事项受理服务和投诉举报中心

    C. 国家药品监督管理局药品审评中心

    D. 国家中药品种保护审评委员会

17. 承担药品严重不良反应以及医疗器械不良事件原因的实验研究工作的机构是

18. 负责组织国家中药品种保护的技术审评工作的机构是

19. 负责药物临床试验、药品上市许可申请的受理和技术审评的机构是

20. 负责国家药品监督管理局依法承担的行政许可项目的受理、转办和审批结果送达工作的机构是

第三节　药品管理立法

A 型题（最佳选择题，每题的备选答案中只有一个最佳答案）

1. 下列规范性文件中，其法律效力最高的是
   A. 《中华人民共和国药品管理法实施条例》
   B. 《药品生产监督管理办法》
   C. 《城镇职工基本医疗保险用药范围暂行办法》
   D. 《药品注册管理办法》

B 型题（配伍选择题，备选答案在前，试题在后，每题若干组。每组均对应同一组备选答案）

[1~4]
   A. 法律　　　　　B. 行政法规　　　　　C. 地方政府规章　　　D. 部门规章

1. 国务院常务会议通过的《中华人民共和国药品管理法实施条例》是
2. 全国人民代表大会常务委员会通过的《中华人民共和国食品安全法》是
3. 卫生和计划生育委员会部务会议通过的《药品生产质量管理规范（2010 年修订）》是
4. 福建省人民政府常务会议通过的《福建省药品和医疗器械流通监督管理办法》是

[5~7]
   A. 法律　　　　　B. 行政法规　　　　　C. 地方性法规　　　　D. 部门规章

5. 卫生和计划生育委员会部委会议通过的《药品经营质量管理规范》是
6. 国务院常务会议通过的《麻醉药品和精神药品管理条例》是
7. 全国人民代表大会常务委员会通过的《中华人民共和国药品管理法》是

[8~11]
   A. 法律　　　　　B. 行政法规　　　　　C. 地方性法规　　　　D. 部门规章

8. 《中华人民共和国禁毒法》属于
9. 《易制毒化学品管理条例》属于
10. 《药品召回管理办法》属于
11. 《医疗机构制剂配制质量管理规范（试行）》属于

[12~15]
   A. 法律　　　　　B. 行政法规　　　　　C. 地方性法规　　　　D. 部门规章

12. 《中华人民共和国消费者权益保障法》属于
13. 《医疗用毒性药品管理办法》属于
14. 《药品注册管理办法》属于
15. 《药品医疗器械飞行检查办法》属于

[16~19]
   A. 法律　　　　　B. 行政法规　　　　　C. 地方性法规　　　　D. 部门规章

16.《中华人民共和国反不正当竞争法》属于

17.《中药品种保护条例》属于

18.《药品不良反应报告和监测管理办法》属于

19.《药品说明书和标签管理规定》属于

[20~23]

  A. 法律   B. 部门规章   C. 地方性法规   D. 行政法规

20.《中华人民共和国广告法》属于

21.《野生药材资源保护管理条例》属于

22.《云南省药品管理条例》属于

23.《处方药与非处方药分类管理办法》属于

X 型题（多项选择题。每题的备选答案中有 **2** 个或 **2** 个以上正确答案。少选或多选均不得分）

1. 法的特征

  A. 规范性   B. 国家意志性   C. 强制性   D. 普遍性

第四节 药品监督管理行政法律制度

A 型题（最佳选择题，每题的备选答案中只有一个最佳答案）

1. 设定和实施行政许可的原则不包括

  A. 便民和效率原则   B. 权利与义务对等原则

  C. 公开、公平、公正原则   D. 信赖保护原则

2. 设定和实施行政许可的原则不包括

  A. 法定原则   B. 便民和效率原则

  C. 便于行政管理原则   D. 公开、公平、公正原则

3. 从事下列活动，无须取得行政许可的事项是

  A. 种植中药材   B. 开办药品零售企业

  C. 开办药品批发企业   D. 开办药品生产企业

4. 根据《中华人民共和国药品管理法》，从事下列活动无须取得行政许可的事项是

  A. 开办药物研究机构   B. 开办药品零售企业

  C. 进口香港生产的药品在国内销售   D. 设立医疗机构制剂室

5. 现行药品管理法律和行政法规确定的行政许可项目不包括

  A. 药品检验人员执业许可   B. 药品生产许可

  C. 进口药品上市许可   D. 执业药师执业许可

6. 对违反药品法律法规但尚未构成犯罪的，药品监督管理部门应依法给予行政处罚。根据《中华人民共和国行政处罚法》，下列属于行政处罚种类的是

  A. 管制   B. 罚金

  C. 没收违法所得   D. 撤职

7. 根据《中华人民共和国行政处罚法》，对当事人不予行政处罚的情形是
    A. 受他人胁迫有违法行为的
    B. 主动消除或者减轻违法行为危害后果的
    C. 配合行政机关查处违法行为有立功表现的
    D. 违法行为在两年内未被发现的，除法律另规定外

8. 《中华人民共和国行政复议法》规定，行政复议的受案范围不包括
    A. 对行政机关做出的警告行政处罚不服的
    B. 对行政机关做出的对财产查封的行政行为不服的
    C. 认为行政机关没有依法办理行政许可事项的
    D. 对行政机关做出的行政处分或其他人事处理不服的

9. 下列行政复议申请，复议机关不予受理的是
    A. 对扣押、冻结财产等行政强制措施决定不服的
    B. 对限制人身自由的行政强制措施决定不服的
    C. 对警告、罚款、没收违法所得的行政处罚不服的
    D. 认为某部门的行政规章不符合法律规定的

10. 复议机关不予受理的是
    A. 对行政机关做出的有关证书变更、中止、撤销的决定不服的
    B. 对行政机关做出的警告、罚款、没收违法所得的行政处罚决定不服的
    C. 对民事纠纷的调解或者其他处理行为不服的
    D. 认为行政机关侵犯合法的经营自主权的

11. 下列属于行政诉讼受案范围的是
    A. 对行政机关吊销许可证行政处罚不服提起的诉讼
    B. 对行政法规、规章提起的诉讼
    C. 对行政机关制定、发布的具有普通约束力的决定、命令提起的诉讼
    D. 对法律规定由行政机关最终裁决的行政行为提起的诉讼

12. 下列属于行政诉讼受案范围的是
    A. 对国防、外交等国家行为提起的诉讼
    B. 对行政法规、规章或者行政机关制定、发布的具有普遍约束力的决定、命令提起的诉讼
    C. 对公民、法人或者其他组织权利义务不产生实际影响的行为提起的诉讼
    D. 对申请行政机关履行保护人身权、财产权等合法权益的法定职责，行政机关拒绝履行或者不予答复提起的诉讼

13. 下列属于行政诉讼受案范围的是
    A. 对公安、国家安全等机关依照刑事诉讼法的明确授权实施的行为
    B. 对行政调解行为以及法律规定的仲裁行为
    C. 对行政机关侵犯法律规定的经营自主权的行为
    D. 驳回当事人对行政行为提起申诉的重复处理行为

14. 行政诉讼的受理范围不包括
   A. 对行政调解行为以及法律规定的仲裁行为提起的诉讼
   B. 对行政机关侵犯法律规定的经营自主权提起的诉讼
   C. 对符合法定条件申请行政机关颁发许可证和执照,行政机关拒绝颁发或者不予答复提起的诉讼
   D. 对拘留、罚款、吊销许可证和执照、责令停产停业、没收财物等行政处罚不服提起的诉讼

15. 公民、法人或者其他组织认为具体行政行为侵犯其合法权益的,提出行政复议申请可以自知道该具体行政行为之日起
   A. 15 日内　　　　B. 30 日内　　　　C. 60 日内　　　　D. 3 个月内

16. 公民、法人或者其他组织直接向人民法院提起行政诉讼的,应当自知道或者应当知道作出行政行为之日起
   A. 15 日内提出　　　　　　　　B. 60 日内提出
   C. 3 个月内提出　　　　　　　　D. 6 个月内提出

17. 人民法院应当在立案之日起多长时间内做出第一审判决
   A. 15 日内　　　　B. 60 日内　　　　C. 3 个月内　　　　D. 6 个月内

B 型题（配伍选择题,备选答案在前,试题在后,每题若干组。每组均对应同一组备选答案）

[1~2]
   A. 便民原则　　B. 信赖保护原则　　C. 效率原则　　D. 公开原则
1. 未经公布的行政许可规定不得作为实施行政许可的依据,体现了行政许可的
2. 行政机关不得擅自改变已经生效的行政许可,体现了行政许可的

[3~4]
   A. 公开、公平、公正原则　　　　B. 便民和效率原则
   C. 信赖保护原则　　　　　　　　D. 法定原则
3. 行政机关依法变更或者撤回已经生效的行政许可,给公民、法人或者组织造成财产损失的,行政机关应当给予赔偿,体现了
4. 行政机关擅自改变已经生效的行政许可,违反了设定和实施行政许可的

[5~6]
   A. 公开、公平、公正原则　　　　B. 便民和效率原则
   C. 信赖保护原则　　　　　　　　D. 法定原则
5. 实施行政许可,应当便民,提高办事效率,提供优质服务,体现了设定和实施行政许可的
6. 设定和实施行政许可,应当依照法定的权限、范围、条件和程序,体现了设定和实施行政许可的

[7~8]
   A. 简易程序　　B. 一般程序　　C. 听证程序　　D. 复议程序

7. 行政机关作出较大数额罚款的行政处罚决定前，当事人有权要求进行的程序是

8. 行政机关对公民或法人当场作出的数额较小的罚款，适用的程序是

[9～10]

    A. 简易程序　　　　B. 一般程序　　　　C. 听证程序　　　　D. 复议程序

9. 行政机关作出责令停产停业的行政处罚决定前，当事人有权要求进行的程序是

10. 行政机关作出警告的行政处罚，适用的程序是

[11～12]

    A. 对公民处 50 元以下罚款　　　　　　　　B. 对公民处 500 元罚款

    C. 没收非法所得　　　　　　　　　　　　D. 吊销许可证

11. 可以适用听证程序的是

12. 可以适用简易程序的是

[13～14]

    A. 暂扣许可证或执照　　　　　　　　　　B. 警告

    C. 没收违法所得　　　　　　　　　　　　D. 较大数额罚款

13. 行政机关可以对法人或者其他组织当场作出行政处罚决定的是

14. 行政机关应当告知当事人有要求举行听证的权利才能作出行政处罚决定的是

[15～16]

    A. 50 元以下罚款　　　　　　　　　　　　B. 50 元以上罚款

    C. 1000 元以上罚款　　　　　　　　　　　D. 1000 元以下罚款

15. 有关行政机关对公民可以当场作出行政处罚决定的是

16. 有关行政机关对法人可以当场作出行政处罚决定的是

[17～18]

    A. 对公民处 100 元以下罚款

    B. 对法人或者其他组织处以 1000 元以下罚款

    C. 没收非法所得

    D. 责令停产停业

17. 可以适用简易程序的是

18. 可以适用听证程序的是

[19～20]

    A. 暂扣许可证或执照　　　　　　　　　　B. 吊销许可证或者执照

    C. 没收违法所得　　　　　　　　　　　　D. 50 元以下罚款

19. 行政机关应当告知当事人有要求举行听证的权利才能作出行政处罚决定的是

20. 行政机关可以对公民当场作出行政处罚决定的是

[21～23]

    A. 行政许可　　　　B. 行政处罚　　　　C. 行政复议　　　　D. 行政诉讼

21. 某药店对药品监督管理部门作出的责令停业决定不服，可以向上级行政机关提出

22. 某公民对药品监督管理部门拒绝颁发药品经营许可证的决定不服，可以向人民法

院提出

23. 省级药品监督管理部门向开办药品生产的企业颁发《药品生产许可证》属于

[24~25]

    A. 15 日   B. 60 日   C. 3 个月   D. 6 个月

24. 对某市药品监督管理部门作出的行政处罚行为不服的，提出行政复议的时效一般为

25. 对某市药品监督管理部门作出的行政处罚行为不服的，直接向人民法院提出行政诉讼的时效为

[26~27]

    A. 15 日   B. 60 日   C. 3 个月   D. 6 个月

26. 公民、法人或者其他组织直接向人民法院提起诉讼，应当自知道或者应当知道作出具体行政行为之日起多久内提出

27. 申请人不服复议决定的，可以在收到复议决定书之日起多久内向人民法院提起诉讼

C 型题（综合分析选择题。每题的备选答案中只有一个最佳答案）

[1~3]

甲市药品监督管理部门在日常监督检查中，发现乙药店有违法经营行为，对其做出警告，限期整改，并处 2 万元罚款

1. 乙药店对甲市药品监督管理部门作出的行政处罚行为不服，提出行政复议的时效一般为

    A. 15 日   B. 60 日   C. 3 个月   D. 6 个月

2. 乙药店对行政复议决定不服，可在收到复议决定书之日起多久内向人民法院起诉

    A. 15 日   B. 60 日   C. 3 个月   D. 6 个月

3. 乙药店对甲市药品监督管理部门作出的行政处罚行为不服，直接向人民法院提出行政诉讼的时效为

    A. 15 日   B. 60 日   C. 3 个月   D. 6 个月

X 型题（多项选择题。每题的备选答案中有 2 个或 2 个以上正确答案。少选或多选均不得分）

1. 我国现行药事管理相关法律法规确定的行政许可有

    A. 药品生产许可   B. 执业药师执业许可

    C. 药品上市许可   D. 药物临床前研究许可

2. 我国现行药事管理相关法律法规确定的行政许可有

    A. 药物临床前研究许可   B. 进口药品上市许可

    C. 医疗机构制剂许可   D. 药品经营许可

3. 根据《中华人民共和国行政处罚法》，行政机关作出行政处罚决定之前，应当告知当事人有权利要求举行听证的行政处罚包括

    A. 吊销许可证   B. 责令停产停业

C. 较小数额罚款　　　　　　　　　　D. 较大数额罚款

4. 根据《中华人民共和国行政处罚法》，行政机关可以当场作出行政处罚的是
   A. 警告　　　　　　　　　　　　　B. 吊销许可证或者执照
   C. 责令停产停业　　　　　　　　　D. 较小数额罚款

5. 不适用行政处罚简易程序的是
   A. 责令停产停业
   B. 吊销许可证或者执照
   C. 对公民处以 50 元以上罚款的行政处罚
   D. 对法人或者其他组织处以 1000 元以上罚款的行政处罚

6. 根据《中华人民共和国行政处罚法》，行政处罚的种类包括
   A. 警告　　　　　B. 罚款　　　　　C. 拘役　　　　　D. 行政拘留

7. 公民、法人或者其他组织申请行政复议的情形有
   A. 对行政机关对其作出的罚款决定不服的
   B. 认为行政机关侵犯其合法的经营自主权的
   C. 对行政机关撤销其许可证、资格证的决定不服的
   D. 对民事纠纷的调解或者其他处理行为不服的

8. 公民对行政机关作出的行政决定不服欲申请行政复议，应当满足的条件包括
   A. 应有具体的复议请求和事实根据
   B. 经行政机关组织听证
   C. 不属于人民法院管辖范围
   D. 应在规定的申请时效内提起复议申请

9. 行政强制措施包括
   A. 限制公民人身自由　　　　　　　B. 查封场所、设施或者财务
   C. 扣押财物　　　　　　　　　　　D. 冻结存款、汇款

10. 行政强制执行的方式包括
    A. 加处罚款或者滞纳金
    B. 划拨存款、汇款
    C. 拍卖或者依法查封、扣押的场所、设施或者财物
    D. 排除妨碍、恢复原状

11. 对行政处罚说法正确的是
    A. 对公民处 50 元以下罚款的适用简易程序，当场处罚
    B. 行政处罚包括罚款、没收非法财物等
    C. 举行听证的，需要当事人承担组织听证费用
    D. 对于在两年内未发现的行政违法行为，除法律另有规定外，不予立案追究

12. 下列情形为不予行政处罚的是
    A. 不满十四周岁的人有违法行为的，不予行政处罚
    B. 违法行为在两年内未被发现的，除法律另有规定外，不再给予行政处罚

C. 精神病人在意识正常时有违法行为的，不予行政处罚

D. 如果违法行为轻微并及时纠正，没有造成危害后果的，不予行政处罚

13. 下列情形为从轻或者减轻处罚的是

A. 主动消除或者减轻违法行为危害后果的

B. 受他人胁迫有违法行为的

C. 配合行政机关查处违法行为有立功表现的

D. 不满十四周岁的人有违法行为的

第四章　药品研制与生产管理

第一节　药品研制与注册管理

A 型题（最佳选择题，每题的备选答案中只有一个最佳答案）

1. 为评价药品安全性，在实验室条件下，用实验系统进行的各类毒性试验应遵循
   A. GMP　　　　　　B. GAP　　　　　　C. GCP　　　　　　D. GLP

2. 初步评价药物对目标适应证患者的治疗作用和安全性的临床试验属于
   A. Ⅰ期临床试验　　　　　　　　　B. Ⅱ期临床试验
   C. Ⅲ期临床试验　　　　　　　　　D. Ⅳ期临床试验

3. 验证药物对目标适应证患者的治疗作用和安全性，为药物注册申请的审查提供充分依据的临床试验属于
   A. Ⅰ期临床试验　　　　　　　　　B. Ⅱ期临床试验
   C. Ⅲ期临床试验　　　　　　　　　D. Ⅳ期临床试验

4. 在药物临床试验中，采用具有足够样本量的随机盲法对照试验的属于
   A. Ⅰ期临床试验　　　　　　　　　B. Ⅱ期临床试验
   C. Ⅲ期临床试验　　　　　　　　　D. Ⅳ期临床试验

5. 药物临床试验应当在批准后几年内实施
   A. 2 年　　　　　　B. 3 年　　　　　　C. 4 年　　　　　　D. 5 年

6. 药物非临床研究档案的保存时间为药物上市后至少
   A. 1 年　　　　　　B. 2 年　　　　　　C. 3 年　　　　　　D. 5 年

7. 按照新药程序申报，只发给批准文号，不发给新药证书的是
   A. 增加新适应证　　　　　　　　　B. 改变剂型并改变给药途径
   C. 已上市药品改为靶向制剂　　　　D. 已上市药品改为控释制剂

8. 按照药品补充申请的是
   A. 对已上市药品改变剂型的注册申请
   B. 对已上市药品增加新适应证的注册申请
   C. 对已上市药品改变给药途径的注册申请
   D. 对已上市药品增加原批准事项的注册申请

9. 符合生物制品批准文号格式要求的是
   A. 国药准字 H20090026　　　　　B. 国药准字 Z20090022
   C. 国药准字 S20090014　　　　　D. 国药准字 J20090005

10. 药品批准文号的有效期为

  A. 1 年   B. 2 年   C. 3 年   D. 5 年

11. 《进口药品注册证》《医药产品注册证》的有效期为

  A. 1 年   B. 2 年   C. 3 年   D. 5 年

12. 新药监测期的期限不超过

  A. 1 年   B. 2 年   C. 3 年   D. 5 年

13. 有关新药监测期的说法，错误的是

  A. 设立新药监测期的部门是国家药品监督管理部门

  B. 设立新药监测期的目的是保护药品知识产权

  C. 在监测期内，不批准其他企业生产或者进口该药的申请

  D. 药品生产企业生产的新药品种的监测期不超过 5 年

14. 关于对批准生产的新药品种设立监测期规定的说法，错误的是

  A. 药品生产企业应当经常考察处于监测期内新药的生产工艺

  B. 新药的监测期自新药批准生产之日起计算，最长不得超过 5 年

  C. 监测期内的新药，国家药品监督管理部门不再受理其他企业进口该药的申请

  D. 监测期内的新药应根据临床应用分级管理制度限制使用

15. 对不良反应大并危害人体健康的药品，组织调查、撤销其批准文号的部门是

  A. 国家卫生行政部门   B. 市级卫生行政部门

  C. 省级药品监督管理部门   D. 国家药品监督管理部门

16. 负责对已经批准进口的药品疗效、不良反应组织调查的部门是

  A. 国家药品监督管理部门   B. 省级药品监督管理部门

  C. 国家卫生行政部门   D. 国家工商行政管理部门

17. 某进口药品不良反应大，对该进口药品应当

  A. 按假药处理   B. 按劣药处理

  C. 撤销进口药品注册证   D. 进行临床药学监测

18. 国家药品不良反应监测中心报告，某省药品生产企业生产的某药品疗效不确切、不良反应大，对该药品应当

  A. 按劣药处理   B. 撤销批准文号

  C. 按假药处理   D. 进行再评价

19. 药品监督管理部门在药品评价过程中，发现某药品对心血管副作用很大，决定停止销售和使用，A 医生将之前购买的药品自用；B 医生继续开具该药品的处方；药剂科继续调剂该药品。以上行为不受《药品管理法》约束的是

  A. B 医生的处方行为   B. 生产企业的销售行为

  C. 药剂科的调剂行为   D. A 医生的自用行为

B 型题（配伍选择题，备选答案在前，试题在后，每题若干组。每组均对应同一组备选答案）

[1~4]

  A. Ⅰ期临床试验   B. Ⅱ期临床试验

  C. Ⅲ期临床试验   D. Ⅳ期临床试验

1. 进一步验证药物对目标适应证患者的治疗作用和安全性，评价利益与风险关系的是

2. 观察人体对于新药的耐受程度和药代动力学，为制定给药方案提供依据的是

3. 初步评价药物对目标适应证患者的治疗作用和安全性的是

4. 考查在广泛使用条件下的药物的疗效和不良反应，评价在普通或者特殊人群中使用的利益与风险关系以及改进给药剂量的是

[5~8]

    A. Ⅰ期临床试验   B. Ⅱ期临床试验

    C. Ⅲ期临床试验   D. Ⅳ期临床试验

5. 初步的临床药理学及人体安全性评价阶段属于

6. 新药上市后应用研究阶段属于

7. 治疗作用初步评价阶段属于

8. 治疗作用确证阶段属于

[9~10]

    A. Ⅰ期临床试验   B. Ⅱ期临床试验

    C. Ⅲ期临床试验   D. Ⅳ期临床试验

9. 病例数为 20~30 例的是

10. 病例数不少于 300 例的是

[11~12]

    A. Ⅰ期临床试验   B. Ⅱ期临床试验

    C. Ⅲ期临床试验   D. Ⅳ期临床试验

11. 病例数应不少于 100 例

12. 病例数不少于 2000 例

[13~15]

    A. 再注册申请   B. 仿制药申请

    C. 进口药品申请   D. 补充申请

13. 进口药品批准证明文件有效期满后申请人拟继续进口该药品的注册申请属于

14. 仿制药注册申请批准后增加或者取消原批准事项的注册申请属于

15. 境外生产的药品在中国境内上市销售的注册申请属于

[16~17]

    A. 新药申请   B. 仿制药申请

    C. 进口药品申请   D. 补充申请

16. 对已批准上市的药品改变原注册事项的申请是

17. 申请注册已有国家标准的生物制品，其申请程序按

[18~19]

    A. 新药申请   B. 仿制药申请

    C. 再注册申请   D. 补充申请

18. 对已上市药品改变给药途径、增加新适应证的药品注册其申请程序按

19. 新药注册申请批准后增加或者取消原批准事项的注册申请属于

[20~21]

  A. 新药申请   B. 仿制药申请

  C. 进口药品申请   D. 补充申请

20. 已上市药品改变剂型，其申请程序按

21. 对已批准进口的药品改变原注册事项的注册申请属于

[22~23]

  A. 新药申请   B. 补充申请

  C. 仿制药申请   D. 进口药品申请

22. 未曾在中国境内上市销售药品的注册申请属于

23. 国家药品监督管理部门已批准上市的，已有国家药品标准的药品注册申请属于

[24~26]

  A.《药品生产许可证》   B.《进口药品注册证》

  C.《医药产品注册证》   D.《医疗机构执业许可证》

24. 国外企业生产的药品到岸，向口岸所在地药品监督管理部门备案必须持有

25. 中国香港、澳门和台湾地区企业生产的药品到岸，向口岸所在地药品监督管理部门备案必须持有

26. 已在我国销售的国外药品，其药品证明文件有效期届满未申请再注册，应注销

[27~28]

  A.《进口准许证》   B.《药品经营许可证》

  C.《医药产品注册证》   D.《进口药品注册证》

27. 进口德国生产的降压药应取得

28. 进口中国香港地区生产的降压药应取得

[29~31]

  A. 国药准字H+4位年号+4位顺序号   B. 国药准字S+4位年号+4位顺序号

  C. 国药证字Z+4位年号+4位顺序号   D. 国药证字H+4位年号+4位顺序号

29. 中药新药证书证号的格式是

30. 生物制品批准文号的格式是

31. 化学药品批准文号的格式是

[32~35]

  A. 化学药品   B. 中药

  C. 生物制品   D. 进口药品分包装

32. 药品批准文号为国药准字J20150066，其中J表示

33. 药品批准文号为国药准字S20150077，其中S表示

34. 药品批准文号为国药准字H20150088，其中H表示

35. 药品批准文号为国药准字Z20150099，其中Z表示

[36~37]

  A. ZC+4位年号+4位顺序号   B. SC+4位年号+4位顺序号

  C. BH+4位年号+4位顺序号   D. 国药准字J+4位年号+4位顺序号

36. 在境内销售香港生产的中成药，其注册证证号的格式应为

37. 境内分包装从新加坡进口的化学药品，其注册证证号的格式应为

［38～39］

    A. HC +4 位年号 +4 位顺序号   B. SC +4 位年号 +4 位顺序号

    C. BS +4 位年号 +4 位顺序号   D. BZ +4 位年号 +4 位顺序号

38. 境内分包装从日本进口的中药，其注册证证号的格式应为

39. 在境内销售澳门生产的化学药，其注册证证号的格式应为

［40～41］

    A. HC +4 位年号 +4 位顺序号   B. SC +4 位年号 +4 位顺序号

    C. S +4 位年号 +4 位顺序号   D. BZ +4 位年号 +4 位顺序号

40. 在境内销售香港生产的生物制品，其注册证证号的格式应为

41. 从美国进口的生物制品，其注册证证号的格式应为

［42～43］

    A. 国药准字 H（Z、S、J）+4 位年号 +4 位顺序号

    B. H（Z、S）C +4 位年号 +4 位顺序号

    C. H（Z、S）+4 位年号 +4 位顺序号

    D. 国药证字 H（Z、S）+4 位年号 +4 位顺序号

42. 《进口药品注册证》证号的格式为

43. 药品批准文号的格式为

［44～46］

    A. 国家卫生行政部门   B. 所在地省级药品监督管理部门

    C. 国家药品监督管理部门   D. 所在地县（市）药品监督管理部门

44. 审查批准药物临床试验、生产药品和进口药品的部门是

45. 可以对药品生产企业生产的新药品种设立监测期的部门是

46. 已批准生产、销售的药品进行再评价的部门是

［47～49］

    A. 国家药品监督管理部门   B. 国家卫生行政部门

    C. 国家科技管理部门   D. 省级药品监督管理部门

47. 批准新药临床试验的部门是

48. 颁发新药证书的部门是

49. 审批核发药品批准文号的部门是

［50～52］

    A. 3 年   B. 5 年   C. 不超过 5 年   D. 7 年

50. 《医药产品注册证》的有效期为

51. 对药品生产企业生产的新药品种设立的监测期为自批准生产之日起

52. 《进口药品注册证》的有效期为

C 型题 （综合分析选择题。每题的备选答案中只有一个最佳答案）

[1~4]

某药品生产企业研发出的新药，经批准后进入了临床试验阶段。

1. 验证药物对目标适应证患者的治疗作用和安全性，评价利益与风险关系，最终为药物注册申请的审查提供充分依据的是
   A. Ⅰ期临床试验
   B. Ⅱ期临床试验
   C. Ⅲ期临床试验
   D. Ⅳ期临床试验

2. 上述临床试验的病例数
   A. 20~30 例
   B. 不少于100 例
   C. 不少于200 例
   D. 不少于300 例

3. 完成上述临床试验后，该药品生产企业可向哪个部门申请新药证书和药品批准文号
   A. 国家药品监督管理部门
   B. 省级药品监督管理部门
   C. 市级药品监督管理部门
   D. 市级以上药品监督管理部门

4. 药品批准文号的有效期为
   A. 1 年
   B. 2 年
   C. 3 年
   D. 5 年

X 型题 （多项选择题。每题的备选答案中有 2 个或 2 个以上正确答案。少选或多选均不得分）

1. 关于生物等效性的说法，正确的是
   A. 一般仿制药的研制需要进行生物等效性试验
   B. 以药代动力学参数为指标
   C. 是比较同一种药物的相同或者不同剂型的制剂，在相同的试验条件下，其活性成分吸收程度和速度有无统计学差异的人体试验
   D. 一般为 18~24 例

2. 目前对新药的临床试验申请，实行
   A. 一次性审批
   B. 分期申报
   C. 分期审评审批
   D. 逾期未实施的，应重新申请

3. 应按照新药申请程序申报的是
   A. 已上市药品增加新适应证的药品的注册
   B. 已有国家标准的生物制品的注册
   C. 已上市药品改变剂型的注册
   D. 已上市药品改变生产工艺的注册

4. 应按照新药申请程序申报的是
   A. 未曾在中国境内上市销售的生物制品的注册
   B. 已有国家标准的生物制品的注册
   C. 已上市药品改变给药途径的注册
   D. 境外生产的药品在中国境内上市销售的注册申请

5. 应当按照规定进行补充申请的是
   A. 药品改变剂量
   B. 药品改变给药途径

  C. 药品增加新适应证　　　　　　　D. 药品在原申请范围内补充说明

6. 根据《国务院关于改革药品医疗器械审评审批制度的意见》（国发〔2015〕44 号）说法正确的是
  A. 根据物质基础的原创性和新颖性，将新药分为创新药和改良型新药
  B. 将仿制药调整为"仿与原研药品质量和疗效一致的药品"
  C. 新药调整为"未在中国境内外上市销售的药品"
  D. 将药品分为新药和仿制药

7. 有关进口药品说法正确的是
  A. 申请进口的药品应当获得境外制药厂商所在生产国家的上市许可
  B. 未在境外生产厂商的生产地区获得上市许可的药品不得进口
  C. 进口药品分包装是指药品已在境外完成最终制剂生产过程，在境内由大包装规格改为小包装规格
  D. 进口分包装的药品应当执行进口药品注册标准

8. 根据 2016 年 3 月发布的《关于发布化学药品注册分类改革工作方案的公告》，化学药品新注册分类中按照新药程序申报的是
  A. 境内外均未上市的创新药
  B. 境内外均未上市的改良型新药
  C. 境内申请人仿制境外上市境内未上市原研药品的药品
  D. 境外上市的药品申请在境内上市

9. 经组织调查和评价后，发现阿米三嗪萝巴新片（商品名为"都可喜"）疗效不确切，国家药品监督管理部门决定撤销其批准证明文件。关于此事件相关处理方式的说法，正确的有
  A. 生产企业不得继续生产该药品
  B. 零售企业应立即下架并不得继续销售该药品
  C. 医疗机构不得开具该药品的处方
  D. 当地药品监管部门应监督销毁或者处理已生产的药品

10. 对疗效不确切、不良反应大或者其他原因危害人体健康的药品
  A. 国家药品监督管理部门应当撤销批准文号或者进口药品注册证书
  B. 已被撤销批准文号或者进口药品注册证书的药品，不得生产或者进口、销售和使用
  C. 已经生产或者进口的，由生产企业和进口企业自行组织销毁
  D. 已经生产或者进口的，由当地药品监督管理部门监督销毁或者处理

第二节　药品生产管理

A 型题（最佳选择题，每题的备选答案中只有一个最佳答案）

1. 药品生产企业应当具备的条件不包括
  A. 具有适当资质并经过培训的人员　　　B. 相适应的厂房和设施

C. 新药研发的团队、仪器和设备　　D. 具有保证药品质量的规章制度

2. 《药品生产质量管理法规》对机构与人员严格要求，下列关于关键人员的说法正确的是
   A. 质量管理负责人和生产管理负责人可以兼任
   B. 质量受权人和生产管理负责人可以兼任
   C. 质量管理负责人和质量受权人可以兼任
   D. 质量受权人不可以独立履行职责

3. 关于药品生产的说法，正确的是
   A. 开办药品生产企业，应当经国家药品监督管理部门批准并发给《药品生产许可证》
   B. 采用企业内定的中药饮片炮制规范炮制中药饮片
   C. 药品生产企业改变影响药品质量的生产工艺，必须报原批准部门审核批准
   D. 经县级以上药品监督管理部门批准，药品生产企业可以接受委托生产药品

4. 关于药品生产的说法，正确的是
   A. 药品生产企业改变影响药品质量的生产工艺，必须报省级药品监督管理部门审查批准
   B. 药品生产企业可接受委托生产生物制品
   C. 开办药品生产企业，应当经省级药品监督管理部门批准并发给《药品生产许可证》
   D. 经具有合法资格的药品生产企业之间协商一致，可以委托生产药品

5. 批准开办药品生产企业并发给《药品生产许可证》的部门是
   A. 国家药品监督管理部门
   B. 省级药品监督管理部门
   C. 市级药品监督管理部门
   D. 县级以上地方药品监督管理部门

6. 根据《中华人民共和国药品管理法》，生产药品所需的原料、辅料必须符合
   A. 食用标准　　B. 行业标准　　C. 药用要求　　D. 卫生要求

7. 自2016年1月1日开始启用的新版《药品生产许可证》的编号格式为
   A. 省份简称＋四位年号＋四位顺序号
   B. 国产证字＋四位年号＋四位顺序号
   C. 省份简称＋四位年号＋第×××号
   D. 国产证字＋四位年号＋第×××号

8. 新版《药品生产许可证》分类码中代表原料药和制剂的字母是
   A. Y Z　　B. Y J　　C. a b　　D. A B

9. 批记录至少保存多久
   A. 1年　　B. 2年
   C. 药品有效期后1年　　D. 药品有效期后2年

10. 《药品委托生产批件》的有效期为

A. 3 年   B. 不得超过 3 年
C. 5 年   D. 不得超过 5 年

11. 药品生产企业可以
  A. 经省级药品监督管理部门批准，接受委托生产药品
  B. 在保证出厂检验合格的前提下，自主改变药品生产工艺
  C. 在库存药品检验合格的前提下，自主延长其库存药品的有效期
  D. 经企业之间协商一致，接受委托生产药品

12. 根据国家药品监督管理部门对药品委托生产管理的相关规定，下列品种可以委托加工的是
  A. 葡萄糖氯化钠注射液   B. 阿奇霉素原料药
  C. 清开灵注射液   D. 白蛋白注射液

13. 药品生产企业不得委托其他药品生产企业生产的是
  A. 血液制品   B. 中药饮片
  C. 化学药   D. 中成药

14. 药品生产企业不得申请委托生产的药品包括
  A. 中成药制剂   B. 中药饮片
  C. 各类注射剂   D. 多组分生化药品

15. 甲省乙市丙医院使用丁药品企业生产的某抗菌药物，发生严重了的不良反应。如该药品需要实施召回，制定召回计划并组织实施的主体是
  A. 甲省药品监督管理部门   B. 乙市卫生行政部门
  C. 丙医院   D. 丁药品生产企业

16. 我国甲药品批发企业代理了境外乙制药厂商生产的疫苗，销售使用后，发现该疫苗存在安全隐患，应实施召回。根据《药品召回管理办法》，该药品召回行为的主体应是
  A. 乙制药厂商
  B. 疫苗销售地省级药品监督管理部门
  C. 甲药品批发企业所在地省级药品监督管理部门
  D. 甲药品批发企业

17. 根据药品召回管理办法对可能具有安全隐患的药品进行调查评估的主体是
  A. 药品生产企业   B. 药品经营企业
  C. 医疗机构   D. 药品检验机构

18. 药品监督管理部门认为药品生产企业召回不彻底或者需要采取更为有效的措施的，可以
  A. 要求药品生产企业停产停业整顿
  B. 要求药品生产企业重新召回或者扩大召回范围
  C. 吊销药品批准证明文件
  D. 吊销药品生产企业的《药品生产许可证》

19. 根据《药品召回管理办法》，当药品经营企业发现其经营的药品存在安全隐患的，

应当履行的主要义务，不包括
- A. 开展调查评估，启动召回
- B. 立即停止销售
- C. 通知药品生产企业或者供应商
- D. 向药品监督管理部门报告

B 型题（配伍选择题，备选答案在前，试题在后，每题若干组。每组均对应同一组备选答案）

[1~3]
- A. 30 日
- B. 6 个月
- C. 3 年
- D. 5 年

1. 《药品生产许可证》的有效期为
2. 《药品生产许可证》应在有效期届满多久之前申请换发
3. 《药品生产许可证》的许可事项发生变更的，提出变更申请应在变更前

[4~6]
- A. 高致敏性药品（如青霉素类）
- B. 中药注射剂
- C. β–内酰胺类药品
- D. 某些激素类

4. 应当使用专用设施（如独立的空气净化系统）和设备的是
5. 必须采用专用和独立的厂房、生产设施和设备的是
6. 必须使用专用设施（如独立的空气净化系统）和设备，并与其他药品生产区严格分开的是

[7~9]
- A. 生物制品（如卡介苗或其他用活性微生物制备而成的药品）
- B. 中药注射剂
- C. 性激素类避孕药品
- D. 细胞毒性类、高活性化学药品

7. 应当使用专用设施（如独立的空气净化系统）和设备的是
8. 必须使用专用设施（如独立的空气净化系统）和设备，并与其他药品生产区严格分开的是
9. 必须采用专用和独立的厂房、生产设施和设备的是

[10~12]
- A. 一级召回
- B. 二级召回
- C. 三级召回
- D. 责令召回

10. 对可能引起暂时的或者可逆的健康危害的药品召回为
11. 对可能引起严重健康危害的药品召回为
12. 对一般不会引起健康危害，但由于其他原因需要收回的药品召回为

[13~15]
- A. 12 小时内
- B. 24 小时内
- C. 48 小时内
- D. 72 小时内

药品生产企业在作出药品召回决定后，通知有关药品经营企业和使用单位停止销售和使用的时限

13. 一级召回应在
14. 二级召回应在
15. 三级召回应在

[16～18]

A. 1 日内   B. 2 日内   C. 3 日内   D. 7 日内

药品生产企业在启动药品召回后，应当将调查评估报告和召回计划提交所在地省级药品监督管理部门备案的时限

16. 一级召回在

17. 二级召回在

18. 三级召回在

[19～21]

A. 每日报告   B. 每 2 日报告   C. 每 3 日报告   D. 每 7 日报告

药品生产企业向所在地省级药品监督管理部门报告药品召回进展情况的要求

19. 一级召回应

20. 二级召回应

21. 三级召回应

[22～25]

A. 一级召回   B. 二级召回   C. 三级召回   D. 四级召回

22. 药品生产企业作出药品召回决定后，应在 24 小时内通知有关药品经营企业、使用单位停止销售和使用的是

23. 药品生产企业作出药品召回决定后，应在 48 小时内通知有关药品经营企业、使用单位停止销售和使用的是

24. 药品生产企业作出药品召回决定后，应在 72 小时内通知有关药品经营企业、使用单位停止销售和使用的是

25. 药品生产企业在实施召回过程中，应每 3 日向所在地省级药品监督管理部门报告药品召回进展情况的是

[26～27]

A. 药品生产企业   B. 药品经营企业

C. 医疗机构   D. 药品监督管理部门

根据《药品召回管理办法》

26. 作出责令召回决定的是

27. 作出主动召回决定的是

C 型题（综合分析选择题。**每题的备选答案中只有一个最佳答案**）

[1～3]

某中药饮片生产企业，于 2010 年 11 月取得《药品生产许可证》。

1. 该中药饮片生产企业的《药品生产许可证》哪项发生变更，应当在原许可事项发生变更 30 日前，向原发证机关提出变更申请

    A. 法定代表人   B. 企业名称   C. 注册地址   D. 生产地址

2. 该中药饮片生产企业应该在何时之前，申请换发《药品生产许可证》

    A. 2013 年 5 月   B. 2013 年 8 月   C. 2015 年 5 月   D. 2015 年 8 月

3. 下列该中药饮片生产企业的行为，不符合法律要求的是

A. 经过批准接受委托生产中药饮片

B. 采用企业内定的中药饮片炮制规范炮制饮片

C. 按照省级药品监督管理部门制定的炮制规范炮制中药饮片

D. 遵循国家药品标准生产中药饮片

[4~8]

甲省乙医院经过招标，从丙医药公司采购丁药品生产企业生产的某注射液，在临床应用过程中，发生死亡病例。

4. 应制定召回计划并组织实施的主体是

　　A. 甲省药品监督管理部门　　　　B. 乙医院

　　C. 丙医药公司　　　　　　　　　D. 丁药品生产企业

5. 对该注射液应实施几级召回

　　A. 一级召回　　B. 二级召回　　C. 三级召回　　D. 四级召回

6. 作出召回决定后，向所在地省级药品监督管理部门报告的时限为

　　A. 12 小时　　B. 24 小时　　C. 48 小时　　D. 72 小时

7. 启动药品召回后，应当将调查评估报告和召回计划提交给所在地省级药品监督管理部门备案的时限

　　A. 1 日内　　B. 3 日内　　C. 7 日内　　D. 15 日内

8. 在实施召回的过程中，向所在地省级药品监督管理部门报告药品召回进展情况的频率为

　　A. 每日　　B. 每 3 日　　C. 每 7 日　　D. 每 15 日

X 型题（多项选择题。每题的备选答案中有 2 个或 2 个以上正确答案。少选或多选均不得分）

1. 开办药品生产企业的条件包括

　　A. 具有依法经过资格认定的药学技术人员、工程技术人员及相应的技术工人

　　B. 具有能对所生产药品进行质量管理和质量检验的机构、人员以及必要的仪器设备

　　C. 具有与其药品生产相适应的厂房、设施和卫生环境

　　D. 具有新药品种

2. 有关药品生产的说法，错误的有

　　A. 药品生产工艺的改进，必须报国家药品监督管理部门备案

　　B. 药品生产工艺的改进，必须报省级药品监督管理部门批准

　　C. 中药饮片出厂前，生产企业必须对其进行质量检验

　　D. 中药饮片的炮制须遵循省级药品监督管理部门制定的炮制规范

3. 根据《中华人民共和国药品管理法》及其实施条例，有关药品生产监督管理的说法，正确的有

　　A. 药品生产企业新增生产剂型的，应按照规定申请《药品生产质量管理规范》认证

　　B. 通过《药品生产质量管理规范》认证的药品生产企业可以接受委托生产疫苗、

　　　血液制品

　　C. 药品生产企业变更《药品生产许可证》许可事项，应在许可事项发生变更 30 日前申请变更登记

　　D. 药品生产企业终止生产药品或者关闭的，其《药品生产许可证》由原发证部门撤销

4. 药品生产质量管理的基本要求包括

　　A. 操作人员经过培训，能够按照操作规程正确操作

　　B. 建立药品召回系统，确保能够召回任何一批已发运销售的产品

　　C. 降低药品发运过程中的质量风险

　　D. 调查导致药品投诉和质量缺陷的原因，并采取措施，防止类似质量缺陷再次发生

5. 药品生产质量管理的基本要求包括

　　A. 生产工艺及其重大变更均经过验证

　　B. 生产全过程应当有记录，偏差均经过调查并记录

　　C. 制定生产工艺，系统地回顾并证明其可持续稳定地生产出符合要求的产品

　　D. 批记录和发运记录应当能够追溯批产品的完整历史，并妥善保存，便于查阅

6. GMP 中药品生产质量管理的基本要求包括

　　A. 确认和验证是一次性的行为

　　B. 首次确认或验证后，应当根据产品质量回顾分析情况进行再确认或再验证

　　C. 企业必须有内容正确的书面质量标准、生产处方和工艺规程、操作规程以及记录等文件

　　D. 质量标准、工艺规程、操作规程、稳定性考察、确认、验证、变更等其他重要文件应当长期保存

7. 药品生产企业的关键人员至少包括

　　A. 企业负责人　　　　　　　　　　　B. 法定代表人

　　C. 生产管理负责人　　　　　　　　　D. 质量受权人

8. 在生产过程中采取的防止污染和交叉污染的措施包括

　　A. 在分隔的区域内生产不同品种的药品

　　B. 采用密闭系统进行生产

　　C. 采用阶段性生产方式

　　D. 空气洁净度级别不同的区域应当有压差控制

9. 在生产过程中采取的防止污染和交叉污染的措施包括

　　A. 生产和清洁过程中，应当避免使用易碎、易脱屑、易发霉器具

　　B. 干燥设备的进风应当有空气过滤器，排风应当有防止空气倒流装置

　　C. 液体制剂的配制、过滤、灌封、灭菌等工序应当在规定的时间内完成

　　D. 软膏剂、乳膏剂、凝胶剂等半固体制剂以及栓剂的中间产品应当规定贮存期和贮存条件

10. GMP 中关于制药用水的说法正确的是

A. 制药用水至少应当是饮用水

B. 纯化水可采用循环，注射用水可采用50℃以上保温循环

C. 应当对制药用水及原水的水质进行定期监测，并有相应的记录

D. 制药用水符合《中华人民共和国药典》的质量标准及相关要求

11. 关于批的说法正确的是

　　A. 每批药品应当编制唯一的批号

　　B. 生产批次的划分应当能够确保同一批次产品质量和特性的均一性

　　C. 口服或外用的固体、半固体制剂在成型或分装前使用同一台混合设备混合所生产的产品为一批

　　D. 口服或外用的液体制剂以灌装（封）前经最后混合的药液所生产的均质产品为一批

12. 关于药品委托生产的说法正确的是

　　A. 因技术改造暂不具备生产条件和能力　　B. 因产能不足暂不能保障市场供应

　　C. 可以委托部分工序加工　　D. 需要经省级药品监督管理部门批准

13. 根据《中华人民共和国药品管理法实施条例》，可以委托生产的药品包括

　　A. 维 C 银翘片　　B. 人血白蛋白

　　C. 狂犬疫苗　　D. 板蓝根冲剂

14. 不得委托生产的药品包括

　　A. 抗生素　　B. 药品类易制毒化学品

　　C. 注射剂　　D. 原料药

15. 对于存在安全隐患的药品，下列说法正确的有

　　A. 药品生产企业决定召回后，应在规定时间内通知药品经营企业、使用单位停止销售和使用该药品

　　B. 药品经营企业应当协助药品生产企业履行召回该药品的义务

　　C. 药品监督管理部门对该药品安全隐患开展调查时，该药品生产企业应当回避

　　D. 药品使用单位应向卫生行政部门报告，等待停止使用该药品的通知

16. 对于存在安全隐患的药品，下列说法正确的有

　　A. 药品生产企业启动药品召回后，应在规定时间内将调查评估报告和召回计划提交给所在地省级药品监督管理部门备案

　　B. 药品经营企业、使用单位应对可能具有安全隐患的药品进行调查、评估

　　C. 药品经营企业、使用单位应当协助药品生产企业履行召回该药品的义务

　　D. 药品经营企业、使用单位应当立即停止销售或者使用该药品，通知药品生产企业或者供货商

17. 药品经营企业、使用单位发现其经营、使用的药品存在安全隐患的

　　A. 应当立即向药品监督管理部门报告

　　B. 应当立即通知药品生产企业或者供货商

　　C. 在生产企业召回前可以继续销售或者使用该药品

　　D. 应当按照召回计划的要求及时传达、反馈药品召回信息

18. 药品经营企业、使用单位
    A. 应当协助药品生产企业履行召回义务
    B. 应当控制和收回存在安全隐患的药品
    C. 应当建立和保存完整的购销记录，保证销售药品的可溯源性
    D. 发现其经营、使用的药品存在安全隐患的，应立即销毁

19. 药品生产企业应当
    A. 对召回药品的处理应当有详细的记录，并向药品不良反应监测中心报告
    B. 建立和完善药品召回制度，收集药品安全的相关信息
    C. 建立和保存完整的购销记录，保证销售药品的可溯源性
    D. 对可能具有安全隐患的药品进行调查、评估，召回存在安全隐患的药品

20. 药品经营企业、使用单位发现其经营、使用的药品存在安全隐患的
    A. 应当立即停止销售或者使用该药品
    B. 应当立即退给药品生产企业或者供货商
    C. 应当向药品监督管理部门报告
    D. 应当协助药品生产企业控制和收回存在安全隐患的药品

21. 药品调查评估报告的内容有
    A. 召回药品的具体情况　　　　　B. 实施召回的原因
    C. 调查评估结果　　　　　　　　D. 召回分级

22. 药品监督管理部门作出责令召回决定，责令召回通知书包括
    A. 召回药品的具体情况　　　　　B. 实施召回的原因
    C. 调查评估结果　　　　　　　　D. 召回要求

第五章 药品经营与使用管理

第一节 药品经营管理

A 型题（最佳选择题，每题的备选答案中只有一个最佳答案）

1. 开办药品经营企业必须具备的条件不包括
   A. 具有与所经营药品相适应的质量管理机构或者人员
   B. 具有能对所经营药品进行质量检验的人员以及必要的仪器
   C. 具有与所经营药品相适应的营业场所、设备、仓储设施、卫生环境
   D. 具有保证所经营药品质量的规章制度

2. 开办药品经营企业必须具有
   A. 保证所经营药品质量的规章制度
   B. 保证企业服务质量的规章制度
   C. 保证所经营药品安全的规定制度
   D. 保证药品经营人员业务素质的规定制度

3. 根据《药品管理法》要求，未强制要求药品经营企业执行的是
   A. 进货检查验收制度
   B. 药品入库和出库检查制度
   C. 药品效期管理制度
   D. 药品内在质量检验制度

4. 药品监督管理部门批准开办药品经营企业，除应具备规定的开办条件外，还应遵循的原则是
   A. 市场需求和社会承受力
   B. 合理布局、保证质量
   C. 合理布局、方便群众购药
   D. 品种齐全、诚实信用

5. 不符合开办药品零售企业设置规定的是
   A. 在超市内设立零售药店的，必须具有独立的区域
   B. 质量负责人应有 1 年以上（含 1 年）药品经营质量管理工作的经验
   C. 大型药品零售连锁企业可以从事第一类精神药品零售业务
   D. 具有配备当地消费者所需药品的能力，并能保证 24 小时供应

6. 根据《药品经营质量管理规范》，开办药品批发企业必须具有大学以上学历且为执业药师的是
   A. 市场部负责人
   B. 企业负责人
   C. 企业质量负责人
   D. 药品检验部门负责人

7. 开办药品零售企业应符合设置规定，下列与规定不符合的是
   A. 企业具有保证所经营药品质量的规章制度
   B. 企业质量负责人应有 2 年或 2 年以上的药学技术工作经验
   C. 经营处方药、甲类非处方药的药品零售企业，必须配备执业药师或依法经过资格认定的药学技术人员
   D. 在商业企业内设立零售药店的，必须具有独立的区域

8. 批准开办药品零售企业并发给《药品经营许可证》的部门是
   A. 国家药品监督管理部门
   B. 省级药品监督管理部门
   C. 市级药品监督管理部门
   D. 县级以上地方药品监督管理部门

9. 开办零售药店，必须经批准筹建后，提出验收申请，合格后方可取得《药品经营许可证》，并在规定时限内提出《药品经营质量管理规范》认证，其规定时限是
   A. 取得《药品经营许可证》之日起 15 个工作日
   B. 取得《药品经营许可证》之日起 30 日内
   C. 取得《药品经营许可证》之日起 3 个月内
   D. 取得《药品经营许可证》之日起 6 个月内

10. 某药店《药品经营许可证》核定的经营范围是"中成药、中药饮片、化学药制剂、抗生素制剂"。供货商提供的《药品经营许可证》中核定的经营范围是"生化药品、中药材、中药饮片、生物制品（不含预防性生物制品）、化学原料药、中成药、化学药制剂、抗生素制剂、第二类精神药品制剂"，经营方式是"批发"。该药店可以从该供货商采购的药品是
    A. 抗生素制剂和中成药　　　　　　B. 第二类精神药品和化学药制剂
    C. 抗生素原料药和中药饮片　　　　D. 疫苗和医疗用毒性药品

11. 在核定药品零售企业经营范围时，应先核定其
    A. 注册地址　　　B. 营业场所　　　C. 经营类别　　　D. 质量负责人

12. 药品经营企业依法变更许可事项，应重新办理《药品经营许可证》的情形是
    A. 药品批发企业增设大型仓库
    B. 药品零售企业变更经营方式
    C. 专营非处方药的药品零售企业增加处方药经营范围
    D. 药品批发企业变更法定代表人

13. 《药品经营许可证》许可事项变更不包括
    A. 企业法定代表人变更　　　　　　B. 企业质量负责人的变更
    C. 企业负责人变更　　　　　　　　D. 经营规模变更

14. 《药品经营许可证》许可事项变更不包括
    A. 经营方式变更　　　　　　　　　B. 经营范围变更
    C. 注册地址变更　　　　　　　　　D. 企业名称变更

15. 由原发证机关注销《药品经营许可证》的情形不包括

A. 《药品经营许可证》有效期届满未换证的

B. 药品经营企业负责人在药品购销活动中，收受其他经营企业的财物，构成犯罪的

C. 《药品经营许可证》被依法撤销、撤回、吊销、收回和缴销的

D. 不可抗力导致《药品经营许可证》的许可事项无法实施的

16. 由原发证机关注销《药品经营许可证》的情形不包括

A. 《药品经营许可证》被依法宣布无效

B. 药品经营企业未通过《药品经营质量管理规范》认证的

C. 《药品经营许可证》有效期届满未换证的

D. 药品经营企业终止经营药品或者关闭的

17. 药品监督管理部门对《药品经营许可证》持证企业必须进行现场检查的不包括

A. 上一年度新开办的企业

B. 上一年度检查中存在问题的企业

C. 因违反有关法律、法规，受到行政处罚的企业

D. 受委托生产药品的企业

18. 办理药品零售企业变更申请的是

A. 国家药品监督管理部门　　　　B. 省级药品监督管理部门

C. 设区的市级药品监督管理部门　　D. 设区的市级卫生行政部门

19. 药品经营企业药品质量的主要责任人是

A. 企业质量管理机构负责人　　　　B. 企业验收部门负责人

C. 企业负责人　　　　　　　　　　D. 企业储存与养护部门负责人

20. 有关药品批发企业人员资质的说法，错误的是

A. 企业负责人应当具有大学专科以上学历或者中级专业技术职称

B. 质量管理部门负责人应当具有执业药师资格和 3 年以上药品经营质量管理工作经历

C. 质量负责人应当具有大学本科以上学历、执业药师资格和 3 年以上药品经营质量管理工作经历

D. 从事质量管理的工作人员，应当具有药学或者医学、生物、化学等相关专业大学专科以上学历或者具有药学初级以上专业技术职称

21. 有关药品批发企业人员资质的说法，错误的是

A. 直接收购地产中药材验收人员，应当具有中药学专业大学专科以上学历或者具有中药学中级以上专业技术职称

B. 经营疫苗企业负责疫苗质量管理和验收的工作人员，应具有预防医学、药学、微生物学或者医学等专业大学本科以上学历及中级以上专业技术职称

C. 从事采购工作的人员，应当具有药学或者医学、生物、化学等相关专业中专以上学历

D. 从事验收、养护的工作人员，应当具有药学或者医学、生物、化学等相关专业中专以上学历或者具有药学初级以上专业技术职称

22. 药品批发企业质量管理制度的内容不包括
    A. 质量管理文件的管理
    B. 质量事故、质量投诉的管理
    C. 处方药销售的管理
    D. 设施设备保管和维护的管理

23. 药品批发企业库房应当配备的设施设备不包括
    A. 药品与地面之间有效隔离的设备
    B. 存放饮片和处方调配的设备
    C. 验收、发货、退货的专用场所
    D. 有效调控温湿度及室内外空气交换的设备

24. 药品批发企业对首营企业的审核内容不包括
    A. 《药品生产许可证》或者《药品经营许可证》复印件
    B. 营业执照及上一年度企业年度报告公示情况
    C. 《药品生产质量管理规范》认证证书或者《药品经营质量管理规范》认证证书复印件
    D. 所有药品生产或者进口批准证明文件复印件

25. 不符合药品批发企业的收货与验收要求的是
    A. 应当按照规定的程序和要求对到货药品逐批进行收货、验收
    B. 验收人员应当对抽样药品的外观、包装、标签、说明书以及相关的证明文件等逐一进行检查、核对
    C. 冷藏、冷冻药品无须验收，直接入库
    D. 验收药品应当做好验收记录

26. 有关药品批发企业药品储存的说法，错误的是
    A. 按包装标示的温度要求储存药品
    B. 药品按批号堆码，不同批号的药品不得混垛
    C. 储存药品相对湿度为 35%～65%
    D. 拆除外包装的零货药品应当集中存放

27. 有关药品批发企业药品储存的要求的说法，错误的是
    A. 药品与非药品、外用药与其他药品分开存放，中药材和中药饮片分库存放
    B. 储存药品相对湿度为 35%～75%
    C. 药品按批号堆码，邻近批号的药品可以混垛
    D. 储存药品实行色标管理，合格药品为绿色，不合格药品为红色，待确定药品为黄色

28. 根据《药品经营质量管理规范》，关于药品验收、储存与养护的说法，错误的是
    A. 药品批发企业的库房相对湿度应保存在 35%～75%
    B. 外包装及封签完整的原料药，应开箱检查
    C. 中药材和中药饮片应有包装，并附有质量合格的标志
    D. 对储存条件有特殊要求或者有效期较短的品种应当进行重点养护

29. 有关药品批发企业出库复核和出库记录的说法，错误的是
    A. 药品出库复核应当建立记录

  B. 药品接近有效期的不得出库

  C. 包装内有异常响动或者液体渗漏的不得出库

  D. 对实施电子监管的药品，应当在出库时进行扫码和数据上传

30. 根据《药品经营质量管理规范》，药品批发企业对于质量可疑药品的处理错误的是

  A. 存放于标志明显的专用场所，并有效隔离，不得销售

  B. 怀疑为假药的，及时报告药品监督管理部门

  C. 属于特殊管理的药品，按照国家有关规定处理

  D. 对不合格药品应当退回生产企业

31. 不符合药品批发企业药品质量验收要求的是

  A. 应当对抽样药品的外观、包装、标签、说明书以及相关的证明文件等逐一进行检查、核对

  B. 同一批号的药品应当至少检查一个最小包装

  C. 零货、拼箱的，应当开箱检查至最小包装

  D. 实施批签发管理的生物制品，应开箱检查至最小包装

32. 药品零售企业营业场所必须配备的设备不包括

  A. 不合格药品专用存放场所

  B. 监测、调控温度的设备

  C. 药品拆零销售所需的调配工具、包装用品

  D. 专用冷藏设备（经营冷藏药品的）

33. 药品零售企业仓库应当有的设施设备不包括

  A. 避光、通风、防潮、防虫、防鼠等设备

  B. 药品拆零销售所需的调配工具、包装用品

  C. 中药饮片专用库房

  D. 有效监测和调控温湿度的设备

34. 药品零售企业仓库应当有的设施设备不包括

  A. 经营冷藏药品的，有与其经营品种及经营规模相适应的专用设备

  B. 不合格药品专用存放场所

  C. 验收专用场所

  D. 处方药专用存放场所

35. 有关药品零售企业购进药品的说法，错误的是

  A. 药品零售企业应当按规定的程序和要求对到货药品逐批进行验收

  B. 验收合格的药品应当及时入库或者上架

  C. 验收不合格的，应当注明不合格事项及处置措施

  D. 验收不合格的，不得入库或者上架，并报告质量管理负责人处理

36. 药品零售企业质量管理制度的内容不包括

  A. 储存、养护的管理（设置库房的）

  B. 环境卫生、人员健康的规定

  C. 药品退货的管理

  D. 提供用药咨询、指导合理用药等药学服务的管理

37. 药品零售企业中应当具备执业药师资格的人员是

  A. 企业法定代表人或企业负责人

  B. 质量管理部门负责人

  C. 质量验收人员

  D. 质量管理人员

38. 不符合药品零售企业药品陈列要求的情形有

  A. 外用药与其他药品分开摆放

  B. 处方药、非处方药分区陈列，并有处方药、非处方药专用标识

  C. 经营非药品应当设置专区，与药品区域明显隔离

  D. 第二类精神药品在专门的橱窗陈列

39. 不符合药品零售企业药品陈列要求的情形是

  A. 按剂型、用途以及储存要求分类陈列，并设置醒目标志

  B. 处方药不得采用开架自选的方式陈列和销售

  C. 处方药、非处方药分区陈列，并有处方药、非处方药专用标识

  D. 拆零销售的药品应和同品种药品集中存放

40. 不符合药品零售企业药品陈列要求的情形是

  A. 药品放置于货架（柜），摆放整齐有序，避免阳光直射

  B. 冷藏药品放置在冷藏设备中，按规定对温度进行监测和记录

  C. 毒性中药品种在专门的橱窗陈列

  D. 经营非药品应当有醒目标志

41. 药品零售企业应当定期对陈列、存放的药品进行检查，重点检查的药品不包括

  A. 拆零药品 B. 近效期药品 C. 中药饮片 D. 处方药

42. 根据《药品经营质量管理规范》，关于药品零售企业拆零销售管理的方法，错误的是

  A. 负责药品拆零销售的人员应经过专门培训，方能从事拆零销售工作

  B. 药品拆零销售期间，应保留原包装和说明书

  C. 药品拆零销售应交代用法用量，但不需要向购买者提供药品说明书原件或复印件

  D. 药品拆零销售的包装上注明药品名称、规格、数量、用法用量、批号、有效期以及药店名称等信息

43. 有关药品零售企业挂牌明示的说法，错误的是

  A. 应当在营业场所的显著位置悬挂执业药师注册证

  B. 营业人员是执业药师的，工作牌应当标明执业资格

  C. 在岗执业的药学技术人员应当挂牌明示

  D. 在岗执业的执业药师应当挂牌明示

44. 有关药品零售企业挂牌明示的说法，错误的是

A. 应当在营业场所的显著位置悬挂执业药师注册证、药学专业技术职称证

B. 营业人员应当佩戴有照片、姓名、岗位等内容的工作牌

C. 营业人员是药学技术人员的，工作牌还应当标明药学专业技术职称

D. 营业人员是执业药师的，工作牌还应当标明执业资格

45. 有关药品零售的说法，正确的是

A. 药品拆零销售应提供药品说明书原件

B. 处方药可采用开架自选的销售方式

C. 应当在营业场所公布药品监督管理部门的监督电话，设置顾客意见簿

D. 应及时处理顾客对药品质量的投诉，并向药品监督管理部门报告

46. 有关药品零售的说法，错误的是

A. 配备执业药师，负责处方审核，指导合理用药

B. 在岗执业的执业药师应当挂牌明示

C. 无医师开具的处方不得销售非处方药

D. 处方药销售不得采用有奖销售、附赠药品或礼品销售等方式

47. 有关药品零售企业销售药品要求的说法，错误的是

A. 处方经执业药师审核后方可调配

B. 对处方所列药品不得擅自更改、代用

C. 对有配伍禁忌或者超剂量的处方，一律拒绝调配

D. 调配处方后经过核对方可销售

48. 有关药品零售企业销售药品要求的说法，错误的是

A. 处方经执业药师审核后方可调配，调配处方后经过核对方可销售

B. 销售中药饮片做到计量准确，并告知煎服方法及注意事项

C. 销售近效期药品应当向顾客告知有效期

D. 处方调配后应保存处方原件

49. 下列有关药品零售企业销售药品，说法错误的是

A. 药品零售企业药品一经售出，不得退换

B. 药品零售企业销售中药饮片做到计量准确，并告知煎服方法及注意事项

C. 药品零售企业应当定期对陈列、存放的药品进行检查

D. 药品零售企业应当在营业场所公布药品监督管理部门的监督电话，设置顾客意见簿，并及时处理顾客对药品质量的投诉

50. 药品零售企业销售药品应当开具销售凭证，内容包括

A. 药品名称、生产厂商、数量、价格、批号、有效期

B. 药品名称、生产厂商、数量、价格、批号、规格

C. 药品名称、销售企业、数量、价格、剂型、规格

D. 药品名称、销售企业、数量、价格、生产日期、有效期

51. GSP 认证管理的初审部门完成初审后，应当将初审合格的 GSP 认证申请书和资料移送

A. 省级药品监督管理部门审查

    B. 国家药品监督管理部门审查

    C. 省级药品监督管理部门药品认证中心审查

    D. 国家药品监督管理部门药品认证中心审查

52. 药品经营企业可以从城乡集贸市场购进的药品是

    A. 药品外包装材料

    B. 非处方药

    C. 未实施批准文号管理的中药饮片

    D. 未实施批准文号管理的中药材

53. 下列药品生产、经营企业的行为，符合规定的是

    A. 购进和销售医疗机构配制的制剂

    B. 为他人以本企业的名义经营药品提供场所

    C. 在药品展示会或博览会上签订药品购销合同

    D. 采用互联网交易方式直接向公众销售处方药

54. 药品零售企业的下列经营行为，符合规定的是

    A. 执业药师不在岗时，停止向患者销售处方药

    B. 销售所在市公立医院配制的滴耳液

    C. 在"广交会"上现货销售其药品

    D. 在开展社区健康宣传活动中销售少量非处方药品

55. 药品生产、经营企业可以从事的经营活动包括

    A. 药品零售企业没有处方销售处方药

    B. 药品生产企业销售本企业生产的药品

    C. 药品生产企业销售本企业受委托生产的或者他人生产的药品

    D. 药品批发企业从事药品零售活动

56. 药品零售企业可以

    A. 不凭处方销售处方药

    B. 购进和销售医疗机构配制的制剂

    C. 不凭处方销售甲类非处方药

    D. 从城乡集市贸易市场采购中药饮片

57. 药品经营企业可以从事的采购活动是

    A. 从非法药品市场采购药品

    B. 采购医疗机构配制的制剂

    C. 从城乡集市贸易市场采购中药材

    D. 向无《药品经营许可证》的单位和个人采购药品

58. 药品经营企业必须标明产地，方可销售的药品是

    A. 中药材   B. 中药饮片   C. 中成药   D. 民族药

59. 有关药品生产、经营企业购销药品行为的说法，错误的是

    A. 药品生产、经营企业可派出销售人员以本企业名义从事药品购销活动

    B. 药品生产、经营企业应对其药品购销行为负责

    C. 药品生产、经营企业对其销售人员以本企业名义从事的药品购销行为承担法律责任

    D. 药品生产企业可以销售本企业经许可受委托生产的药品

60. 有关药品生产、经营企业销售人员管理，下列说法错误的是

    A. 药品生产、经营企业对其药品购销行为负责

    B. 药品生产、经营企业应对销售人员的销售行为作出具体规定

    C. 药品生产、经营企业对销售人员从事的药品购销行为不承担法律责任

    D. 药品生产、经营企业应加强对药品销售人员的管理

61. 下列药品生产企业的做法，错误的是

    A. 销售本企业生产的药品

    B. 销售本企业受委托生产的药品

    C. 对所派销售人员提供加盖本企业印章的授权书原件

    D. 销售药品时，提供加盖本企业印章的《药品生产许可证》复印件

62. 下列药品经营、使用行为，符合国家相关管理规定的是

    A. 甲药店采取开架自选的方式销售抗菌药物"头孢呋辛"

    B. 乙药店以"凡购买5盒，附赠1盒"的方式促销甲类非处方药"多潘立酮"

    C. 丙执业医师根据医疗需要推荐使用非处方药

    D. 丁药品批发企业销售药品时，以真实完整的销售记录替代销售凭证

63. 药品生产企业、药品批发企业销售药品时，应当提供的资料不包括

    A. 加盖本企业原印章的《药品生产许可证》或《药品经营许可证》复印件

    B. 加盖本企业原印章的营业执照复印件

    C. 加盖本企业原印章的所销售药品的批准证明文件复印件

    D. 加盖本企业原印章的广告批准证明文件复印件

64. 关于药品采购的说法，错误的是

    A. 药品零售企业可以从具有药品生产资质的企业购进药品

    B. 药品生产企业可以从另一家具有药品生产资质的企业购进原料药

    C. 药品批发企业可以从农村集贸市场购进没有实施批准文号管理的中药饮片

    D. 药品批发企业可以从农村集贸市场购进没有实施批准文号管理的地产中药材

65. 化学药品购销记录必须注明药品的

    A. 通用名称　　B. 化学名称　　C. 常用名称　　D. 商品名称

66. 药品购销记录必须注明药品的

    A. 批准文号　　B. 批号　　C. 生产日期　　D. 商品名称

67. 药品生产企业、药品经营企业销售凭证应保存至超过药品有效期1年，但不少于

    A. 1年　　B. 2年　　C. 3年　　D. 5年

68. 提供互联网药品信息服务的网站发布的药品（含医疗器械）广告，必须经

    A. 信息产业部门审查批准　　B. 药品监督管理部门审查批准

    C. 工商管理部门审查批准　　D. 电信管理部门审查批准

69. 互联网药品信息服务分为

A. 处方药与非处方药两类   B. 一般药品与特殊药品两类

C. 面向公众与面向专业人员两类   D. 经营性与非经营性两类

70.《互联网药品信息服务资格证书》《互联网药品交易服务机构资格证书》有效期为

A. 2 年   B. 3 年   C. 4 年   D. 5 年

71. 提供互联网药品互联网服务的网站可以发布的产品信息的有

A. 医疗机构制剂   B. 麻醉药品

C. 医疗用毒性药品   D. 处方药

72. 互联网药品交易服务的产品不包括

A. 药品   B. 直接接触药品的包装材料和容器

C. 医疗器械   D. 医疗机构制剂

73. 互联网药品交易服务的形式不包括

A. 药品生产企业、药品经营企业和医疗机构之间的互联网药品交易提供的服务

B. 药品生产企业、药品批发企业通过自身网站与本企业成员之外的其他企业进行的互联网药品交易

C. 药品生产企业、药品批发企业向个人消费者提供的互联网药品交易服务

D. 药品连锁零售企业向个人消费者提供的互联网药品交易服务

74. 关于互联网药品交易的说法，错误的是

A. 对首次上网交易的药品经营企业，提供互联网药品交易服务的企业必须索取、审核该经营企业的资格证明文件并进行备案

B. 药品批发企业通过自身网站可以为其他批发企业经营的药品提供互联网交易服务

C. 擅自从事互联网药品交易服务的企业，情节严重的，药品监督管理部门应移交信息产业主管部门依法处罚

D. 参与互联网药品交易的医疗机构只能购买药品，不得上网销售药品

75. 关于互联网药品交易的说法，错误的是

A. 提供互联网药品交易服务的企业必须严格审核参与互联网药品交易的药品合法性

B. 向个人消费者提供互联网药品交易服务的企业可以在网上销售本企业经营的所有药品

C. 提供互联网药品交易服务的企业必须审核交易各方的资格证明文件并备案

D. 通过自身网站与本企业成员之外的其他企业进行互联网药品交易的药品生产企业只能交易本企业生产的药品

76. 有关互联网药品交易服务，下列说法错误的是

A. 互联网药品交易服务包括直接接触药品的包装材料和容器的互联网交易服务

B. 省级药品监督管理部门负责审批为药品生产、经营企业和医疗机构之间提供互联网药品交易服务的企业

C. 申请向个人消费者提供互联网药品交易服务的企业，至少必须是药品零售连锁企业

D. 互联网药品交易服务机构资格证书由国家药品监督管理部门统一印制，有效期为 5 年

77. 根据《互联网药品交易服务审批暂行规定》，下列关于提供互联网药品交易服务企业经营行为的说法，错误的是

    A. 通过自身网站与本企业成员之外其他企业进行互联网交易的药品批发企业，只能交易本企业经营的药品

    B. 提供互联网药品交易服务的企业应在其网站主页显著位置标明互联网药品交易服务资格证书号码

    C. 参与互联网药品交易的医疗机构只能购买药品，不得上网销售药品

    D. 取得互联网药品交易服务机构资格的药品零售连锁企业，可以通过自身网站向个人消费者销售处方药

78. 向个人消费者提供互联网药品交易服务的企业，应当具备的条件不包括

    A. 依法开办的药品零售连锁企业

    B. 获得国家药品监管部门的批准

    C. 具有负责网上实时咨询的执业药师

    D. 具备与上网交易品种相适应的药品配送系统

79. 向个人消费者提供互联网药品交易服务的企业，应当具备的条件不包括

    A. 具备网上咨询、网上查询、生成订单、电子合同、网上支付等交易服务功能

    B. 具有执业医师负责网上实时咨询

    C. 对上网交易的品种有完整的管理制度与措施

    D. 具有完整保存交易记录的能力、设施和设备

B 型题（配伍选择题，备选答案在前，试题在后，每题若干组。每组均对应同一组备选答案）

[1 ~ 3]

    A. 国家药品监督管理部门   B. 省级药品监督管理部门

    C. 市级以上药品监督管理部门   D. 县级以上药品监督管理部门

1. 批准开办药品零售企业并发给《药品经营许可证》的部门是

2. 批准开办药品批发企业并发给《药品经营许可证》的部门是

3. 批准并发给《医疗机构制剂许可证》的部门是

[4 ~ 6]

    A. 30 日   B. 6 个月   C. 3 年   D. 5 年

4. 《药品经营许可证》的有效期为

5. 《药品经营许可证》应在有效期满多久之前申请换发

6. 《药品经营许可证》的许可事项发生变更的，提出变更申请应在变更前

[7 ~ 8]

    A. 改变药品经营企业注册地址   B. 更换药品经营企业采购负责人

    C. 改变药品经营方式   D. 改变药品经营企业组织架构

7. 属于《药品经营许可证》许可事项的变更，不需重新办理《药品经营许可证》

的是

8. 属于《药品经营许可证》许可事项的变更，应按规定重新办理《药品经营许可证》的是

[9~11]

    A. 应当具有大学专科以上学历或者中级以上专业技术职称

    B. 应当具有执业药师资格和3年以上药品经营质量管理工作经历

    C. 大学本科以上学历、执业药师资格和3年以上药品经营质量管理工作经历

    D. 应当具有药学中专或者医学、生物、化学等相关专业大学专科以上学历或者具有药学初级以上专业技术职称

9. 药品批发企业负责人应是

10. 药品批发企业质量负责人应是

11. 药品批发企业质量管理工作人员

[12~15]

    A. 应当具有高中以上文化程度

    B. 具有预防医学、药学、微生物学或者医学等专业大学本科以上学历

    C. 具有药学或者医学、生物、化学相关专业中专以上学历

    D. 具有药学中专或者医学、生物、化学等相关专业大学专科以上学历

根据《药品经营质量管理规范》，在药品批发企业中

12. 质量管理工作人员应当具备的最低学历或资质要求是

13. 验收、养护工作人员应当具备的最低学历或资质要求是

14. 采购工作人员应当具备的最低学历或资质要求是

15. 药品批发企业从事销售、储存等工作的人员

[16~18]

    A. 应当具有中药学中级以上专业技术职称

    B. 应当具有中药学专业中专以上学历或者具有中药学初级以上专业技术职称

    C. 应当具有中药学专业中专以上学历或者具有中药学中级以上专业技术职称

    D. 应当具有药学中专或者医学、生物、化学等相关专业大学专科以上学历或者具有药学初级以上专业技术职称

16. 药品批发企业直接收购地产中药材的验收人员

17. 药品批发企业从事中药材、中药饮片验收工作的

18. 药品批发企业从事中药材、中药饮片养护工作的

[19~21]

    A. 应当具备执业药师资格

    B. 应当具有药学或者医学、生物、化学等相关专业学历或者具有药学专业技术职称

    C. 应当具有中药学中专以上学历或者具备中药调剂员资格

    D. 应当具有中药学中专以上学历或者具有中药学专业初级以上专业技术职称

19. 药品零售企业负责人或法定代表人

20. 药品零售企业从事中药饮片质量管理、验收、采购人员

21. 药品零售企业中药饮片调剂人员

[22~24]

A. 应当具备执业药师资格

B. 应当具有药学或者医学、生物、化学等相关专业学历或者具有药学专业技术职称

C. 应当具有中药学中专以上学历或者具有中药学专业初级以上专业技术职称

D. 应当具有高中以上文化程度或者符合省级药品监督管理部门规定的条件

22. 药品零售企业质量管理、验收、采购人员

23. 药品零售企业负责处方审核，指导合理用药的人员

24. 药品零售企业营业员

[25~28]

A. 可不打开最小包装　　　　　　B. 可不开箱检查

C. 应检查至中包装　　　　　　　D. 应至少检查一个最小包装

25. 药品批发企业对每次到货药品进行抽样验收的要求是，同一批号的药品

26. 药品批发企业对每次到货药品进行抽样验收的要求是，实行批签发管理的生物制品

27. 药品批发企业对每次到货药品进行抽样验收的要求是，外包装及封签完整的原料药

28. 药品批发企业对每次到货药品进行抽样验收的要求是，生产企业有特殊质量控制要求的药品

[29~30]

A. 35%　　　　B. 45%　　　　C. 65%　　　　D. 75%

29. 储存药品库房相对湿度的控制上限是

30. 储存药品库房相对湿度的控制下限是

[31~33]

A. 红色　　　　B. 绿色　　　　C. 黄色　　　　D. 蓝色

31. 在人工作业的库房储存药品按质量状态实行色标管理，合格药品为

32. 在人工作业的库房储存药品按质量状态实行色标管理，不合格药品为

33. 在人工作业的库房储存药品按质量状态实行色标管理，待确定药品为

[34~36]

A. 绿色标牌　　　B. 蓝色标牌　　　C. 红色标牌　　　D. 黄色标牌

在人工作业的库房储存药品，按质量状态实行色标管理

34. 准备出库销售应挂

35. 其他企业退回的药品应挂

36. 已经超过药品有效期的应挂

[37~40]

A. 不小于5厘米　　　　　　　　B. 不小于10厘米

　　C. 不小于 15 厘米　　　　　　　　　　D. 不小于 30 厘米

37. 药品与药品的垛间距

38. 药品与库房温度调控设备及管道等设施间距

39. 药品与地面的间距

40. 药品与库房内墙、顶的间距

[41～43]

　　A. 5 年　　　　　　B. 3 年　　　　　　C. 2 年　　　　　　D. 1 年

41. 药品批发企业建立的药品采购、验收、养护、销售、出库复核、销后退回和购进
　　退出、运输、储运温湿度监测、不合格药品处理等相关记录应当至少保存

42. 药品零售企业建立的药品采购、验收、销售、陈列检查、温湿度监测、不合格药
　　品处理等相关记录至少保存

43. 药品批发企业委托运输药品的记录应当至少保存

[44～45]

　　A. 甲类非处方药　　　　　　　　　　B. 处方药

　　C. 乙类非处方药　　　　　　　　　　D. 第二类精神药品

44. 在店内可以陈列，但不得采用开架自选的是

45. 在店内不得陈列，并必须存放在专柜中的是

[46～48]

　　A. 验收检查　　　B. 定期清斗　　　C. 清斗并记录　　　D. 复核

46. 经营中药饮片的零售药店，为防止饮片生虫、发霉、变质，放置中药饮片的柜斗
　　应当

47. 经营中药饮片的零售药店，不同批号的中药饮片装斗前应当

48. 经营中药饮片的零售药店，为防止错斗、串斗，中药饮片装斗前应当

[49～51]

　　A. 审核　　　　　B. 专柜存放　　　C. 复核　　　　　D. 抽样检验

49. 中药饮片装斗前应

50. 购进首营品种应

51. 拆零药品在

[52～54]

　　A. 未实施批准文号管理的中药材　　　B. 医疗制剂

　　C. 未实施批准文号管理的中药饮片　　D. 新发现和从国外引种的药材

根据《中华人民共和国药品管理法》

52. 不得在市场上销售的是

53. 经国家药品监督管理部门审核批准后方可销售的是

54. 药品经营企业可以从城乡集贸市场购进的药品是

[55～56]

　　A. 处方药　　　　　　　　　　　　　B. 甲类非处方药

　　C. 乙类非处方药　　　　　　　　　　D. 处方药和甲类非处方药

55. 药品生产、经营企业不得以搭售、买药品赠药品、买商品赠药品等方式向公众赠送的药品是

56. 药品生产、经营企业、医疗机构不得采用邮售、互联网交易等方式直接向公众销售

[57~59]

 A. 药品名称、数量、价格、批号、有效期

 B. 药品名称、生产厂商、数量、价格、批号

 C. 供货单位名称、药品名称、生产厂商、批号、数量、价格

 D. 供货单位名称、药品名称、规格、批号、数量、价格、注册证号

57. 疫苗批发企业销售疫苗时,开具的销售凭证应标明

58. 药品批发企业销售乙类非处方药时,开具的销售凭证应标明

59. 药品零售企业销售药品时,开具的销售凭证应标明

[60~62]

 A. 药品名称、数量、价格、批号、储运条件、批准文号

 B. 药品名称、生产厂商、数量、价格、批号

 C. 供货单位名称、药品名称、生产厂商、批号、数量、价格

 D. 供货单位名称、药品名称、规格、批号、数量、价格、有效期

60. 药品零售企业销售甲类处方药时,开具的销售凭证应标明

61. 药品生产企业销售抗生素时,开具的销售凭证应标明

62. 药品生产企业销售乙类非处方药时,开具的销售凭证应标明

[63~64]

 A. 保存2年以上

 B. 保存3年以上

 C. 保存至超过药品有效期1年,但不少于2年

 D. 保存至超过药品有效期1年,但不少于3年

63. 药品生产企业的药品销售凭证应当

64. 药品经营企业的药品销售凭证应当

[65~66]

 A. 戒毒药品信息   B. 药品广告

 C. 药品信息   D. 医疗器械信息

65. 不得在提供互联网药品信息服务的网站上发布的是

66. 可以在提供互联网药品信息服务的网站上发布,但其内容应经药品监督管理部门审查批准的是

[67~68]

 A. 营利性互联网药品交易服务 B. 非营利性互联网药品交易服务

 C. 经营性互联网药品信息服务 D. 非经营性互联网药品信息服务

67. 通过互联网向上网用户有偿提供药品信息等服务的活动属于

68. 通过互联网向上网用户无偿提供公开的、共享性药品信息等服务的活动属于

[69 ~ 71]

    A. 电信管理机构   B. 信息产业主管部门

    C. 卫生行政部门   D. 药品监督管理部门

69. 《互联网药品信息服务资格证书》的发证部门是

70. 提供互联网药品信息服务的网站发布药品广告的审查批准部门是

71. 提供互联网药品信息服务的网站发布医疗器械广告的审查批准部门是

[72 ~ 73]

    A. 1 年   B. 2 年   C. 3 年   D. 5 年

72. 经营性《互联网药品信息服务资格证书》的有效期为

73. 《互联网药品交易服务资格证书》的有效期为

[74 ~ 77]

    A. 国家药品监督管理部门   B. 省级药品监督管理部门

    C. 市级药品监督管理部门   D. 信息产业主管部门

74. 未取得互联网药品交易服务机构资格证书，擅自从事互联网药品交易服务或者互联网药品交易服务机构资格证书超出有效期，情节严重的，处罚部门是

75. 对药品生产企业、药品经营企业和医疗机构之间的互联网药品交易提供服务的企业进行审批的部门是

76. 对向个人消费者提供互联网药品交易服务的药品连锁零售企业进行审批的部门是

77. 对通过自身网站与本企业成员之外的其他企业进行互联网药品交易的药品生产企业、药品批发企业进行审批的部门是

C 型题（综合分析选择题。每题的备选答案中只有一个最佳答案）

[1 ~ 2]

某药品批发企业经营范围中包括中药材、中药饮片和生物制品。企业具有较好的避光、避风、防虫、防鼠设备；一个独立冷库，有用于冷库温度自动检测、记录、调控、报警的设备，冷库制冷设备有双回路供电系统，有封闭式的运输冷藏、冷冻药品的冷藏车；建有符合质量管理要求的计算机系统。其仓库（常温库）在 3 月 2 日、3 月 3 日两日测得的相对湿度范围分别为（78 ±1）% 和（66 ±2）% 。

1. 从该药品经营企业仓库 3 月 2 日、3 月 3 日两天的相对湿度记录来看，对仓库相对湿度的判断正确的是

    A. 3 月 2 日、3 月 3 日都没有超过规定的要求

    B. 3 月 2 日超过规定的要求，3 月 3 日没有超过规定的要求

    C. 3 月 2 日没有超过规定的要求，3 月 3 日超过了规定的要求

    D. 3 月 2 日、3 月 3 日都超过了规定的要求

2. 关于该药品经营企业的设施设备和管理的说法，错误的是

    A. 该企业经营中药材和中药饮片，应当有专用库房和养护工作场所

    B. 对实施电子监管的药品，应当在出库时进行扫码和数据上传

    C. 该药品经营企业有一个独立冷库，符合经营疫苗的要求

    D. 该企业还应有运输冷藏、冷冻药品的车载冷藏箱和保温箱

[3~4]

某药品零售企业（单体门店）具有与经营药品相适应的营业场所、设施设备和卫生环境，建有企业门户网站。为拓展业务，向所在地省级药品监督管理部门申请办理向个人消费者提供互联网药品交易机构资格证书。该药品监督管理部门收到材料，进行形式审查后，告知其不予受理。

3. 从上述信息分析，药品监督管理部门不予受理的主要原因是
    A. 向个人消费者提供互联网药品交易服务的申请者首先必须是零售连锁企业，但该企业不是药品零售连锁企业
    B. 向个人消费者提供互联网药品交易服务的申请者首先必须是医疗机构，但该企业不是医疗机构
    C. 向个人消费者提供互联网药品交易服务的申请者首先必须是药品批发企业，但该企业不是药品批发企业
    D. 向个人消费者提供互联网药品交易服务的申请者首先必须是药品生产企业，但该企业不是药品生产企业

4. 假定上述材料中企业已经具备主体资格，现欲从事向个人消费者提供互联网药品交易服务，该企业应具备的条件，错误的是
    A. 应具备药学或者相关专业本科学历的专职人员负责网上实时咨询
    B. 应具备健全的网络交易与安全保障措施以及完整的管理制度
    C. 应具备完整保存交易记录的能力、设施和设备
    D. 应具备网上咨询、网上查询、生成订单、电子合同等基本交易服务功能

[5~7]

某药品零售企业于2010年6月取得《药品经营许可证》。

5. 该药品零售企业的《药品经营许可证》下列哪项发生变更，无须在原许可事项发生变更30日前，向原发证机关提出变更申请
    A. 法定代表人   B. 企业名称
    C. 注册地址   D. 经营范围

6. 该药品零售企业应该在何时之前，申请换发《药品经营许可证》
    A. 2012年12月   B. 2013年3月   C. 2014年12月   D. 2015年3月

7. 在下列哪种情形下，若原发证机关注销了该药品零售企业《药品经营许可证》，该药品零售企业可以申请行政复议或者行政诉讼
    A. 《药品经营许可证》有效期届满未换证的
    B. 因营业场所装修而暂停营业的
    C. 因房屋倒塌而终止营业的
    D. 因法定代表人死亡而关闭的

X型题（多项选择题。每题的备选答案中有2个或2个以上正确答案。少选或多选均不得分）

1. 开办药品经营企业必须具备的条件包括
    A. 经企业所在地县级人民政府批准

    B. 配备依法经过资格认定的药学技术人员

    C. 通过药品生产质量管理规范的认证

    D. 具有与经营药品相适应的仓储设施、卫生环境

2. 开办药品经营企业必须具备的条件包括

    A. 具有与所经营药品相适应的营业场所

    B. 具有保证所经营药品质量的规章制度

    C. 具有与所经营药品相适应的质量管理机构或者人员

    D. 具有与经营规模相适应的药品品种与数量

3. 根据《药品经营许可证管理办法》，省级药品监督管理部门负责

    A. 药品批发企业经营范围的变更

    B. 拟开办药品批发企业的企业名称审核

    C. 药品批发企业《药品经营许可证》的发证

    D. 药品批发企业《药品经营许可证》的换证

4. 药品经营方式分为

    A. 药品批发   B. 药品零售   C. 药品委托生产   D. 药品生产

5. 药品经营企业的经营范围有

    A. 麻醉药品、精神药品、医疗用毒性药品

    B. 放射性药品

    C. 生物制品

    D. 中药材、中药饮片、中成药

6. 《药品经营许可证》许可事项变更包括

    A. 企业执业药师变更   B. 质量负责人变更

    C. 仓库地址变更   D. 注册地址变更

7. 关于许可证管理的说法，正确的有

    A. 《药品经营许可证》有效期届满未换证的，由原发证机关注销

    B. 《药品经营许可证》的正本应置于企业经营场所的醒目位置

    C. 药品经营企业暂停营业的，《药品经营许可证》由原发证机关暂时收回

    D. 药品经营企业暂停销售，《药品经营许可证》由原发证机关注销

8. 药品监督管理部门对《药品经营许可证》持证企业的监督检查内容有

    A. 经营方式的执行情况

    B. 实施《药品经营质量管理规范》的情况

    C. 仓库条件的变动情况

    D. 药品专利实施情况

9. 药品监督管理部门对药品经营企业监督检查的内容包括

    A. 经营地址、分支机构变动情况

    B. 执业药师的变动情况

    C. 经营方式、经营范围的执行情况

    D. 法定代表人（企业负责人）的变动情况

10. 药品监督管理部门必须进行现场检查的药品经营企业包括
    A. 上一年度新开办的
    B. 发证机关认为需要进行现场检查的
    C. 上一年度检查中存在问题的
    D. 破产重组的

11. 药品批发企业质量管理部门的职责包括
    A. 组织质量管理体系的内审和风险评估
    B. 负责药品质量查询
    C. 药品不良反应的报告
    D. 负责药品召回的管理

12. 药品批发企业质量管理部门的职责包括
    A. 负责对供货单位销售人员、购货单位采购人员的合法资格进行审核
    B. 负责药品质量投诉和质量事故的调查、处理及报告
    C. 负责质量信息的收集和管理，并建立药品质量档案
    D. 负责不合格药品的确认，对不合格药品的处理过程实施监督

13. 药品批发企业质量管理制度的内容包括
    A. 质量管理体系内审的规定
    B. 不合格药品、药品销毁的管理
    C. 供货单位、购货单位、供货单位销售人员及购货单位采购人员等资格审核的规定
    D. 药品采购、收货、验收、储存、养护、销售、出库、运输的管理

14. 某药品批发企业在员工请假需要调班时，不得由其他岗位人员代为履行职责的岗位有
    A. 质量管理岗位　　　　　　　　B. 质量验收岗位
    C. 处方审核岗位　　　　　　　　D. 处方调配岗位

15. 某药品零售企业在员工请假需要调班时，不得由其他岗位人员代为履行职责的岗位有
    A. 质量管理岗位　　　　　　　　B. 质量验收岗位
    C. 处方审核岗位　　　　　　　　D. 处方调配岗位

16. 根据《药品经营质量管理规范》，药品批发企业应当根据相关验证管理制度，形成的验证控制文件包括
    A. 验证方案　　B. 验证评价　　C. 预防措施　　D. 偏差处理

17. 药品批发企业 GSP 质量管理制度包括的文件
    A. 药品不良反应报告的规定　　　B. 首营企业和首营品种的审核
    C. 质量管理体系内审的规定　　　D. 服务质量的管理

18. 药品批发企业购进药品应
    A. 确定供货单位的合法资格
    B. 确定所购入药品的合法性

    C. 核实供货单位销售人员的合法资格

    D. 与供货单位签订质量保证协议

19. 批发企业采购首营品种应当审核药品的合法性，索取资料不包括

    A. 《药品生产许可证》或者《药品经营许可证》复印件

    B. 药品生产或者进口批准证明文件复印件

    C. 《药品生产质量管理规范》认证证书或者《药品经营质量管理规范》认证证书复印件

    D. 营业执照及上一年度企业年度报告公示情况

20. 药品批发企业应当核实、留存供货单位销售人员哪些资料

    A. 加盖供货单位公章原印章的销售人员身份证复印件

    B. 加盖供货单位公章原印章和法定代表人印章或者签名的授权书

    C. 供货单位及供货品种相关资料

    D. 授权书应当载明被授权人姓名、身份证号码，以及授权销售的品种、地域、期限

21. 药品批发企业与供货单位签订的质量保证协议内容至少包括

    A. 供货单位应当提供符合规定的资料且对其真实性、有效性负责

    B. 药品质量符合药品标准等有关要求

    C. 质量保证协议的有效期限

    D. 供货单位应当按照国家规定开具发票

22. 有关药品批发企业药品验收的说法，正确的是

    A. 药品批发企业应当按照验收规定，对每次到货药品进行逐批抽样验收

    B. 验收药品应当按照药品批号查验同批号的检验报告书

    C. 验收抽取的样品应当具有代表性

    D. 同一批号的药品应当至少检查 3 个最小包装

23. 有关药品批发企业药品储存的说法，正确的是

    A. 药品与非药品分开存放

    B. 外用药与其他药品分开存放

    C. 拆除外包装的零货药品应当集中存放

    D. 处方药与非处方药之间应分开存放

24. 药品批发企业出库时应当对照销售记录进行复核，不得出库并报告质量管理部门处理的情形包括

    A. 药品包装出现破损、污染、封口不牢、衬垫不实、封条损坏

    B. 标识内容与实物不符

    C. 标签脱落、字迹模糊不清

    D. 药品已超过有效期

25. 药品零售企业质量管理部门或人员的职责包括

    A. 负责对所采购药品合法性的审核

    B. 负责药品的验收，指导并监督药品采购、储存、陈列、销售等环节的质量管理

工作

C. 负责假劣药品的报告

D. 负责对不合格药品的确认及处理

26. 药品零售企业质量管理部门或人员的职责包括

A. 负责药品质量投诉和质量事故的调查、处理及报告

B. 负责对供货单位及其销售人员资格证明的审核

C. 指导并监督药学服务工作

D. 负责药品不良反应的报告

27. 药品零售企业质量管理制度的内容包括

A. 药品采购、验收、陈列、销售等环节的管理

B. 供货单位和采购品种的审核

C. 记录和凭证的管理

D. 药品拆零的管理

28. 药品零售操作规程的内容包括

A. 药品采购、验收、销售   B. 处方审核、调配、核对

C. 药品拆零销售   D. 营业场所药品陈列及检查

29. 零售药店陈列要求

A. 按剂型、用途以及储存要求分类陈列

B. 处方药可以开架自选方式陈列和销售

C. 销售的中药饮片应符合炮制规范，做到计量准确

D. 对陈列的药品按品种、规格、剂量或用途分类

30. 《药品经营管理规范》对零售企业陈列的要求有

A. 药品与非药品分区陈列，并有明显隔离

B. 外用药与其他药品应分开摆放

C. 处方药与非处方药应分开陈列

D. 第二精神药品专柜陈列

31. 药品零售企业定期对陈列、存放的药品进行检查时发现有质量疑问的药品应当采取的措施包括

A. 及时撤柜   B. 停止销售

C. 由质量管理人员确认和处理   D. 保留相关记录

32. 某零售药店的下列行为，符合规定的有

A. 购销记录的药品名称填写为药品商品名

B. 药师拒绝调配超剂量的处方

C. 药师拒绝调配含有配伍禁忌的民间处方

D. 抗生素与维生素 C 摆放在同一柜台

33. 有关药品零售企业销售药品的说法，正确的是

A. 处方经执业药师审核后方可调配

B. 不得销售近效期药品

C. 对有配伍禁忌或者超剂量的处方，应当拒绝调配

D. 对处方所列药品不得擅自更改或者代用

34. 药品零售企业

A. 应配备执业药师指导合理用药

B. 不得采用开架自选的方式陈列和销售甲类非处方药

C. 应按照有关规定保存处方原件

D. 应分区陈列处方药、非处方药，并有处方药、非处方药专用标识

35. 药品零售企业在营业店堂内应做到

A. 应按剂型、用途以及储存要求分类陈列，并设置醒目标志

B. 经营非药品应当设置专区，与药品区域明显隔离，并有醒目标志

C. 药品零售企业应当定期对陈列、存放的药品进行检查

D. 对顾客反映的问题，请坐堂医生解决

36. 药品生产、经营企业不得从事的经营活动包括

A. 在经药品监督管理部门核准的地址以外的场所储存或者现货销售药品

B. 以展示会、博览会、交易会、订货会、产品宣传会等方式现货销售药品

C. 以搭售、买药品赠药品、买商品赠药品等方式向公众赠甲类非处方药

D. 知道或者应当知道他人从事无证生产、经营药品行为的，为其提供药品

37. 关于药品销售的说法，正确的是

A. 药品生产企业只能销售本企业生产的药品

B. 药品生产企业不得采用邮售方式直接向公众销售处方药

C. 药品经营企业不得以搭售方式向公众赠送处方药

D. 城乡集市贸易市场不可以出售中药材

38. 在城乡集市贸易市场内设立药品销售点须同时具备的条件和要求包括

A. 交通不便的边远地区城乡集市贸易市场没有药品零售企业

B. 设点企业是当地药品零售企业

C. 经设点企业所在地县（市）药品监督管理机构批准

D. 在批准经营的药品范围内销售非处方药品

39. 药品经营企业购进药品必须

A. 建立并执行进货检查验收制度

B. 验明药品相关标识

C. 验明药品合格证明

D. 验明中药材原产地的药检合格证明

40. 药品零售企业开具的药品销售凭证的内容可不包括

A. 数量　　　　B. 批准文号　　　　C. 剂型　　　　D. 生产厂商

41. 有关互联网药品信息服务管理，下列说法正确的是

A. 互联网药品信息服务分为经营性和非经营性两类

B. 提供互联网药品信息服务的网站，应当在其网站主页显著位置标注《互联网药品信息服务资格证书》的证书编号

  C. 提供互联网药品信息服务的网站可自行发布药品广告

  D. 提供互联网药品信息服务的网站不得发布处方药的产品信息

42. 提供互联网药品信息服务的网站不得发布的产品信息有

  A. 血液制品   B. 麻醉药品

  C. 中药材   D. 医疗机构制剂

43. 甲患有癌症，通过互联网从乙处购买 A 药自用，后经药品监督管理部门查实，A 药为乙从国外合法购买后带到国内并在网上销售的抗肿瘤药，关于此事的说法，正确的有

  A. 甲购买 A 药为自用，可不予处罚

  B. A 药应当按照假药论处

  C. 交易网站只提供销售平台，未实际购买、销售抗癌药 A，行为不违法

  D. 药品监督管理部门应当没收乙的违法所得，并处以货值金额 1~3 倍罚款

44. 医疗机构不得采用的供药方式有

  A. 未经诊疗直接为患者提供处方药

  B. 按国家有关规定向患者提供麻醉药品

  C. 通过互联网方式直接向患者销售处方药

  D. 提供医疗机构制剂给基层医疗卫生机构使用

第二节　药品使用管理

A 型题（最佳选择题，每题的备选答案中只有一个最佳答案）

1. 药事管理与药物治疗学委员会组成人员不包括具有高级技术职务任职资格的

  A. 药学人员   B. 临床医学人员

  C. 护理人员   D. 药品采购人员

2. 有关医疗机构管理的说法，错误的是

  A. 医疗机构购进药品必须有真实、完整的药品购进记录

  B. 医疗机构向患者提供药品应当与诊疗范围相适应

  C. 医疗机构审核和调配处方的药剂人员必须是依法经资格认定的药学技术人员

  D. 个体诊所应当按照省级卫生行政部门分级管理目录制定本诊所的供应目录

3. 三级医院临床药师不少于

  A. 5 名   B. 3 名   C. 2 名   D. 1 名

4. 二级医院临床药师不少于

  A. 5 名   B. 3 名   C. 2 名   D. 1 名

5. 医疗机构药师的主要工作职责不包括

  A. 开展药学查房，讨论对危重患者的医疗救治

  B. 从事儿科新药的研究和开发

  C. 进行肿瘤化疗药物静脉用药的配制

  D. 结合临床药物治疗实践，进行药学临床应用研究

6. 医疗机构的药品购进记录应当
   A. 保存 3 年或以上
   B. 保存 5 年
   C. 保存至超过药品有效期 1 年，但不少于 3 年
   D. 保存至超过药品有效期 1 年，但不少于 5 年

7. 医疗机构购进药品，必须有
   A. 真实、完整的药品购进记录
   B. 药品采购部门审核同意
   C. 符合医疗机构临床的需要
   D. 真实、完整的药品购销记录

8. 个人设置的门诊部及诊所可以配备
   A. 药品监督管理部门批准的非处方药
   B. 省级卫生、药品监督管理部门审定的常用药品和急救用药
   C. 国家基本药物目录遴选的药品
   D. 药品监督管理部门批准的医疗机构制剂

9. 有关医疗机构购进、储存药品的说法，错误的是
   A. 医疗机构购进药品，必须建立真实完整的药品购进记录，并直接入库
   B. 医疗机构储存药品，首先应该制订和执行有关药品保管、养护的制度
   C. 医疗机构不得未经诊疗直接向患者提供药品
   D. 医疗机构不得采用邮售、互联网交易等方式直接向公众销售处方药

10. 有关医疗机构药品储存养护的说法，错误的是
    A. 应当实行色标管理
    B. 采购药品与医疗机构制剂分开存放
    C. 医疗机构应当配备药品养护人员，并建立养护档案
    D. 过期、变质、被污染等药品应当放置在不合格库（区）

11. 医院中涉及的处方不包括
    A. 法定处方　　　　B. 医师处方　　　　C. 病区用药医嘱单　　　D. 民间偏方

12. 处方前记应标明的是
    A. 药品金额　　　　B. 临床诊断　　　　C. 用法用量　　　　D. 药品名称

13. 处方格式由三部分组成，其中正文部分包括
    A. 以 Rp 或 R 标示，分列药品名称、组分、数量、用法
    B. 临床诊断，以 Rp 或 R 标示，分列药品名称、数量、用法用量
    C. 处方编号，以 Rp 或 R 标示，临床诊断、分列药品名称、规格、用量
    D. 以 Rp 或 R 标示，分列药品名称、剂型、规格、数量、用法用量

14. 根据《处方管理办法》，符合处方书写规则的是
    A. 医疗机构可以编制统一的药品缩写名称
    B. 药品用法可使用"遵医嘱"
    C. 药品用法、用量不能使用英文、拉丁文书写
    D. 每张处方限于一名患者的用药

15. 处方书写规则错误的是

A. 每张处方限于一名患者的用药

B. 特殊情况需要超剂量使用时，应当注明原因并再次签名

C. 药品用法可用规范的中文、英文、拉丁文或者缩写体书写，可以注明"遵医嘱""自用"

D. 处方医师的签名式样和专用签章应当与院内药学部门留样备查的式样相一致

16. 处方书写规则错误的是

A. 字迹清楚，不得涂改；如需修改，应当在修改处签名并注明修改日期

B. 药品用法用量必须按照药品说明书规定的常规用法用量使用

C. 药品名称应当使用规范的中文名称书写，没有中文名称的可以使用规范的英文名称书写

D. 医疗机构或者医师、药师可编制药品缩写名称或者使用代号

17. 麻醉药品和第一类精神药品处方印刷用纸颜色为

A. 白色　　　　　B. 淡绿色　　　　　C. 淡红色　　　　　D. 淡黄色

18. 关于处方权的说法，正确的是

A. 执业医师在合法医疗机构均有相应的处方权

B. 经注册的执业助理医师在其执业的县级医院开具的处方经本人签名后有效

C. 医师应当在注册的医疗机构签名留样或者专用印章备案后，方可开具处方

D. 执业医师经考核合格取得麻醉药品处方权后，可按照规定为自己开具麻醉药品处方

19. 根据《处方管理办法》关于处方权的说法，错误的是

A. 执业医师经本医疗机构考核合格后取得麻醉药品和第一类精神药品的处方权

B. 经注册的执业助理医师在乡、民族乡、镇、村的医疗机构独立从事一般的执业活动，可以在注册的执业地点取得相应的处方权

C. 试用期人员无处方权

D. 注册的执业助理医师在医疗机构开具的处方，应当经所在执业地点执业医师签名或加盖专用签章后方有效

20. 医疗机构中可以调剂麻醉药品和第一类精神药品的人员必须是

A. 经本医疗机构培训，取得临床药师资格的人员

B. 经本医疗机构培训，考核合格并取得麻醉药品和第一类精神药品调剂资格的药师

C. 经卫生行政部门考试合格并取得麻醉药品和第一类精神药品调剂资格的药师

D. 经省级药品监督管理部门考核合格后取得调剂资格的药师

21. 不合理处方可以分为不规范处方、用药不适宜处方和超常处方，下列处方属于存在用药不适宜情况的是

A. 处方医生签名不能准确识别的处方

B. 慢性病需延长处方用量未注明理由的处方

C. 中成药与中药饮片为分别开具的处方

D. 存在有潜在临床意义的配伍禁忌的处方

22. 执业药师或药师对处方用药进行适宜性审核的内容不包括
    A. 处方用药与临床诊断的相符性
    B. 剂量、用法的正确性
    C. 是否有重复给药现象
    D. 药品金额的准确性

23. 执业药师或药师对处方用药进行适宜性审核的内容不包括
    A. 选用剂型与给药途径的合理性
    B. 处方用药与临床诊断的相符性
    C. 药品可能的不良反应
    D. 是否有潜在临床意义的药物相互作用和配伍禁忌

24. 正确处方调剂流程为
    A. 收方、划价收费、审查处方、调配处方、核对检查、发药
    B. 收方、审查处方、调配处方、核对检查、划价收费、发药
    C. 收方、审查处方、划价收费、调配处方、核对检查、发药
    D. 划价收费、收方、审查处方、调配处方、核对检查、发药

25. 处方点评结果分为合理处方和不合理处方,不合理处方不包括
    A. 不规范处方   B. 用药不适宜处方
    C. 超常处方   D. 非法处方

26. 调剂处方必须做到"四查十对",其中"四查"是指
    A. 查姓名、查药品、查剂量用法、查给药途径
    B. 查剂量、查用法、查重复用药、查配伍禁忌
    C. 查处方、查药的性状、查给药途径、查用药失误
    D. 查处方、查药品、查配伍禁忌、查用药合理性

27. 医疗机构不得限制门诊就诊人员持处方到零售药店购药的是
    A. 医疗用毒性药品处方   B. 精神药品处方
    C. 儿科处方   D. 妇科处方

28. 有关处方点评的说法,不正确的是
    A. 处方点评是对处方书写的规范性及药物临床使用的适宜性进行评价
    B. 医院药学部门成立处方点评工作小组,负责处方点评的具体工作
    C. 二级及以上医院处方点评工作小组成员应当具有高级以上药学专业技术职务任职资格
    D. 门急诊处方的抽样率不应少于总处方量的1‰,且每月点评处方绝对数不应少于100张

29. 有关处方保存的说法,错误的是
    A. 麻醉药品处方保存3年   B. 第一类精神药品处方保存2年
    C. 儿科处方保存1年   D. 普通处方1年

30. 保存期满的处方销毁须
    A. 经医疗机构主要负责人批准、登记备案

B. 经县级以上药品监督管理部门批准、登记备案

C. 经县级以上卫生行政部门批准、登记备案

D. 经医疗机构的药学部门批准、登记备案

31. 关于处方监督管理的说法，错误的是

  A. 处方在销毁时，必须由三位药学专业技术人员核对销毁，并建立销毁记录

  B. 医疗机构应当根据麻醉药品和精神药品处方开具情况对其消耗量进行专册登记

  C. 专册登记的登记内容包括发药日期、患者姓名、用药数量

  D. 专册保存期限为3年

32. 医疗机构配制的制剂应当是

  A. 本单位科研需要而市场上没有供应的品种

  B. 本单位临床需要而市场上没有供应的品种

  C. 市场供不应求的品种

  D. 市场上供应不足的品种

33. 关于医疗机构制剂的说法，正确的是

  A. 不得在市场销售

  B. 可以在定点零售药店销售

  C. 经省级药品监督管理部门批准方可在市场上销售

  D. 经设区的市级卫生行政部门批准方可在市场上销售

34. 医疗机构配制的制剂可以

  A. 在医学、药学专业刊物做广告

  B. 邮寄销售

  C. 凭医生处方在本医疗机构使用

  D. 在市场上销售

35. 某县医院对其配制的医院制剂A，可以采取的服务措施是

  A. 将A销售给药品经营企业

  B. 在医院网站上对A进行广告宣传

  C. 通过互联网交易方式销售A

  D. 将A的价格与其他药品一起进行公示

36. 不得在市场销售的是

  A. 未实施批准文号管理的中药材 B. 医疗机构制剂

  C. 中药饮片 D. 预防性生物制品

37. 应由省级药品监督管理部门批准并发给批准文号的是

  A. 中药饮片 B. 中成药

  C. 化学原料药 D. 医疗机构制剂

38. 对医疗机构制剂不经批准就可变更的事项是

  A. 处方 B. 工艺 C. 配制地点 D. 配制人员

39. 有关医疗机构配制制剂的说法，错误的是

  A. 经所在地省级药品监督管理部门批准后方可配制

B. 医疗机构配制制剂是本单位临床需要而市场上没有供应的品种

C. 医疗机构配制制剂凭医师处方在本医疗机构使用，不得在市场销售

D. 经所在地市级药品监督管理部门批准，医疗机构配制制剂可以在指定的医疗机构之间调剂使用

40. 医疗机构制剂批准文号格式正确的是

A. 粤药制字 H20090001
B. 豫药制字 J20090002
C. 鲁药制字 S20090003
D. 国药制字 Z20090004

41.《医疗机构制剂许可证》有效期为

A. 1 年　　　　B. 2 年　　　　C. 3 年　　　　D. 5 年

42. 医疗机构制剂批准文号有效期为

A. 1 年　　　　B. 2 年　　　　C. 3 年　　　　D. 5 年

43. 医疗机构配制的制剂，应当是本单位临床需要而市场上没有供应的品种。这里的"市场上没有供应的品种"不包括

A. 虽批准上市但某些性质不稳定或有效期短的制剂

B. 市场上不能满足的不同规格、容量的制剂

C. 临床常用而疗效确切的协定处方制剂

D. 虽批准上市但市场供应不足的药品

44. 可以作为医疗机构制剂申报的是

A. 市场上没有供应的经典方剂

B. 市场上没有供应的中药、化学药组成的复方制剂

C. 市场上没有供应且临床需用的麻醉药品

D. 市场上没有供应的中药注射剂

45. 可以申报为医疗机构制剂的是

A. 市场已有供应的品种

B. 市场上已有供应，但价格昂贵的品种

C. 本单位临床需要的固定处方制剂

D. 市场上没有供应的生物制品

46. 可以申报医疗机构制剂的是

A. 本院招标采购中标产品但市场供应不足的低价药

B. 本院临床需要但市场没有供应的中药、化学药组成的复方止咳糖浆

C. 本院临床短缺的含有麻醉药品的口服止咳糖浆

D. 本院临床需要但市场没有供应的儿科用止咳糖浆

47. 可作为医疗机构制剂申报的品种是

A. 溴化钾苯甲酸钠咖啡因合剂

B. 格列本脲黄芪胶囊

C. 鱼腥草注射液

D. 葡萄糖注射液

48. 可作为医疗机构制剂申报的品种是

A. 地西泮糖浆 　　　　　　　　　　　B. 碘化钾合剂

C. 丹参注射液 　　　　　　　　　　　D. 氯化钠注射液

49. 《医疗机构制剂许可证》应当载明的项目内容不包括

A. 配制范围 　　　　　　　　　　　　B. 配制地址

C. 药检室负责人 　　　　　　　　　　D. 制剂室负责人

50. 《医疗机构制剂许可证》项目中，由药品监督管理部门核准的许可事项为

A. 医疗机构名称、医疗机构类别、法定代表人、制剂室负责人

B. 制剂室负责人、配制地址、配制范围、有效期限

C. 法定代表人、制剂室负责人、药检室负责人

D. 医疗机构名称、配制地址、注册地址

51. 应办理《医疗机构制剂许可证》许可事项变更的是

A. 医疗机构名称变更 　　　　　　　　B. 法定代表人变更

C. 制剂室负责人变更 　　　　　　　　D. 注册地址变更

52. 甲医院设立了制剂室，符合规定的行为是

A. 将经依法批准制备的制剂调配给本院门诊患者使用

B. 在本院病房走廊张贴客观宣传该制剂疗效的广告

C. 依法取得《医疗机构制剂许可证》，经所在地省级卫生行政部门同意后，即开
始配制本院临床需用的制剂

D. 因乙医院抢救患者急需，而市场没有供应，将经依法批准制备的制剂调剂给乙
医院使用，同时向省级卫生行政部门报告

53. 医疗机构配制的制剂应

A. 先向国家药品监督管理部门递交申请，批准后方可生产

B. 在突发重大疫情时可通过零售药店销售

C. 经省级以上药品监督管理部门批准，可在指定的医疗机构之间调剂使用

D. 市场短缺的药品品种

54. 根据《医疗机构制剂配制质量管理规范（试行）》，制剂配发记录内容可不包括

A. 领用部门 　　　B. 批号 　　　　　　C. 制剂名称 　　　　　D. 配制日期

55. 根据《医疗机构制剂配制质量管理规范（试行）》，制剂回收记录不包括

A. 制剂名称 　　　B. 制剂工艺 　　　　C. 制剂批号 　　　　　D. 收回部门

56. 医师处方必须遵循的原则是

A. 科学、合理、经济 　　　　　　　　B. 安全、有效、经济

C. 科学、有效、安全 　　　　　　　　D. 安全、有效、稳定

57. 有关药物临床应用管理的说法，错误的是

A. 医疗机构应当遵循安全、有效、经济的合理用药原则

B. 医疗机构应当建立由医师、临床药师和护士组成的临床治疗团队，开展临床合
理用药工作

C. 医疗机构应当遵循有关药物临床应用指导原则、临床路径、临床诊疗指南和药
品说明书等合理使用药物

D. 临床药师应当兼职参与临床药物治疗工作，对患者进行用药教育，指导患者安全用药

58. 药师对医师处方用药适宜性审核的依据不包括

    A. 药物临床应用指导原则   B. 临床诊疗指南

    C. 药品价格   D. 药品说明书

59. 抗菌药物分级管理的依据不包括

    A. 安全性   B. 疗效   C. 稳定性   D. 细菌耐药性

60. 下列药品中，没有纳入《抗菌药物临床应用管理办法》适用范围的是

    A. 治疗真菌所致感染性疾病的药品

    B. 治疗衣原体所致感染性疾病的药品

    C. 治疗螺旋体所致感染性疾病的药品

    D. 治疗结核杆菌所致感染性疾病的药品

61. 基层医疗卫生机构抗菌药物供应目录应

    A. 由医疗机构药学部门制定

    B. 根据临床需要，随时增加总品种数

    C. 由省级药品监督管理部门审批

    D. 选用基本药物目录中的抗菌药物品种

62. 抗菌药物分级管理目录的制定部门是

    A. 省级药监部门   B. 国家药监部门

    C. 省级卫生行政部门   D. 国家卫生行政部门

63. 医疗机构同一通用名称抗菌药物品种，注射剂型和口服剂型各不得超过

    A. 2种，3种   B. 2种，2种   C. 3种，3种   D. 3种，2种

64. 基层医疗卫生机构只能选用

    A. 《国家基本医疗保险药品目录》甲类目录中收录的抗菌药物品种

    B. 《国家基本医疗保险药品目录》乙类目录中收录的抗菌药物品种

    C. 《国家处方集》收录的抗菌药物品种

    D. 基本药物（包括各省区市增补品种）中的抗菌药物品种

65. 医疗机构应当严格控制临时采购抗菌药物品种和数量，同一通用名抗菌药物品种启动临时采购程序原则上每年不得超过

    A. 1例次   B. 2例次   C. 3例次   D. 5例次

66. 医疗机构遴选和新引进抗菌药物品种

    A. 应当由药学部门提交申请报告

    B. 应当经临床科室提出意见后，由抗菌药物管理工作组审议

    C. 应当经抗菌药物管理工作组二分之一以上成员审议同意

    D. 应当经药事管理与药物治疗学委员会三分之二以上委员审核同意

67. 根据《抗菌药物临床应用管理办法》，下列关于抗菌药物临床应用管理的说法正确的是

    A. 具有高级专业技术职务资格的医师方可具有限制使用级抗菌药物处方权

    B. 基层医疗机构的药师必须由所在单位组织考核，合格者授予抗菌药物调剂资格

    C. 严格控制特殊使用级抗菌药物使用，特殊使用级抗菌药物不得在门诊使用

    D. 医疗机构应当根据临床微生物标本检测结果合理选用，不得经验用药

68. 某抗菌药物在其疗效、安全性方面的临床资料较少，该药品在临床应用时，应

    A. 按非限制使用级管理

    B. 按限制使用级管理

    C. 按特殊使用级管理

    D. 禁止列入省级抗菌药物分级管理目录

69. 特殊使用级抗菌药物可以

    A. 在门诊使用   B. 在抢救生命垂危患者时使用

    C. 在局部感染时使用   D. 在免疫功能低下时使用

70. 有关抗菌药物的分级使用和越级使用的说法，错误的是

    A. 因抢救生命垂危的患者等紧急情况，医师可以越级使用抗菌药物

    B. 应当于 48 小时内补办越级使用抗菌药物的必要手续

    C. 预防感染、治疗轻度或者局部感染应当首选非限制使用级抗菌药物

    D. 特殊使用级抗菌药物不得在门诊使用

71. 医疗机构向卫生主管部门报告非限制使用级抗菌药物、限制使用级抗菌药物、特殊使用级抗菌药物临床应用情况的时间频次为

    A. 半年 半年 半年   B. 半年 一年 一年

    C. 一年 半年 半年   D. 两年 一年 一年

72. 医疗机构应当开展调查的抗菌药物临床应用异常情况不包括

    A. 使用量异常增长的抗菌药物

    B. 一年内使用量始终居于前列的抗菌药物

    C. 频繁发生严重不良事件的抗菌药物

    D. 企业违规销售的抗菌药物

73. 药师药物调剂资格取消后，在多久内不得恢复其药物调剂资格

    A. 3 个月   B. 6 个月   C. 1 年内   D. 3 年内

B 型题（配伍选择题，备选答案在前，试题在后，每题若干组。每组均对应同一组备选答案）

[1~2]

    A. 药事管理与药物治疗委员会（组）的职责

    B. 医疗机构制剂室的职责

    C. 医疗机构药师的职责

    D. 医疗机构临床医师的职责

1. 制定本机构药品处方集和基本用药供应目录的是

2. 负责药品采购供应、处方或者用药医嘱审核的是

[3~5]

    A. 8%   B. 10%   C. 20%   D. 30%

3. 医疗机构药学专业技术人员不得少于本机构卫生专业技术人员的

4. 二级综合医院药剂科药学人员中具有高等医药院校临床药学专业或者药学专业全日制本科毕业以上学历的，应当不低于药学专业技术人员总数的

5. 三级综合医院药学部药学人员中具有高等医药院校临床药学专业或者药学专业全日制本科毕业以上学历的，应当不低于药学专业技术人员的

[6～8]

    A. 6%　　　　　　B. 8%　　　　　　C. 13%　　　　　　D. 15%

6. 二级综合医院药剂科药学专业技术人员中具有副高级以上药学专业技术职务任职资格的应当不低于

7. 三级教学综合医院药学部药学专业技术人员中具有副高级以上药学专业技术职务任职资格的应当不低于

8. 三级综合医院药学部药学专业技术人员中具有副高级以上药学专业技术职务任职资格的应当不低于

[9～10]

    A. 进货查验制度　　　　　　　　　　B. 采购管理制度
    C. 效期管理制度　　　　　　　　　　D. 保管、养护管理制度

9. 医疗机构购进药品，逐批查验，并建立真实完整的记录，执行的制度是

10. 医疗机构采取控温、防潮、避光、通风等措施，保证药品质量，执行的制度是

[11～13]

    A. 5 年　　　　　　B. 3 年　　　　　　C. 2 年　　　　　　D. 1 年

11. 医疗机构购进药品时索取、留存的供货单位合法票据，保存期不得少于

12. 医疗机构验收记录必须保存至超过药品有效期 1 年，但不得少于

13. 医疗机构首次购进药品加盖供货单位原印章的相关证明文件的复印件，保存期不得少于

[14～18]

    A. 淡黄色　　　　　B. 淡红色　　　　　C. 淡绿色　　　　　D. 白色

14. 普通处方的印刷用纸颜色为

15. 急诊处方的印刷用纸颜色为

16. 第二类精神药品处方的印刷用纸颜色为

17. 儿科处方的印刷用纸颜色为

18. 麻醉药品和第一类精神药品处方印刷用纸为

[19～20]

    A. 当日　　　　　　B. 3 日　　　　　　C. 5 日　　　　　　D. 7 日

19. 处方的有效期限一般为

20. 处方最长有效期不得超过

[21～23]

    A. 1 日用量　　　　B. 2 日用量　　　　C. 3 日用量　　　　D. 7 日用量

21. 急诊处方不得超过

22. 一般处方不得超过

23. 第二类精神药品处方不得超过

[24~25]

    A. 一般不得超过 7 日用量   B. 一般不得超过 5 日用量

    C. 一般不得超过 3 日用量   D. 可适当延长处方用量

24. 某些慢性病处方

25. 某些老年病处方

[26~29]

    A. 一次常用量   B. 3 日常用量

    C. 7 日常用量   D. 15 日常用量

26. 哌醋甲酯用于治疗儿童多动症时，每张处方不得超过

27. 为门诊一般患者开具的麻醉药品注射剂，每张处方为

28. 为门诊一般患者开具的麻醉药品控缓释制剂，每张处方不得超过

29. 为门诊癌症疼痛患者开具的第一类精神药品注射剂，每张处方不得超过

[30~33]

    A. 一次常用量   B. 3 日常用量

    C. 7 日常用量   D. 15 日常用量

30. 为门诊一般患者开具的第二类精神药品，一般每张处方不得超过

31. 为门诊一般患者开具的第一类精神药品控缓释制剂，每张处方不得超过

32. 为门诊中度慢性疼痛患者开具的麻醉药品注射剂，每张处方不得超过

33. 为门诊重度慢性疼痛患者开具的麻醉药品控缓释制剂，每张处方不得超过

[34~37]

    A. 一次用量   B. 1 日用量

    C. 3 日用量   D. 7 日用量

34. 门诊麻醉药品、第一类精神药品注射剂处方一般不得超过

35. 门诊麻醉药品、第一类精神药品控缓释剂处方一般不得超过

36. 门诊麻醉药品、第一类精神药品除注射剂和控缓释剂以外的剂型处方一般不得超过

37. 门诊对一般患者开具的第二类精神药品，一般每张处方不得超过

[38~40]

    A. 1 日常用量   B. 不超过 15 日常用量

    C. 不超过 3 日常用量   D. 不超过 7 日常用量

38. 医疗机构门诊为一般患者开具第二类精神药品片剂，每张处方用量要求为

39. 医疗机构为住院患者开具第一类精神药品处方，每张处方用量要求为

40. 医疗机构门诊为一般患者开具麻醉药品（非缓控释制剂），每张处方用量要求为

[41~43]

    A. 一次常用量   B. 3 日常用量

    C. 7 日常用量   D. 15 日常用量

41. 盐酸二氢埃托啡片的处方最大用量为

42. 为门诊患者开具地西泮片一般不得超过

43. 吗啡缓释片用于门诊癌症疼痛患者的处方最大用量为

[44 ~ 46]

    A. 一次常用量　　　　　　　　　　　B. 3 日常用量

    C. 5 日常用量　　　　　　　　　　　D. 7 日常用量

44. 盐酸哌替啶的处方最大用量为

45. 磷酸可待因片的处方最大用量为

46. 盐酸芬太尼贴剂的处方最大用量为

[47 ~ 50]

    A. 对药品性状、用法用量　　　　　　B. 对临床诊断

    C. 对科别、姓名、年龄　　　　　　　D. 对药名、剂型、规格、数量

47. 药学专业技术人员调剂处方时必须做到"四查十对"，查处方

48. 药学专业技术人员调剂处方时必须做到"四查十对"，查药品

49. 药学专业技术人员调剂处方时必须做到"四查十对"，查配伍禁忌

50. 药学专业技术人员调剂处方时必须做到"四查十对"，查用药合理性

[51 ~ 54]

    A. 不得调剂

    B. 应当告知处方医师，请其确认或者重新开具处方

    C. 应当拒绝调配，必要时，经处方医师更正或者重新签字，方可调配

    D. 应当拒绝调剂，及时告知处方医师，并应当记录，按照有关规定报告

51. 药师对于不规范处方或者不能判定其合法性的处方

52. 药师经处方审核后，认为存在用药不适宜时

53. 对有严重不合理用药或者用药错误的处方

54. 对有配伍禁忌或者超剂量的处方

[55 ~ 56]

    A. 1‰　100　　　　B. 2‰　100　　　　C. 1%　50　　　　D. 1%　30

55. 门（急）诊处方的抽样率不应少于总处方量的，且每月点评处方绝对数不应少于张

56. 病房（区）医嘱单的抽样率（按出院病历数计）不应少于，且每月点评出院病历绝对数不应少于份

[57 ~ 60]

    A. 1 年　　　　　　B. 2 年　　　　　　C. 3 年　　　　　　D. 5 年

57. 麻醉药品处方保存

58. 毒性药品处方保存

59. 急诊处方保存

60. 儿科处方保存

[61~63]

    A. 1 年   B. 2 年   C. 3 年   D. 5 年

61. 普通处方保存

62. 第一类精神药品处方保存

63. 第二类精神药品处方保存

[64~65]

    A. 医疗机构配制的制剂

    B. 中成药

    C. 中药饮片

    D. 没有实施批准文号管理的中药材

64. 不得在市场销售的是

65. 医疗机构可以从不具有药品生产、经营资格的企业购进的是

[66~68]

    A. 15 日   B. 30 日   C. 3 个月   D. 6 个月

66.《医疗机构制剂许可证》有效期届满，需要继续配制制剂的，提出申请换发新证的时间应在届满前

67.《医疗机构制剂许可证》的许可事项发生变更的，提出变更登记申请期限为许可事项发生变更前

68. 医疗机构要变更《医疗机构制剂许可证》许可事项，原审核、批准机关应当自收到申请之日起做出决定的期限为

[69~71]

    A. 具有高级专业技术职务任职资格的医师

    B. 具有中级以上专业技术职务任职资格的医师

    C. 具有初级专业技术职务任职资格的医师

    D. 具有专业技术职务任职资格的药师

69. 可授予非限制使用级抗菌药物处方权的是

70. 可授予特殊使用级抗菌药物处方权的是

71. 可授予限制使用级抗菌药物处方权的是

[72~73]

    A. 本机构培训并考核

    B. 县级以上地方卫生行政部门组织相关培训、考核

    C. 市级以上地方卫生行政部门组织相关培训、考核

    D. 县级以上地方药品监督管理部门组织相关培训、考核

72. 二级以上医疗机构医师和从事处方调剂工作的药师获得抗菌药物调剂资格应经

73. 其他医疗机构依法享有处方权的医师、乡村医生和从事处方调剂工作的药师获得抗菌药物调剂资格应经

[74~77]

    A. 非限制使用级抗菌药物   B. 限制使用级抗菌药物

C. 特殊使用级抗菌药物　　　　　D. 特殊限制使用级抗菌药物

74. 价格昂贵的抗菌药物

75. 疗效、安全性方面的临床资料较少的抗菌药物

76. 经长期临床应用证明安全、有效，对细菌耐药性影响较小，价格相对较低的抗菌
药物

77. 经长期临床应用证明安全、有效，对细菌耐药性影响较大，或者价格相对较高的
抗菌药物

[78~80]

A. 非限制使用级抗菌药物　　　　B. 限制使用级抗菌药物

C. 特殊使用级抗菌药物　　　　　D. 特殊限制使用级抗菌药物

78. 预防感染、治疗轻度或者局部感染应当首选

79. 应当经抗菌药物管理工作组指定的专业技术人员会诊同意后，由具有相应处方权
的医师开具处方的是

80. 病原菌只对限制使用级抗菌药物敏感时可选用

[81~84]

A. 非限制使用级抗菌药物　　　　B. 限制使用级抗菌药物

C. 特殊使用级抗菌药物　　　　　D. 特殊限制使用级抗菌药物

81. 具有明显或者严重不良反应，不宜随意使用的抗菌药物是

82. 需要严格控制使用，避免细菌过快产生耐药的抗菌药物是

83. 严重感染、免疫功能低下合并感染可选用

84. 不得在门诊使用的是

[85~88]

A. 主要目标细菌耐药率超过30%的抗菌药物

B. 主要目标细菌耐药率超过40%的抗菌药物

C. 主要目标细菌耐药率超过50%的抗菌药物

D. 主要目标细菌耐药率超过75%的抗菌药物

85. 应当慎重经验用药的是

86. 应当及时将预警信息通报本机构医务人员的是

87. 应当暂停针对此目标细菌的临床应用，根据追踪细菌耐药监测结果，再决定是否
恢复临床应用的是

88. 应当参照药敏试验结果选用的是

[89~91]

A. 抗菌药物管理工作组三分之二以上成员同意

B. 抗菌药物管理工作组二分之一以上成员同意

C. 药事管理与药物治疗学委员会讨论通过

D. 药事管理与药物治疗学委员会三分之一以上委员同意

89. 医疗机构遴选和新引进抗菌药物品种，应当经

90. 抗菌药物清退意见的执行，应当经

91. 抗菌药物更换意见的执行，应当经

C 型题（综合分析选择题。每题的备选答案中只有一个最佳答案）

[1~3]

甲医疗机构拟从乙药品批发企业购进一种以前从未购进过的丙抗菌药物。

1. 甲医疗机构应当查验的证明文件不包括

    A. 乙药品批发企业的《药品经营许可证》和《营业执照》

    B. 乙药品批发企业销售人员的授权书和身份证

    C. 丙抗菌药物的批准证明文件

    D. 丙抗菌药物的药品标准

2. 甲医疗机构应当保存加盖供货单位原印章的前述证明文件的复印件，保存期不得少于

    A. 1 年   B. 2 年   C. 3 年   D. 5 年

3. 甲医疗机构应当建立真实、完整的药品购进记录和验收记录，保存

    A. 至少 3 年

    B. 至少 5 年

    C. 至超过药品有效期 1 年，但不得少于 2 年

    D. 至超过药品有效期 1 年，但不得少于 3 年

[4~6]

某医疗机构药师为门诊某肝癌患者调剂可待因片的处方。

4. 该处方的印刷用纸为

    A. 淡黄色   B. 淡绿色   C. 淡红色   D. 白色

5. 该处方不得超过

    A. 一次常用量   B. 3 日常用量

    C. 7 日常用量   D. 15 日常用量

6. 该处方应当保存

    A. 1 年   B. 2 年   C. 3 年   D. 5 年

[7~9]

某医疗机构药师为门诊慢性失眠患者调剂安定片的处方。

7. 该处方的印刷用纸为

    A. 淡黄色   B. 淡绿色   C. 淡红色   D. 白色

8. 该处方不得超过

    A. 一次常用量   B. 3 日常用量   C. 7 日常用量   D. 15 日常用量

9. 该处方应当保存

    A. 1 年   B. 2 年   C. 3 年   D. 5 年

[10~13]

某医疗机构药师调剂一含有青霉素针剂的 8 个月男孩的处方。

10. 该处方的印刷用纸为

    A. 淡黄色   B. 淡绿色   C. 淡红色   D. 白色

11. 该处方不得超过
    A. 一次用量
    B. 3 日用量
    C. 7 日用量
    D. 15 日用量

12. 有关该处方的说法，错误的是
    A. 药师应审核处方医师是否注明过敏试验及结果的判定
    B. 药师应审核处方剂量、用法是否正确
    C. 该处方可以外配
    D. 该处方当日有效

13. 该处方应当保存
    A. 1 年
    B. 2 年
    C. 3 年
    D. 5 年

[14 ~ 16]

某医疗机构药师为患有多动症的某 8 岁男孩调剂哌醋甲酯片的处方。

14. 该处方的印刷用纸为
    A. 淡黄色
    B. 淡绿色
    C. 淡红色
    D. 白色

15. 该处方不得超过
    A. 一次常用量
    B. 3 日常用量
    C. 7 日常用量
    D. 15 日常用量

16. 该处方应当保存
    A. 1 年
    B. 2 年
    C. 3 年
    D. 5 年

X 型题（多项选择题。每题的备选答案中有 2 个或 2 个以上正确答案。少选或多选均不得分）

1. 医疗机构药事管理与药物治疗学委员会（组）的职责包括
    A. 制定本机构药品处方集和基本用药供应目录
    B. 执行本医疗机构的药品成本核算和账务管理制度
    C. 统一采购供应本医疗机构临床使用的药品
    D. 指导本医疗机构临床各科室合理用药

2. 医疗机构药事管理与药物治疗学委员会（组）的职责包括
    A. 监测、评估本机构药物使用情况，指导临床合理用药
    B. 审核制定本机构药事管理和药学工作规章制度，并监督实施
    C. 审核本机构临床科室申请的新购入药品、调整药品品种或者供应企业
    D. 分析、评估用药风险和药品不良反应、药品损害事件

3. 根据《医疗机构药事管理规定》，关于医疗机构药事组织机构的说法，正确的有
    A. 二级以上医院药学部门负责人，应具备高等学校药学专业或者临床药学专业本科以上学历及本专业高级技术职务任职资格
    B. 各医疗机构应根据医院级别分别设置药学部、药剂科或药房
    C. 医疗机构药学部门具体负责药品管理、药学技术服务和药事管理工作
    D. 各级医疗机构应当设立药事管理与药物治疗学委员会

4. 二级以上医院药学部门负责人应具有
    A. 高等学校药学专业或者临床药学专业本科以上学历

B. 高等学校药学专业专科以上或者中等学校药学专业毕业学历

C. 本专业高级技术职务任职资格

D. 主管药师以上专业技术职务任职资格

5. 除诊所、卫生所、医务室、卫生保健所、卫生站以外的其他医疗机构药学部门负责人应具有

A. 高等学校药学专业或者临床药学专业本科以上学历

B. 高等学校药学专业专科以上或者中等学校药学专业毕业学历

C. 本专业高级技术职务任职资格

D. 药师以上专业技术职务任职资格

6. 药师的工作职责有

A. 开展临床诊断，制定个体化药物治疗方案

B. 开展药学查房，提供药学技术服务

C. 开展药物利用评价和药物临床应用研究监测

D. 协同医生做好药物使用遴选，对临床药物治疗提出意见或调整建议

7. 医疗机构药师工作职责包括

A. 参与临床药物治疗，进行个体化药物治疗方案的设计与实施

B. 参与查房、会诊、病例讨论和疑难、危重患者的医疗救治

C. 参与住院患者疾病诊断、书写病历、行使处方权

D. 开展抗菌药物临床应用监测，实施处方点评与超常预警

8. 医疗机构药师的工作职责包括

A. 负责药品采购供应
B. 负责处方或者用药医嘱审核
C. 开展抗菌药物临床应用监测
D. 负责临床药物治疗方案制定

9. 个人设置的门诊部、诊所等医疗机构可以配备

A. 常用药品
B. 第一类精神药品
C. 自制制剂
D. 急救药品

10. 医疗机构购进药品，应当查验或核实

A. 加盖供货单位原印章的《营业执照》复印件

B. 加盖供货单位原印章的《药品生产许可证》或者《药品经营许可证》复印件

C. 加盖供货单位原印章的所销售药品的批准证明文件复印件

D. 销售人员持有的授权书和身份证复印件

11. 急（抢）救药品的遴选原则

A. 急（抢）救必需
B. 安全有效
C. 中西药并重
D. 个人和医保可承受

12. 处方书写的规则有

A. 药品用法可用规范的中文、英文、拉丁文或者缩写体书写

B. 不得使用"遵医嘱""自用"

C. 处方如需修改，应当在修改处由药师签名

D. 特殊情况需要超剂量使用药品时，应当注明原因，由药师签名

13. 处方书写规则正确的是
    A. 每张处方限于一名患者的用药
    B. 药品名称可以使用规范的中文、英文名称、自行编制药品缩写名称或者代号
    C. 药品用法可用规范的中文、英文、拉丁文或者缩写体书写，可以注明"遵医嘱""自用"
    D. 患者一般情况、临床诊断填写清晰、完整，并与病历记载相一致

14. 经医生注明理由，处方用量可适当延长的情形包括
    A. 急性胃肠炎   B. 老年病   C. 慢性病   D. 儿童疾病

15. 根据《处方管理法》，下列关于处方限量的说法，正确的有
    A. 盐酸二氢埃托啡处方为一次常用量，仅限于三级以上医院内使用
    B. 盐酸哌替啶处方为一次常用量，仅限于医疗机构内使用
    C. 急诊处方一般不超过 3 日用量
    D. 门诊处方一般不得超过 7 日用量

16. 医师开具处方时可以使用
    A. 药品通用名称、新活性化合物的专利药品名称和复方制剂药品名称
    B. 省级卫生行政部门审核、药品监督管理部门批准的院内制剂名称
    C. 国家卫生行政部门公布的药品习惯名称开具处方
    D. 本医疗机构批准的药品名称缩写

17. 药师对处方用药进行适宜性审核的内容包括
    A. 药品金额的准确性
    B. 剂量、用法的正确性
    C. 是否有重复给药现象
    D. 处方用药与临床诊断的相符性

18. 药师发现用药不适宜时，应当告知处方医师请其确认或者重新开具处方的情形有
    A. 选用剂型与给药途径不相符
    B. 处方中药品剂量超出常用剂量
    C. 处方用药与临床诊断不相符
    D. 应做皮试的药品没有注明过敏试验

19. 用药适宜性审核的内容包括
    A. 潜在临床意义的药物相互作用和配伍禁忌的可能性
    B. 处方的前记、正文、后记是否清晰完整
    C. 是否有执业医师签名
    D. 药品剂量、用法的正确性

20. 有关处方管理与药品采购，下列说法正确的有
    A. 药师应当对处方用药选用剂型与给药途径的合理性进行审核
    B. 药师对于不规范处方或者不能判定其合法性的处方，不得调剂
    C. 医疗机构购进同一通用名称药品的品种，口服剂型不得超过 3 种
    D. 医疗机构采购的每种药品的剂型原则上不超过 3 种

21. 下列有关医疗机构药品购进、处方审核和管理的说法，正确的有
    A. 药师应当审核处方是否有潜在临床意义的药物相互作用和配伍禁忌
    B. 药师应当对处方用药与临床诊断的相符性进行审核
    C. 医疗机构购进每种药品的每种剂型对应的规格原则上不超过2种
    D. 具有药师以上专业技术职务任职资格的人员负责处方审核、评估、核对、发药；药士从事处方调配工作

22. 药师不得调剂的处方有
    A. 不规范的处方
    B. 用药严重不合理的处方
    C. 没有医师签名的处方
    D. 医师为自己开具的麻醉药品处方

23. 有关药师调剂处方的说法，正确的有
    A. 对于不规范处方或者不能判定其合法性的处方，不得调剂
    B. 药师发现严重不合理用药或者用药错误，应当拒绝调剂，及时告知处方医师，并应当记录，按照有关规定报告
    C. 对有配伍禁忌或者超剂量的处方，应当拒绝调配；必要时，经处方医师更正或者重新签字，方可调配
    D. 药师经处方审核后，认为存在用药不适宜时，应当告知处方医师，请其确认或者重新开具处方

24. 医疗机构不得限制门诊就诊人员持处方到药品零售药店购买
    A. 内科处方药品   B. 儿科处方药品
    C. 老年人处方药品   D. 医疗用毒性药品

25. 专项处方点评是对特定药物或特定疾病药物的使用情况进行的处方点评，包括哪些药物
    A. 国家基本药物   B. 中药注射剂
    C. 肠外营养制剂   D. 抗菌药物

26. 可以从事调剂工作的人员包括
    A. 医师   B. 药师   C. 主管药师   D. 副主任药师

27. 医疗机构处方保存期限为1年的有
    A. 普通处方   B. 急诊处方   C. 精神药品处方   D. 儿科处方

28. 有关处方销毁的说法，正确的是
    A. 处方保存期满后方可销毁
    B. 处方销毁须经医疗机构主要负责人批准
    C. 处方销毁应登记备案
    D. 处方销毁须经卫生行政部门批准

29. 有关医疗机构药剂管理的说法，错误的有
    A. 医疗机构须配备依法经过资格认定的药学技术人员

  B. 医疗机构配制的制剂须送所在地政府药品检验机构检验合格后方可使用

  C. 医疗机构配制的制剂须按规定进行质量检验

  D. 医疗机构配制的制剂经批准方可在市场销售

30. 医疗机构配制的制剂

  A. 须经国家药品监督管理部门批准后方可配制

  B. 必须按照规定进行质量检验，合格的，凭医师处方在本医疗机构使用

  C. 不得在市场上销售

  D. 经国家或者省级药品监督管理部门批准，医疗机构配制的制剂可以在指定的医疗机构之间调剂使用

31. 有关医疗机构制剂管理的说法，正确的是

  A. 向患者提供的制剂应当与诊疗范围相适应，并凭执业医师或者执业助理医师的处方调配

  B. 配制的制剂不得在市场上销售

  C. 配制的制剂不得在大众媒体上发布广告

  D. 配制的制剂可以在指定的专业医药杂志上发布广告

32. 医疗机构制剂必须经批准方可变更的是

  A. 配制地点 B. 配制人员 C. 工艺处方 D. 配制数量

33. 属于《医疗机构制剂许可证》许可事项变更的项目是

  A. 法定代表人的变更   B. 制剂室负责人的变更

  C. 配制范围的变更   D. 配制地址的变更

34. 由省级药品监督管理部门审批的事项包括

  A. 变更《药品生产许可证》许可事项

  B. 变更批发企业《药品经营许可证》许可事项

  C. 变更《医疗机构制剂许可证》许可事项

  D. 变更生产、进口药品已获批准证明文件

35. 《医疗机构制剂许可证》项目中，由药品监督管理部门核准的许可事项包括

  A. 制剂室负责人   B. 药检室负责人

  C. 配制范围   D. 有效期限

36. 不得作为医疗机构制剂申报的是

  A. 含有未经国家药品监督管理部门批准的活性成分的品种

  B. 变态反应原

  C. 市场上已有供应的品种

  D. 外用药品

37. 医疗机构配制的制剂可以在指定的医疗机构之间调剂使用的条件是

  A. 发生灾情、疫情、突发事件

  B. 医疗机构之间协议调剂使用

  C. 市场短缺

D. 在规定期限内

38. 医师开具处方和药师调剂处方应当遵循的原则

    A. 安全   B. 有效   C. 方便   D. 经济

39. 医疗机构对临床应用抗菌药物出现的异常情况应开展调查并做出处理的情形包括

    A. 使用量异常增长   B. 发生药品不良反应

    C. 经常超适应证、超剂量使用   D. 企业违规销售的抗菌药物

40. 有关临床药师配备要求的说法，正确的是

    A. 各级医院应当配备临床药师   B. 二级以上医院应当配备临床药师

    C. 临床药师负责指导患者安全用药   D. 临床药师参与临床药物治疗工作

41. 抗菌药物临床应用分级管理的影响因素

    A. 安全性   B. 疗效   C. 价格   D. 细菌耐药性

42. 有关抗菌药物分级管理目录和供应目录制定的说法，正确的是

    A. 医疗机构应当按照市级卫生行政部门制定的抗菌药物分级管理目录，制定本机构的抗菌药物供应目录

    B. 医疗机构制定的抗菌药物供应目录应当向国家卫生行政部门备案

    C. 未经备案的抗菌药物，医疗机构不得采购

    D. 医疗机构抗菌药物供应目录包括采购抗菌药物的品种、品规

43. 医疗机构购进抗菌药物，应优先选用

    A. 《国家基本药物目录》收录的抗菌药物品种

    B. 《国家基本医疗、工伤保险和生育保险药品目录》收录的抗菌药物品种

    C. 《国家处方集》收录的抗菌药物品种

    D. 口服剂型的抗菌药物

44. 应当取消药师调剂资格的情形包括

    A. 未按照规定对处方进行审核，造成严重后果的

    B. 发现超常处方无正当理由而不进行干预的

    C. 发现处方不适宜，无正当理由而不进行干预的

    D. 没有开展细菌耐药监测工作的

45. 医疗机构应当取消医师处方权的情形有

    A. 抗菌药物考核不合格的

    B. 限制处方权后，仍出现超常处方且无正当理由的

    C. 开具抗菌药物处方牟取不正当利益的

    D. 未按照规定开具抗菌药物处方的

46. 根据《抗菌药物临床应用管理办法》，抗菌药物临床应用监测工作包括

    A. 分析抗菌药物使用情况

    B. 分析抗菌药物使用趋势

    C. 分析抗菌药物市场占有率

    D. 评估抗菌药物使用适宜性

第三节 处方药和非处方药分类管理

A 型题（最佳选择题，每题的备选答案中只有一个最佳答案）

1. 有关药品按处方药与非处方药分类管理的说法，正确的是
   A. 按照药品品种、规格、给药途径及疗效的不同按处方药与非处方药分类管理
   B. 按照药品品种、规格、适应证、剂量及给药途径的不同按处方药与非处方药分类管理
   C. 按照药品品种、包装规格、适应证、剂量及给药途径的不同按处方药与非处方药分类管理
   D. 按照药品类别、规格、适应证、成本效益比的不同按处方药与非处方药分类管理

2. 有关药品分类管理的说法，正确的是
   A. 处方药经审批可以在大众媒体上进行广告宣传
   B. 根据药品的给药途径不同，非处方药分为甲、乙两类
   C. 非处方药说明书由省级药品监督管理部门批准
   D. 非处方药每个销售基本单元包装必须附有标签和说明书

3. 负责非处方药目录审批和发布的部门是
   A. 国家药典委员会　　　　　　　　B. 国家卫生行政部门
   C. 国家药品监督管理部门　　　　　D. 省级药品监督管理部门

4. 非处方药分为甲、乙两类，其分类的依据是药品的
   A. 经济性　　　　B. 专属性　　　　C. 安全性　　　　D. 给药途径

5. 非处方药标签和说明书除符合相关规定外，用语应当
   A. 专业、科学、明确、便于使用
   B. 科学、易懂，便于消费者自行判断、选择和使用
   C. 便于药师判断、选择和使用
   D. 便于医师判断、选择和使用

6. 有关非处方药的包装、标签和说明书，下列说法错误的是
   A. 非处方药的标签和说明书用语应当科学、易懂，便于消费者自行判断、选择和使用
   B. 非处方药的包装必须印有国家指定的非处方药专有标识
   C. 非处方药的包装必须附有标签和说明书
   D. 非处方药的标签和说明书必须经国家药品监督管理部门批准

7. 消费者有权自主
   A. 在药品零售企业选购处方药　　　B. 在药品零售企业选购非处方药
   C. 在医疗机构药房选购处方药　　　D. 在药品批发企业选购非处方药

8. 有关非处方药专有标识的说法，错误的是
   A. 非处方药专有标识应与药品标签、使用说明书、内包装、外包装一体化印刷

B. 绿色专有标识用于乙类非处方药

C. 红色专有标识用于甲类非处方药

D. 红色专有标识可作为经营甲类非处方药企业的指南性标识

9. 关于非处方药专有标识印刷的说法，错误的是

  A. 非处方药说明书上单色印刷非处方药专有标识，并在其下标示"甲类"或"乙类"字样

  B. 甲类非处方药所使用的大包装可单色印刷

  C. 乙类非处方药的使用说明书上专有标识可单色印刷

  D. 甲类非处方药的标签上专有标识可单色印刷

10. 有关非处方药专有标识管理的说法，错误的是

  A. 非处方药药品标签、使用说明书、内包装、外包装上必须印有非处方药专有标识

  B. 使用非处方药专有标识时，必须按照国家药品监督管理局公布的坐标比例和色标要求使用

  C. 未印有非处方药专有标识的非处方药药品一律不准出厂

  D. 红色专有标识用于乙类非处方药药品；绿色专有标识用于甲类非处方药药品

11. 关于非处方药品的说法，错误的是

  A. 非处方药专有标识图案分为红色和绿色

  B. 非处方药药品标签、使用说明书、内包装、外包装上必须印有非处方药专有标识

  C. 绿色专有标识可作为经营非处方药的指南性标志

  D. 非处方药专有标识下方必须标示"甲类"或"乙类"字样

12. 使用非处方药专有标识时，可以单色印刷的是

  A. 乙类非处方药的包装   B. 内包装和外包装

  C. 标签和使用说明书   D. 使用说明书和大包装

13. 负责制定公布非处方药专有标识的机构是

  A. 国家药品监督管理部门   B. 国家知识产权管理部门

  C. 国家工商行政管理部门   D. 国家出版管理部门

14. 有关处方药与非处方药广告宣传，下列说法正确的是

  A. 处方药需经批准方可在中央电视台进行广告宣传

  B. 非处方药的标签和说明书须经省级药品监督管理部门批准

  C. 非处方药无须批准即可直接在《中国医药报》上进行广告宣传

  D. 非处方药经批准可在《人民日报》上进行广告宣传

15. 有关处方药与非处方药分类管理，下列说法正确的是

  A. 处方药需经批准方可在广播电台进行广告宣传

  B. 乙类非处方药无须批准即可直接在《医药经济报》上进行广告宣传

  C. 非处方药的忠告语为"请仔细阅读药品说明书并按照说明使用或在药师指导下购买和使用！"

D. 根据药品的剂型不同，非处方药分为甲、乙两类

16. 有关药品分类管理的说法，正确的是

    A. 消费者有权自主选购处方药

    B. 处方药经审批可以在大众媒体上进行广告宣传

    C. 非处方药说明书由国家药品监督管理部门批准

    D. 非处方药所有包装必须附有标签和说明书

17. 有关"双跨"药品的管理要求的说法，错误的是

    A. "双跨"药品既可以作为处方药，又可以作为非处方药

    B. 分别作为处方药或者非处方药，应具有不同的商品名

    C. 处方药和非处方药的包装颜色应当有明显区别

    D. 必须分别使用处方药和非处方药两种标签、说明书

18. 非处方药目录的遴选原则不包括

    A. 应用安全　　　　B. 价格适宜　　　　C. 使用方便　　　　D. 疗效确切

19. 处方药可以申请转换为非处方药的是

    A. 监测期内的药品

    B. 消费者不便自我使用的药物剂型

    C. 用药期间需要专业人员进行医学监护和指导的药品

    D. 避孕药

20. 处方药可以申请转换为非处方药的是

    A. 用于急救和其他患者不宜自我治疗疾病的药品

    B. 含毒性中药材，且不能证明其安全性的药品

    C. 外用抗菌药

    D. 作用于全身的抗菌药

21. 处方药可以申请转换为非处方药的是

    A. 原料药　　　　　　　　　　　　B. 精神药品

    C. 中成药　　　　　　　　　　　　D. 中药材、饮片

22. 不应作为乙类非处方药的情况不包括

    A. 辅助用药

    B. 儿童用维生素

    C. 中成药组方中包括无国家或省级药品标准药材的

    D. 中西药复方制剂

23. 不应作为乙类非处方药的情况不包括

    A. 中成药含毒性药材和重金属的口服制剂、含大毒药材的外用制剂

    B. 儿童用矿物质

    C. 严重不良反应发生率达万分之一以上

    D. 化学药品含抗菌药物、激素等成分的

24. 零售药店不得经营的药品是

    A. 精神障碍治疗药　　　　　　　　B. 疫苗

      C. 蛋白酶抑制剂   D. 医疗用毒性药品

25. 零售药店不得经营的药品是

    A. 曲马多制剂   B. 抗病毒药

    C. 药品类易制毒化学品   D. 第二类精神药品

26. 零售药店不得经营的药品是

    A. 注射剂   B. 肿瘤治疗药

    C. 抗抑郁药   D. 终止妊娠药品

27. 零售药店不得经营的药品是

    A. 含麻醉药品的复方口服溶液   B. 未列入非处方药目录的抗菌药

    C. 蛋白同化制剂   D. 抗精神病药

28. 有关曲马多口服复方制剂以及含麻黄碱类复方制剂药品销售管理的说法，错误的是

    A. 曲马多口服复方制剂及单位剂量麻黄碱类药物含量大于30mg（不含30mg）的含麻黄碱类复方制剂，无医师处方严禁销售

    B. 除处方药按处方剂量销售外，一次销售不得超过3个最小包装

    C. 发现超过正常医疗需求，大量、多次购买的，应当立即向当地食品药品监管部门和公安机关报告

    D. 应当设置专柜，由专人管理、专册登记

29. 有关曲马多口服复方制剂以及含麻黄碱类复方制剂药品销售管理的说法，错误的是

    A. 无医师处方严禁销售

    B. 不得开架销售

    C. 应当设置专柜，专人管理，专册登记

    D. 药品零售企业销售曲马多口服复方制剂应当查验购买者的身份证，对其姓名和身份证号码予以登记

30. 有关处方药与非处方药销售，下列说法正确的是

    A. 处方药可以采用有奖销售方式

    B. 非处方药可以采用有奖销售的销售方式

    C. 处方药可以采用开架自选销售方式

    D. 处方药、非处方药应分柜台摆放

31. 对医师处方进行审核、签字的人员必须是

    A. 药店经理   B. 店员   C. 值班经理   D. 执业药师

B 型题（配伍选择题，备选答案在前，试题在后，每题若干组。每组均对应同一组备选答案）

[1~2]

    A. 国家药品监督管理部门   B. 国家药典委员会

    C. 国家卫生行政部门   D. 省级药品监督管理部门

1. 非处方药目录的审批部门是

2. 非处方药的标签和说明书的批准部门是

[3~5]

    A. 新药   B. 仿制药   C. 非处方药   D. 处方药

3. 必须凭执业医师或执业助理医师处方才可调配、购买和使用的是

4. 不需要凭执业医师或执业助理医师处方即可自行判断、购买和使用的是

5. 必须印有国家指定的专有标识的是

[6~7]

    A. 甲类非处方药

    B. 乙类非处方药

    C. 在药品分类管理中目前实行双轨制的药品

    D. 药品生产企业使用的指南性标志

6. 非处方药绿色专有标识图案用于

7. 非处方药红色专有标识图案用于

[8~10]

    A. 非处方药专有标识

    B. 非处方药红色专有标识

    C. 非处方药绿色专有标识

    D. 药品的使用说明书和大包装上的非处方药专有标识

8. 应与药品标签、使用说明书、内包装、外包装一体化印刷的是

9. 用于经营非处方药药品企业的指南性标志的是

10. 用于甲类非处方药的是

[11~12]

    A. 药品标签、使用说明书   B. 药品使用说明书和大包装

    C. 药品标签和内包装、中包装   D. 药品使用说明书和外包装

11. 可以单色印刷非处方药专有标识的是

12. 必须按照国家药品监督管理局公布的色标要求印刷的是

[13~15]

    A. 分柜摆放销售方式   B. 凭执业医师处方销售方式

    C. 有奖销售方式   D. 开架自选销售方式

13. 药品零售药店对处方药和非处方药应采用

14. 药品零售药店对非处方药可采用

15. 药品零售药店对处方药应采用

[16~18]

    A. 处方药   B. 非处方药

    C. 乙类非处方药   D. 处方药、非处方药

16. 不得有奖销售的药品是

17. 执业药师应当向患者提供选购指导的药品是

18. 不得开架自选销售的药品是

C 型题（综合分析选择题。每题的备选答案中只有一个最佳答案）

[1 ~ 4]

甲药品经营企业持有《药品经营许可证》，经营方式为药品批发，批准的经营范围为麻醉药品、精神药品、医疗用毒性药品、化学原料药及其制剂、抗生素原料药及其制剂、生化药品、生物制品（含疫苗）。

乙药品经营企业持有《药品经营许可证》，经营方式为药品零售（连锁），经营类别包括处方药、非处方药，经营范围为中药材、中药饮片、中成药、化学药制剂、抗生素制剂、生化药品、生物制品。

1. 下列药品中，乙药品经营企业不能从甲药品经营企业购进的药品是
   A. 化学药制剂　　　　　　　　　　B. 中成药
   C. 抗生素制剂　　　　　　　　　　D. 抗肿瘤药品

2. 下列药品中，乙药品经营企业通过增加经营范围才能从甲药品经营企业购进的药品是
   A. 麻醉药品　　　　　　　　　　　B. 医疗用毒性药品
   C. 第一类精神药品　　　　　　　　D. 疫苗

3. 根据乙药品经营企业的经营范围，其可以开展经营的药品是
   A. 药品类易制毒化学品　　　　　　B. 含麻黄碱类复方制剂
   C. 肽类激素（不包括胰岛素）　　　D. 蛋白同化制剂

4. 下列药品中，甲和乙药品经营企业都不能经营的药品是
   A. 治疗性生物制品　　　　　　　　B. 含麻黄碱类复方制剂
   C. 医疗机构制剂　　　　　　　　　D. 中药饮片

X 型题（多项选择题。每题的备选答案中有 2 个或 2 个以上正确答案。少选或多选均不得分）

1. 关于药品分类管理的说法，正确的有
   A. 根据药品品种、规格、适应证、剂量及给药途径的不同，对药品分为处方药和非处方药
   B. 根据药品的安全性，非处方药分为甲、乙两类
   C. 非处方药目录由国家药品监督管理部门遴选、审批、发布和调整
   D. 各省可以根据当地经济水平、医疗需求和用药习惯适当调整乙类非处方药目录

2. 根据《非处方药专用标识管理规定（暂行)》，关于非处方药标识管理规定的说明，正确的有
   A. 乙类非处方药专用标识为绿色
   B. 甲类非处方药专用标识为红色
   C. 非处方药专用标识图案分为红色和绿色
   D. 经营非处方药的企业指南性专用标识为红色

3. 对药品分别按处方药与非处方药进行管理是根据药品的
   A. 品种　　　　B. 规格　　　　C. 适应证　　　　D. 剂型

4. 实行药品分类管理的目的

A. 加强处方药的销售控制

B. 防止消费者因自我行为不当导致药物滥用并危及健康

C. 引导消费者科学、合理地进行自我药疗

D. 保证公众用药安全有效、方便及时

5. 非处方药安全性评价的内容包括

A. 作为处方药品时的安全性

B. 当药品成为非处方药后广泛使用时出现滥用、误用情况下的安全性

C. 当处于消费者进行自我诊断、自我药疗情况下的药品安全性

D. 临床实验阶段使用时的安全性

6. 非处方药的有效性的特点是

A. 用药对象明确，适应证或功能主治明确

B. 用法用量明确

C. 不需要与其他药物联合使用（辅助治疗药品除外）

D. 疗效确切，用药后的效果明显或明确，患者一般可以自我感知

7. 某网站以发布"促进女性排卵，帮助生双胞胎"信息等方式推广销售处方药枸橼酸氯米芬片。关于本事件相关法律问题的说法，正确的有

A. 网站不能在网上向个人消费者销售处方药

B. 公众应凭医师处方通过正规渠道购买该处方药

C. 网站涉及以虚假信息非法销售处方药的违法活动

D. 网站应经药品广告审批部门批准后才能在网站上推广该处方药

8. 药品零售企业不得经营的药品包括

A. 麻醉药品　　　　　　　　B. 第一类精神药品

C. 放射性药品　　　　　　　D. 药品类易制毒化学品

9. 关于处方药与非处方药流通管理的说法，正确的有

A. 执业药师执业时应佩戴标明姓名等内容的胸卡

B. 执业药师对有配伍禁忌的处方应当拒绝调配

C. 销售药品可以附赠甲类非处方药

D. 执业药师应对患者选购非处方药提供用药指导

10. 有关处方药与非处方药流通管理，下列说法中正确的有

A. 非处方药可以采用有奖销售的促销方式

B. 非处方药可以采用开架自选的销售方式

C. 处方药、非处方药应当分柜摆放

D. 处方药可以作为礼品赠送消费者

11. 有关处方药与非处方药销售，下列说法正确的是

A. 非处方药可以开架自选销售

B. 药品批发企业可以直接向患者推荐、销售处方药

C. 处方药不得开架自选销售

D. 处方药不得采用有奖销售方式

12. 下列药品销售行为中，违法的有
    A. 大型超市设柜台销售甲类非处方药
    B. 药店经批准在边远城乡集市贸易市场内出售维 C 银翘片
    C. 药品零售企业直接向个人消费者提供互联网药品交易服务
    D. 药品生产企业在交易会上现货出售非处方药

13. 销售处方药和甲类非处方药的零售药店必须
    A. 将处方留存 2 年备查　　　　B. 配备执业药师
    C. 配备质量受权人　　　　D. 将口服和外用药分柜摆放

14. 根据《处方药与非处方药分类管理办法（试行）》消费者有权
    A. 自主在药品零售企业选购甲类非处方药
    B. 自主在药品零售企业选购非处方药
    C. 自主在药品批发企业选购非处方药
    D. 自主在医疗机构药房选购处方药

15. 有关药品零售企业销售处方药、非处方药的说法，正确的有
    A. 甲类非处方药、乙类非处方药应当分柜摆放
    B. 执业药师对医师处方不得更改
    C. 可不凭医师处方销售甲类非处方药
    D. 处方必须留存 1 年以上

16. 有关药品零售企业销售处方药、非处方药的说法，正确的有
    A. 处方药、非处方药应当分柜摆放
    B. 可不凭执业医师或执业助理医师处方销售乙类非处方药
    C. 执业药师或药师必须对处方进行审核、签字
    D. 对有配伍禁忌或超剂量的处方，应当拒绝调配、销售

17. 药品分类管理要求执业药师
    A. 对医师处方进行审核、签字　　B. 拒绝调配、销售超剂量的处方
    C. 拒绝调配、销售有副作用的处方　　D. 对处方不得擅自更改或代用

第四节　医疗保障用药管理

A 型题（最佳选择题，每题的备选答案中只有一个最佳答案）

1. 有关我国保障性药品目录的说法，错误的是
    A. 我国保障性药品目录包括基本药物目录、"医保"目录和"新农合"药品目录
    B. 基本药物目录全部纳入"新农合"药品目录
    C. 基本药物目录全部纳入"医保"目录
    D. 国家基本药物目录以"医保"目录和"新农合"药品目录为基础

2. 不能纳入基本医疗保险用药范围的是
    A. 国家基本药物
    B. 国家药品监督管理部门颁发标准的药品

C. 临床必需、安全有效、价格合理、使用方便、市场能够保证供应的药品

D. 省级药监部门颁发标准的药品

3. 不能纳入基本医疗保险用药范围的是

　　A. 符合国家药品监督管理部门颁发标准的药品

　　B. 国家药品监督管理部门批准正式进口的药品

　　C.《中华人民共和国药典》（现行版）收载的药品

　　D. 血液制品、蛋白类制品（特殊适应证与急救、抢救除外）

4. 下列关于基本医疗保险目录的说法，错误的是

　　A. 目录新增补工作每年进行一次，各地不得自行进行新药补增

　　B. 目录中的"甲药目录"和"乙药目录"由国家统一制定，各地不得调整

　　C. 目录中的"甲药目录"的药品是临床必需、疗效好、同类药品中价格低的药品

　　D. 目录中的"乙药目录"的药品是可供临床治疗选择、疗效好、同类药品中价格略高的药品

5. 下列关于基本医疗保险目录的说法，错误的是

　　A.《药品目录》所列药品包括西药、中成药（含民族药）、中药饮片（含民族药）

　　B. 西药和中成药列基本医疗保险基金准予支付的药品目录

　　C. 各省、自治区、直辖市增加和减少的品种数之和不得超过国家制定的"乙类目录"药品总数的15%

　　D. 国家《药品目录》原则上每三年调整一次

6. 关于基本医疗保险医药机构的管理错误的是

　　A. 依法设立的各类医药机构根据自身服务能力，自愿向统筹地区经办机构提出申请

　　B. 经办机构开展评估要注重听取参保人员、专家、行业协会等各方面意见，探索通过第三方评价的方式开展评估

　　C. 选择服务质量好、价格合理、管理规范的医药机构签订服务协议

　　D. 双方签订的服务协议，应报同级社会保险行政部门审批

B 型题（配伍选择题，备选答案在前，试题在后，每题若干组。每组均对应同一组备选答案）

[1~3]

　　A. 应用安全、疗效确切、质量稳定、使用方便

　　B. 安全、有效、方便、廉价

　　C. 临床必需、安全有效、价格合理、使用方便、市场能够保障供应

　　D. 防治必需、安全有效、价格合理、使用方便、中西药并重、基本保障、临床首选、基层能够配备

1. 非处方药遴选的主要原则是

2. 国家基本药物遴选的主要原则是

3. 医疗保险药品目录遴选药品的主要原则是

[4~7]

　　A. 口服泡腾剂　　　B. 中药饮片　　　　C. 中成药　　　　　D. 血液制品

4. 在基本医疗保险药品目录中列出的品种，属于基本医疗保险基金准予支付的药品是

5. 在基本医疗保险药品目录中列出的品种，属于基本医疗保险基金不予支付的药品是

6. 特殊适应证与急救、抢救需要时，才可以纳入基本医疗保险用药的药品是

7. 不能纳入医疗保险用药范围的药品是

[8~9]

　　A.《基本医疗保险药品目录》中的药品

　　B.《基本医疗保险药品目录》中的"甲类目录"

　　C.《基本医疗保险药品目录》中的"乙类目录"

　　D.《基本医疗保险药品目录》中的中药饮片

8. 由国家统一制定，各地不得调整的是

9. 由国家制定，各省可根据当地经济水平、医疗需求和用药习惯适当进行调整的是

[10~13]

　　A. 中成药　　　　　　　　　　B. 中药饮片

　　C. 果味制剂　　　　　　　　　D. 蛋白类制品

10. 在《基本医疗保险药品目录》中列基本医疗保险基金准予支付的药品是

11.《基本医疗保险药品目录》的"甲类目录"和"乙类目录"均有列入的药品是

12. 特殊适应证与急救、抢救需要时，才可以纳入基本医疗保险用药的药品是

13. 不能纳入基本医疗保险用药范围的是

[14~15]

　　A. 西药和中药饮片　　　　　　B. 西药和中成药

　　C. 中成药和中药饮片　　　　　D. 中药饮片

14. 列入基本医疗保险基金准予支付的药品目录的是

15. 列入基本医疗保险基金不予支付的药品目录的是

[16~18]

　　A.《国家基本药物目录》

　　B.《基本医疗保险药品目录》中的"甲类目录"

　　C.《基本医疗保险药品目录》中的"乙类目录"

　　D.《国家非处方药目录》

16. 可供临床治疗选择使用、疗效好、同类药品中价格略高的药品纳入

17. 临床治疗必需、使用广泛、疗效好、同类药品中价格低的药品纳入

18. 先由参保人员自付一定比例，再按基本医疗保险的规定付费的药品目录是

X 型题（多项选择题。每题的备选答案中有 2 个或 2 个以上正确答案。少选或多选均不得分）

1. 确定《国家基本医疗保险药品目录》品种的原则包括

　　A. 安全有效　　　　　　　　　B. 临床必需

　　C. 价格便宜　　　　　　　　　D. 使用方便

2. 可纳入《基本医疗保险药品目录》的药品包括

    A. 《中华人民共和国药典》（现行版）收载的药品

    B. 主要起营养滋补作用的药品

    C. 符合国家药品监督管理部门颁发标准的药品

    D. 国家药品监督管理部门批准正式进口的药品

3. 不能纳入基本医疗保险用药的有

    A. 新药监测期内的药品

    B. 用中药材和中药饮片泡制的各类酒制剂

    C. 特殊适应证与急救、抢救用的血液制品、蛋白类制品

    D. 各类药品中的果味制剂、口服泡腾剂

4. 不能纳入基本医疗保险用药范围的有

    A. 人参酒　　　　　　　　　　B. 维生素 C 泡腾片

    C. 双黄连口服液　　　　　　　D. 胎盘组织液

第五节　药品不良反应报告与监测管理

A 型题（最佳选择题，每题的备选答案中只有一个最佳答案）

1. 药品不良反应是指

    A. 合格药品在正常用法下导致的致畸反应

    B. 合格药品在正常用法用量下出现的与用药目的无关的有害反应

    C. 长期用药对器官功能产生永久损伤的有害反应

    D. 不合理用药可能造成的有害反应

2. 药品不良反应是指

    A. 合格药品在超常规用法用量下出现的与用药目的无关的有害反应

    B. 药品在正常用法用量下出现的与用药目的有关的中毒有害反应

    C. 合格药品在正常用法用量下出现的与用药目的无关的有害反应

    D. 药品在正常用法用量下出现的与用药目的无关的有害反应

3. 药品不良反应报告和监测是指

    A. 药品不良反应的发现、报告、评价和控制的过程

    B. 药品经营企业对本单位经营的药品所发生的不良反应进行分析和报告的过程

    C. 医疗机构对使用的药品所发生的不良反应进行分析、监测的过程

    D. 药品不良反应监测中心做出报告并进行核实的过程

4. 我国药品不良反应报告制度的法定报告主体不包括

    A. 药品检验机构

    B. 药品生产企业

    C. 进口药品的境外制药厂商

    D. 药品经营企业

5. 应当按照规定报告所发现药品不良反应的法定主体是
    A. 中药生产基地、药品研发机构、疾控中心
    B. 中药生产企业、药品经营企业、医疗机构
    C. 药品生产企业、药品经营企业、药物临床前研究机构
    D. 药品批发企业、医疗机构、新药研发机构

6. 应按照规定报告所发现的药品不良反应的法定主体不包括
    A. 药品研发机构
    B. 药品经营企业
    C. 药品生产企业
    D. 医疗机构

7. 根据《药品不良反应报告和监测管理办法》，药品生产、经营、使用单位中应当设立专业机构并有专职人员（不得兼职）负责本单位不良反应报告和监测管理工作的是
    A. 药品批发企业
    B. 药品零售企业
    C. 药品生产企业
    D. 医疗机构

8. 关于不良反应报告和监测的说法，错误的是
    A. 药品生产企业应当设立专门机构并配备专职人员
    B. 药品经营企业和医疗机构应当设立或者指定机构并配备专（兼）职人员
    C. 新药监测期内的国产药品或首次获准进口 5 年以内的进口药品，报告所有不良反应
    D. 国家卫生主管部门主管全国药品不良反应报告和监测工作

9. 进口药品自首次获准进口之日起 5 年内，应报告该药品发生的
    A. 新的不良反应
    B. 严重的不良反应
    C. 所有的不良反应
    D. 境外发生的严重不良反应

10. 医疗机构制剂在使用中发现新的不良反应时，应该采取的措施不包括
    A. 立即销毁
    B. 记录新的不良反应
    C. 向药品监督管理局报告
    D. 保留相关病历

11. 药品生产、经营企业和医疗机构获知或者发现药品群体不良事件的报告时限是
    A. 立即   B. 3 日内   C. 7 日内   D. 15 日内

12. 药品生产企业获知药品群体不良事件后应当立即开展调查，并在几日内完成调查报告
    A. 1 日内   B. 3 日内   C. 7 日内   D. 15 日内

13. 药品生产企业应当对获知的死亡病例进行调查，并在几日内完成调查报告
    A. 1 日   B. 3 日   C. 7 日   D. 15 日

14. 进口药品和国产药品在境外发生的严重药品不良反应，药品生产企业应当自获知之日起几日内报送国家药品不良反应监测中心
    A. 5 日内   B. 7 日内   C. 15 日内   D. 30 日内

15. 进口药品和国产药品在境外因药品不良反应被暂停销售、使用或者撤市的，药品生产企业应当在获知后多少小时内书面报国家药品监督管理部门和国家药品不良反应监测中心

A. 24 小时内　　　　　　　　　　B. 48 小时内

C. 72 小时内　　　　　　　　　　D. 96 小时内

16. 药品生产企业应开展药品不良反应重点监测的品种不包括

　　A. 新药监测期内的药品

　　B. 国家基本药物目录中的药品

　　C. 首次进口 5 年内的药品

　　D. 省级以上药品监督管理部门要求的特定药品

17. 下列不属于 A 型药品不良反应的是

　　A. 毒性反应　　　　　　　　　　B. 继发反应

　　C. 变态反应　　　　　　　　　　D. 后遗效应

B 型题（配伍选择题，备选答案在前，试题在后，每题若干组。每组均对应同一组备选答案）

[1～3]

　　A. 常见药品不良反应　　　　　　B. 轻微药品的不良反应

　　C. 新的药品不良反应　　　　　　D. 严重药品不良反应

1. 使用药品后，导致患者住院时间延长的药品不良反应，属于

2. 使用药品后，导致显著的人体器官功能损伤的药品不良反应，属于

3. 使用药品后，发现药品说明书中未载明的药品不良反应，属于

[4～5]

　　A. 新的药品不良反应处理　　　　B. 新的药品不良反应

　　C. 药品群体不良反应　　　　　　D. 严重药品不良反应

4. 发生频率与说明书描述不一致的药品不良反应，按照

5. 导致永久的人体伤残或者器官功能损伤的药品不良反应，属于

[6～9]

　　A. 已知的药品不良反应　　　　　B. 新的和严重的药品不良反应

　　C. 罕见的药品不良反应　　　　　D. 所有的药品不良反应

6. 进口药品自首次获准进口之日起 5 年内，应当报告该药品的

7. 进口药品进口满 5 年的，应当报告该药品的

8. 新药监测期内的国产药品，应当报告该药品的

9. 不属于新药监测的其他国产药品，应当报告该药品的

[10～11]

　　A. 首次进口 5 年以内的进口药品　B. 已受理注册申请的新药

　　C. 已过新药监测期的国产药品　　D. 处于Ⅲ期临床试验的药物

10. 根据《药品不良反应报告和监测管理办法》，应报告所有不良反应的是

11. 根据《药品不良反应报告和监测管理办法》，应报告新的和严重的不良反应的是

[12～13]

　　A. 立即报告　　　　　　　　　　B. 在 3 日内报告

　　C. 在 15 日内报告　　　　　　　D. 在 30 日内报告

12. 药品生产、经营企业和医疗卫生机构发现群体不良事件的，应

13. 药品生产、经营企业和医疗卫生机构发现新的或严重的药品不良反应的，应

[14～15]

    A. 立即报告   B. 在 3 日内报告

    C. 在 15 日内报告   D. 在 30 日内报告

14. 药品生产、经营企业和医疗卫生机构发现药品不良反应引起的死亡病例的，应

15. 药品生产、经营企业和医疗卫生机构发现或者获知新的或严重的以外的其他药品不良反应的，应

[16～17]

    A. 每满 1 年   B. 每满 5 年

    C. 每年 4 月 1 日前   D. 每年 7 月 1 日前

16. 设立新药监测期的国产药品，应当自取得批准证明文件之日起何时提交一次定期安全性更新报告，直至首次再注册

17. 国家药品不良反应监测中心于何时将上一年度国产药品和进口药品的定期安全性更新报告统计情况和分析评价结果报国家食品药品监督管理部门和卫生行政部门

[18～20]

    A. A 型药品不良反应   B. B 型药品不良反应

    C. C 型药品不良反应   D. 新的药品不良反应

18. 副作用属于

19. 长期用药后致心血管疾病属于

20. 变态反应属于

[21～23]

    A. A 型药品不良反应   B. B 型药品不良反应

    C. C 型药品不良反应   D. 新的药品不良反应

21. 致癌属于

22. 毒性反应属于

23. 特异体质反应属于

[24～25]

    A. A 型药品不良反应   B. B 型药品不良反应

    C. C 型药品不良反应   D. 新的药品不良反应

24. 致畸属于

25. 后遗效应属于

C 型题（综合分析选择题。每题的备选答案中只有一个最佳答案）

[1～4]

某药品生产企业获知，其生产的新药监测期内的某中药注射剂，导致一名患者出现过敏性休克，最终死亡。

1. 该药品生产企业应当通过不良反应监测中心的网站报告的期限为

    A. 立即   B. 3 日   C. 15 日   D. 30 日

2. 该药品生产企业应当对获知的死亡病例进行调查，并在几日内完成调查报告，报所在地的省级药品不良反应监测机构

    A. 3 日　　　　　　　B. 10 日　　　　　　　C. 15 日　　　　　　　D. 30 日

3. 该中药注射剂出现的药品不良反应属于

    A. A 型药品不良反应　　　　　　　B. B 型药品不良反应

    C. C 型药品不良反应　　　　　　　D. D 型药品不良反应

4. 该药品生产企业在新药监测期内应当报告该中药注射剂出现的

    A. 新的和严重的不良反应　　　　　B. 已知的不良反应

    C. 所有不良反应　　　　　　　　　D. 副作用

[5 ~ 7]

某医疗机构通过招标采购，采购了一批进口疫苗。该医疗机构发现其使用的某进口疫苗，导致多名儿童接种后出现发热、呕吐而住院。

5. 该医疗机构应当立即通过电话或者传真等方式报所在地的

    A. 县级药品监督管理部门、卫生行政部门和药品不良反应监测机构

    B. 市级药品监督管理部门、卫生行政部门和药品不良反应监测机构

    C. 县级药品监督管理部门、卫生行政部门

    D. 市级药品监督管理部门、卫生行政部门

6. 该医疗机构应当采取的处置措施不包括

    A. 积极救治患者

    B. 立即采取暂停药品的使用等紧急措施

    C. 每一病例通过国家药品不良反应监测信息网络报告

    D. 迅速开展临床调查，7 日内完成调查报告

7. 该疫苗出现的药品不良反应属于

    A. 一般不良反应　　　　　　　　　B. 新的不良反应

    C. 严重的不良反应　　　　　　　　D. 罕见的不良反应

X 型题（多项选择题。每题的备选答案中有 **2** 个或 **2** 个以上正确答案。少选或多选均不得分）

1. 对新药监测期已满的药品，应报告的不良反应包括

    A. 所有可疑的不良反应

    B. 服用后引起死亡的不良反应

    C. 说明书中未载明的不良反应

    D. 服用后导致住院时间延长的不良反应

2. 属于药品严重不良反应情形的有

    A. 腭裂　　　　　　　　　　　　　B. 长期服用药品引起慢性中毒的

    C. 横纹肌溶解　　　　　　　　　　D. 皮疹及皮肤瘙痒

3. 对进口满 5 年的药品，应报告的不良反应包括

    A. 说明书中未载明的不良反应

    B. 服用后导致永久性耳聋的不良反应

    C. 药物相互作用引起的不良反应

    D. 所有可疑的不良反应

4. 个人发现新的或者严重的药品不良反应，可以向

    A. 当地的药品不良反应监测机构报告

    B. 当地的卫生行政部门报告

    C. 药品经营企业报告

    D. 当地的药品监督管理部门报告

5. 医疗机构发现可疑的药品不良反应，应当

    A. 详细记录

    B. 回收销毁药品

    C. 分析和处理

    D. 通过国家药品不良反应监测信息网络报告

6. 药品生产企业应当开展重点监测的药品包括

    A. 新药监测期内的生物制品

    B. 进口满5年的抗生素

    C. 新药监测期已满的中药和天然药物

    D. 首次进口5年内的化学药品

7. 药品生产企业应当

    A. 对收集到的药品不良反应报告和监测资料进行分析、评价，并主动开展药品安全性研究

    B. 对已确认发生严重不良反应的药品，应当通过各种有效途径将药品不良反应、合理用药信息及时告知医务人员、患者和公众

    C. 对已确认发生不良反应的药品，应当采取修改标签和说明书，暂停生产、销售、使用和召回等措施

    D. 对不良反应大的药品，应当主动申请注销其批准证明文件

8. 国家药品监督管理部门根据药品不良反应监测中心的分析评价结果，采取的处理方式有

    A. 责令修改药品说明书

    B. 暂停生产、销售和使用该药品

    C. 对出现新的药品不良反应的药品，撤销药品批准证明文件

    D. 对已撤销批准证明文件的药品，要求退回药品生产企业或者经营企业销毁处理

第六章　中药管理

第一节　中药与中药创新发展

A 型题（最佳选择题，每题的备选答案中只有一个最佳答案）

1. 黄芩片、茯苓块、肉桂丝属于
   A. 中药材　　　　　B. 中药饮片　　　　　C. 中成药　　　　　D. 民族药

B 型题（配伍选择题，备选答案在前，试题在后，每题若干组。每组均对应同一组备选答案）

[1~3]
   A. 中药材　　　　　B. 中药饮片　　　　　C. 中成药　　　　　D. 民族药

1. 根据疗效确切、应用范围广泛的处方、验方或秘方，具备一定质量规格，批量生产供应的药物是
2. 药用植物、动物、矿物的药用部分采收后经产地初加工形成的原料药材是
3. 在中医药理论指导下，根据辨证施治和调剂、制剂的需要，对中药材进行特殊加工炮制后的制成品是

[4~6]
   A. 50%　　　　　B. 60%　　　　　C. 80%　　　　　D. 100%
根据《中药材保护和发展规划（2015－2020年)》提出的2020年的发展目标
4. 中药材资源监测站点和技术信息服务网络覆盖多少以上的县级中药材产区
5. 中药生产企业使用产地确定的中药材原料比例达到
6. 全国中药材质量监督抽检覆盖率达到

第二节　中药材管理

A 型题（最佳选择题，每题的备选答案中只有一个最佳答案）

1. 《中药材生产质量管理规范》的适用范围是
   A. 药品生产企业生产中药饮片的全过程
   B. 药品生产企业生产中成药的全过程
   C. 中药材生产企业生产中药材（含植物、动物药）的全过程
   D. 中药材生产企业采集与加工中药材的全过程
2. 中药材生产关系到中药材的质量和临床疗效。下列关于中药材种植和产地初加工

管理的说法，错误的是

A. 禁止在非适宜区种养殖中药材

B. 中药材产地初加工严禁滥用硫黄熏蒸

C. 对地道药材采收、加工应选用现代化、产业化方法

D. 对野生或是半野生药用动植物的采集应坚持"最大持续产量"原则

3. 鲜用药材的保鲜方法不宜使用

    A. 冷藏   B. 砂藏   C. 保鲜剂   D. 生物保鲜

4. 乡村中医药技术人员不得自种、自采、自用的中药材不包括

A. 国家规定需特殊管理的医疗用毒性中草药

B. 没有药品标准的中药材

C. 国家规定需特殊管理的麻醉药品原植物

D. 国家规定需特殊管理的濒稀野生植物药材

5. 关于乡村中医药技术人员自种、自采、自用中草药的说法，错误的是

A. 只限于其所在的村医疗机构内使用

B. 可以在农贸集市出售

C. 乡村中医药技术人员熟悉中草药知识和栽培技术，具有中草药辨识能力

D. 乡村中医药技术人员熟练掌握中医基本理论、技能

6. 有关进口药材申请与审批的说法，错误的是

A. 首次进口药材申请包括已有法定标准药材首次进口申请和无法定标准药材首次进口申请

B. 首次进口药材由国家药品监督管理部门核发《进口药材批件》

C. 非首次进口药材申请，由省级药品监督管理部门直接审批

D. 非首次进口药材申请，不进行质量标准审核

7. 对首次进口药材质量标准进行复核和样品检验的是

    A. 中国食品药品检定研究院   B. 国家药品监督管理部门

    C. 省级药品监督管理部门   D. 国家药典委员会

8. 有关《进口药材批件》的说法，错误的是

A. 《进口药材批件》分一次性有效批件和多次使用批件

B. 一次性有效批件的有效期为1年

C. 多次使用批件的有效期为5年

D. 国家食品药品监督管理部门对濒危物种药材或者首次进口药材的进口申请，颁发一次性有效批件

9. 国家一级保护野生药材物种是指

A. 资源严重减少的主要常用野生药材物种

B. 资源处于衰竭状态的重要野生药材物种

C. 分布区域缩小的重要野生药材物种

D. 濒临灭绝状态的稀有珍贵野生药材物种

10. 国家三级野生药材物种是指
    A. 分布区域缩小的重要野生药材物种
    B. 资源严重减少的主要常用野生药材物种
    C. 资源处于衰竭状态的重要野生药材资源
    D. 濒临灭绝状态的稀有珍贵野生药材物种

B 型题（配伍选择题，备选答案在前，试题在后，每题若干组。每组均对应同一组备选答案）

[1~3]
    A. 羚羊角　　　　B. 丹参　　　　C. 黄芩　　　　D. 甘草

1. 分布区域缩小，资源处于衰竭状态的重要野生物种药材是

2. 根据《野生药材资源保护管理条例》，禁止采猎的野生物种药材是

3. 野生药材物种属于自然淘汰的，其药用部分由各级药材公司负责经营管理，不得出口的是

[4~6]
    A. 严重减少的主要常用野生药材物种
    B. 资源处于衰竭状态的名贵野生药材物种
    C. 濒临灭绝状态的稀有珍贵野生药材物种
    D. 分布区域缩小、资源处于衰竭状态的重要野生药材物种

4. 国家一级保护野生药材物种为

5. 国家二级保护野生药材物种为

6. 国家三级保护野生药材物种为

[7~10]
    A. 一级保护的野生药材物种　　　　B. 二级保护的野生药材物种
    C. 三级保护的野生药材物种　　　　D. 中药保护品种

7. 禁止采猎的是

8. 资源严重减少的主要常用野生药材物种是

9. 分布区域缩小、资源处于衰竭状态的重要野生药材物种是

10. 濒临灭绝状态的稀有珍贵野生药材物种是

[11~13]
    A. 羚羊角　　　　B. 细辛　　　　C. 厚朴　　　　D. 党参

11. 属于资源严重减少的主要常用野生药材的是

12. 属于濒临灭绝状态的稀有珍贵野生药材的是

13. 属于分布区域缩小、资源处于衰竭状态的重要野生药材的是

[14~16]
    A. 鹿茸（梅花鹿）　　　　　　B. 鹿茸（马鹿）
    C. 刺五加　　　　　　　　　　D. 当归

14. 禁止采猎的野生药材物种是

15. 资源处于衰竭状态的重要野生药材是

16. 濒临灭绝状态的稀有珍贵野生药材是

[17~19]

    A. 黄芪   B. 黄柏   C. 黄芩   D. 虎骨

17. 资源处于衰竭状态的重要野生药材是

18. 资源严重减少的主要常用野生药材物种是

19. 濒临灭绝状态的稀有珍贵野生药材是

[20~23]

    A. 豹骨   B. 龙胆   C. 当归   D. 穿山甲

20. 属于资源严重减少的主要常用野生药材的是

21. 属于濒临灭绝状态的稀有珍贵野生药材的是

22. 属于分布区域缩小、资源处于衰竭状态的重要野生药材的是

23. 没有列入国家重点保护的野生药材物种名录的植物药材是

[24~27]

    A. 虎骨   B. 黄连   C. 石斛   D. 蟾酥

24. 属于资源严重减少的主要常用野生药材的是

25. 属于濒临灭绝状态的稀有珍贵野生药材的是

26. 属于二级保护野生药材物种且是毒性药材的是

27. 属于分布区域缩小、资源处于衰竭状态的重要野生植物药材的是

[28~30]

    A. 鹿茸（梅花鹿）   B. 杜仲

    C. 金银花   D. 龙胆

28. 属于国家一级保护野生药材的是

29. 属于国家二级保护野生药材的是

30. 属于国家三级保护野生药材的是

[31~34]

    A. 羚羊角   B. 天麻   C. 麝香   D. 五味子

31. 禁止采猎的野生药材物种是

32. 属于自然淘汰的，国家禁止出口的是

33. 分布区域缩小、资源处于衰竭状态的重要野生药材是

34. 资源严重减少的主要常用野生药材是

[35~38]

    A. GAP   B. GLP   C. GCP   D. GSP

35. 《药品经营质量管理规范》的英文缩写是

36. 《药物临床试验质量管理规范》的英文缩写是

37. 《药物非临床研究质量管理规范》的英文缩写是

38. 《中药材生产质量管理规范》的英文缩写是

[39~42]
    A. GMP   B. GAP   C. GSP   D. GLP

39. 为评价药物安全性，在实验室条件下，用实验系统进行的各类毒性试验应遵循

40. 对药品生产过程实施质量管理，保证生产出符合预定用途和注册要求的药品应遵循

41. 在药品的购进、储运、销售等环节实施质量管理，控制、保证已形成的药品质量应遵循

42. 对中药材生产全过程进行规范化管理应遵循

X 型题（多项选择题。每题的备选答案中有 2 个或 2 个以上正确答案。少选或多选均不得分）

1. 分布区域缩小、资源处于衰竭状态的重要野生药材包括
    A. 人参   B. 黄连   C. 黄芩   D. 甘草

2. 属于国家三级保护野生药材物种的药材有
    A. 鹿茸   B. 蟾酥   C. 龙胆   D. 川贝母

3. 国家二级保护野生药材物种的中药材包括
    A. 熊胆   B. 蛇胆   C. 蟾酥   D. 杜仲

4. 分布区域缩小、资源处于衰竭状态的重要野生药材包括
    A. 穿山甲   B. 麝香   C. 黄连   D. 胡黄连

5. 国家二级保护野生药材物种的中药材包括
    A. 蛤蚧   B. 哈蟆油   C. 黄柏   D. 猪苓

6. 属于国家三级保护野生药材物种的药材有
    A. 紫草   B. 伊贝母   C. 厚朴   D. 天麻

7. 有关一级保护的野生药材物种的说法，正确的是
    A. 禁止采猎一级保护野生药材物种
    B. 一级保护的野生药材物种是指濒临灭绝状态的稀有珍贵野生药材物种
    C. 一级保护野生药材物种的药用部分可以出口
    D. 一级保护野生药材物种的药用部分不得出口

8. 有关二级、三级保护的野生药材物种的说法，正确的是
    A. 二级保护的野生药材物种是指资源严重减少的主要常用野生药材物种
    B. 不得使用禁用工具进行采猎二、三级保护野生药材物种
    C. 二、三级保护野生药材物种的药用部分实行限量出口
    D. 不得在禁止采猎区、禁止采猎期进行采猎二、三级保护野生药材物种

9. 关于 GAP 的说法，正确的有
    A. 从事中药材生产的企业必须通过 GAP 认证并取得 GAP 证书
    B. GAP 适用于中药材（包括植物药和动物药）生产全过程
    C. 实施 GAP 有利于促进中药标准化、现代化
    D. GAP 是《中药材生产质量管理规范》的缩写

10. 根据 GAP，药材质量要求的八字方针包括
    A. 真实　　　　　　B. 优质　　　　　　C. 可控　　　　　　D. 稳定
11. 中药材专业市场严禁
    A. 销售进口中药材
    B. 销售国家规定的 27 种毒性药材
    C. 未经批准以任何名义或方式经营中药饮片、中成药和其他药品
    D. 非法销售国家规定的 42 种濒危药材
12. 有关中药材专业市场的禁止性规定，说法正确的有
    A. 严禁从事饮片改换标签
    B. 严禁从事饮片分包装
    C. 严禁销售假劣中药材
    D. 严禁从中药材市场或其他不具备饮片生产经营资质的单位或个人采购中药饮片

第三节　中药饮片管理

A 型题（最佳选择题，每题的备选答案中只有一个最佳答案）

1. 关于中药饮片生产、经营行为的说法，错误的是
    A. 生产中药饮片必须持有《药品生产许可证》和《药品 GMP 证书》
    B. 生产中药饮片必须使用符合药用标准的中药材，并尽量固定药材产地
    C. 中药饮片的生产必须严格执行国家药品标准和地方中药饮片炮制规范
    D. 经营中药饮片的企业应在符合要求的场所从事中药饮片分包装活动
2. 有关生产、经营中药饮片的说法，错误的是
    A. 零售中药饮片必须取得《药品经营许可证》和《药品 GSP 证书》
    B. 必须使用符合药用标准的中药材，并尽量选择多种药材产地
    C. 出厂的中药饮片应检验合格
    D. 必须在符合药品 GMP 条件下组织生产中药饮片
3. 下列关于中药饮片管理的说法，错误的是
    A. 生产中药饮片必须持有《药品生产许可证》
    B. 批发、零售中药饮片必须持有《药品经营许可证》
    C. 药品零售企业的中药饮片调剂人员应具有中药学中专以上学历或者具有中药调剂员的资格
    D. 医疗机构临方炮制中药饮片应持有《医疗机构制剂许可证》
4. 有关中药饮片的采购，合法的行为包括
    A. 药品生产企业外购中药饮片半成品
    B. 药品经营企业从药品生产企业采购中药饮片
    C. 药品生产企业从中药材市场采购中药饮片
    D. 药品经营企业从中药材市场采购中药饮片

5. 标签上必须注明产地的是

    A. 血液制品　　　　B. 中药饮片　　　　C. 中成药　　　　D. 化学原料药

6. 中药饮片包装必须印有或者贴有

    A. 标签　　　　　　　　　　　　B. 批准文号

    C. 中药饮片标识　　　　　　　　D. 功能与主治内容

7. 中药饮片的标签不须注明的内容是

    A. 产品批号　　　　B. 产地　　　　C. 生产日期　　　　D. 有效期限

8. 中药饮片的标签不须注明的内容是

    A. 规格　　　　　　B. 品名　　　　C. 生产企业　　　　D. 功能与主治

9. 中药饮片的炮制，国家药品标准没有规定的必须按照

    A. 地方药品标准规定炮制

    B. 市级以上药品监督管理部门制定的炮制规范炮制

    C. 省级药品监督管理部门制定的炮制规范炮制

    D. 国家中医药管理局制定的炮制规范炮制

10. 包装不符合规定的中药饮片，生产企业

    A. 不得使用　　　　B. 必须没收　　　　C. 必须销毁　　　　D. 不得销售

11. 医疗机构如加工少量自用特殊规格饮片，应将品种、数量、加工理由和特殊性等
情况向哪个部门备案

    A. 所在地市级以上食品药品监管部门　　　B. 所在地市级以上卫生主管部门

    C. 所在地县级以上食品药品监管部门　　　D. 所在地县级以上卫生主管部门

12. 医疗机构负责中药饮片临方炮制工作的，应当是具有几年以上炮制经验的中药学
专业技术人员

    A. 1 年　　　　　　B. 2 年　　　　C. 3 年　　　　D. 5 年

13. 医疗机构有关罂粟壳的管理的说法，错误的是

    A. 罂粟壳不得单方发药，必须凭有麻醉药处方权的执业医师签名的淡红色处方方
可调配

    B. 每张处方不得超过 7 日用量

    C. 连续使用不得超过 7 天

    D. 处方保存 3 年备查

14. 中药饮片调配每剂重量误差应当在

    A. ±3%　　　　　　B. ±5%　　　　C. ±8%　　　　D. ±10%

15. 关于中药饮片调剂的说法，错误的是

    A. 中药饮片调配后，必须经复核后方可发出

    B. 二级以上医院应当由主管中药师以上专业技术人员负责调剂复核工作

    C. 复核率应当达到 100%

    D. 对存在"十八反""十九畏"等可能引起用药安全问题的处方，不得调配

B 型题（配伍选择题，备选答案在前，试题在后，每题若干组。每组均对应同一组备选答案）

[1~4]

    A. 中药学中专以上学历或者具备中药调剂员资格

    B. 中药学专业大专以上学历或者具有中药学中级以上专业技术职称

    C. 中药学专业中专以上学历或者具有中药学中级以上专业技术职称

    D. 中药学专业中专以上学历或者具有中药学初级以上专业技术职称

1. 中药饮片批发企业从事中药材、中药饮片验收工作的人员应当具有

2. 中药饮片批发企业从事中药材、中药饮片养护工作的人员应当具有

3. 中药饮片零售企业中药饮片质量管理、验收、采购人员应当具有

4. 中药饮片零售企业中药饮片调剂人员应当具有

[5~7]

    A. 一级医院   B. 二级医院

    C. 三级医院   D. 个体诊所

5. 至少配备一名副主任中药师以上专业技术人员的是

6. 至少配备一名主管中药师以上专业技术人员的是

7. 至少配备一名中药师或相当于中药师以上专业技术水平人员的是

[8~11]

    A. 血液制品   B. 中药饮片

    C. 中成药   D. 医疗机构制剂

8. 应由省级药品监督管理部门批准并发给药品批准文号的是

9. 销售前应当按规定在指定药品检验机构进行检验或者审核批准的是

10. 标签上必须注明产地的是

11. 药品生产企业不得委托其他药品生产企业生产的是

X 型题（多项选择题。每题的备选答案中有2个或2个以上正确答案。少选或多选均不得分）

1. 关于中药饮片的说法，正确的有

    A. 批发、零售中药饮片必须持有《药品经营许可证》《药品 GSP 证书》

    B. 中药饮片生产企业可以外购中药饮片半成品进行分包装、改换标签

    C. 生产中药饮片必须持有《药品生产许可证》《药品 GMP 证书》

    D. 医疗机构可以从中药材市场采购中药饮片调剂使用

2. 有关中药饮片的生产、经营，严禁的行为包括

    A. 药品生产企业外购中药饮片半成品

    B. 药品生产企业从中药材市场采购中药饮片

    C. 药品经营企业从事饮片分包装、改换标签活动

    D. 药品经营企业从不具备饮片生产经营资质的单位或个人采购中药饮片

3. 有关中药饮片包装及标签的说法，正确的是

    A. 中药饮片标签应注明品名、产地

    B. 中药饮片标签应注明规格、用法用量

    C. 包装不符合规定的中药饮片，不得销售

    D. 中药饮片应当选用与药品质量相适应的包装材料和容器

4. 有关中药材、中药饮片管理的说法，错误的是

    A. 销售中药材，必须标明产地

    B. 中药饮片出厂前，生产企业必须对其进行质量检验

    C. 医疗机构必须从具有药品生产、经营资格的企业购进中药材、中药饮片

    D. 中药饮片的炮制须遵循省级药品监督管理部门制定的炮制规范

5. 关于毒性中药饮片的说法，正确的是

    A. 国家药品监督管理部门对毒性中药材的饮片，实行统一规划，合理布局，定点生产

    B. 毒性中药材的饮片定点生产企业，要符合《医疗用毒性药品管理办法》等规范要求

    C. 毒性中药材的饮片严格执行《中药饮片包装管理办法》，包装要有突出、鲜明的毒药标志

    D. 毒性中药饮片必须按照国家有关规定，实行专人、专库（柜）、专账、专用衡器，自动报警装置

第四节　中成药管理

A 型题（最佳选择题，每题的备选答案中只有一个最佳答案）

1. 《中药品种保护条例》的适用范围不包括

    A. 中国境内生产制造的中药品种

    B. 申请专利的中成药

    C. 天然药物的提取物及其制剂的提取物

    D. 中药人工制品

2. 可以申请中药一级保护品种的是

    A. 国家一级保护野生药材物种　　　　B. 已申请专利的中药品种

    C. 对特定疾病有显著疗效的中药品种　　D. 对特定疾病有特殊疗效的中药品种

3. 可以申请中药一级保护品种的是

    A. 对特定疾病有显著疗效的中药品种

    B. 用于预防和治疗特殊疾病的中药品种

    C. 从国家保护野生药材物种中提取的有效物质及特殊制剂

    D. 国家保护野生药材物种的人工制成品

4. 符合申请中药二级保护品种的条件

    A. 对特定疾病有特殊疗效的　　　　　B. 对特定疾病有显著疗效的

    C. 已申请专利的中药品种   D. 用于预防和治疗特殊疾病的

5. 根据《中药品种管理办法实施条例》，从天然药物中提取的有效物质及特殊制剂的保护期是

    A. 10 年   B. 7 年   C. 6 年   D. 5 年

B 型题（配伍选择题，备选答案在前，试题在后，每题若干组。每组均对应同一组备选答案）

[1 ~ 3]

    A. 7 年、7 年   B. 7 年、10 年

    C. 10 年、10 年   D. 20 年、30 年

1. 对特定疾病有显著疗效的中药品种，申请中药保护品种的保护期和最长的延长保护期分别为

2. 对特定疾病有特殊疗效的中药品种，申请中药保护品种的保护期和最长的延长保护期分别为

3. 从天然药物中提取有效物质生产的中药品种，申请中药保护品种的保护期和最长的延长保护期分别为

[4 ~ 6]

    A. 10 年、10 年   B. 10 年、20 年

    C. 7 年、10 年   D. 7 年、7 年

4. 用于预防和治疗特殊疾病的中药品种，申请中药保护品种的保护期限和延长的保护期限分别为

5. 已经解除一级保护的中药品种，申请中药保护品种的保护期限和延长的保护期限分别为

6. 治疗特殊疾病的野生药材人工制成品，申请中药保护品种的保护期限和延长的保护期限分别为

[7 ~ 8]

    A. 对特定疾病有显著疗效的   B. 对一般疾病有显著疗效的

    C. 用于预防和治疗特殊疾病的   D. 用于预防和治疗一般疾病的

7. 中药品种申请一级保护的条件是

8. 中药品种申请二级保护的条件是

[9 ~ 10]

    A. 一级保护的野生药材物种   B. 二级保护的野生药材物种

    C. 中药一级保护品种   D. 中药二级保护品种

9. 保护期分别为 30 年、20 年、10 年的是

10. 保护期为 7 年的是

[11 ~ 12]

    A. 30 年   B. 7 年   C. 20 年   D. 10 年

11. 中药一级保护品种的最低保护年限是

12. 中药二级保护品种的最低保护年限是

[13～15]

A. 新药
B. 首次在中国销售的药品
C. 中药
D. 医疗机构配制的制剂

13. 不得在市场上销售或变相销售的药品是

14. 在销售前必须经指定检验机构检验的是

15.《药品管理法》规定实行品种保护的是

第七章　特殊管理的药品管理

第一节　麻醉药品和精神药品的管理

A 型题（最佳选择题，每题的备选答案中只有一个最佳答案）

1. 根据《中华人民共和国药品管理法》，国家实行特殊管理的药品不包括
   A. 生物制品　　　　B. 麻醉药品
   C. 精神药品　　　　D. 医疗用毒性药品

2. 关于麻醉药品监管的说法，正确的是
   A. 麻醉药品目录由国家公安部门和卫生行政部门制定、调整并公布
   B. 麻醉药品目录由国家药品监督管理部门制定、调整并公布
   C. 麻醉药品目录由国家药品监督管理部门会同公安部门、卫生主管部门制定、调整并公布
   D. 麻醉药品流入非法渠道的行为由国家药品监督管理部门进行查处

3. 定点生产企业生产的麻醉药品和第一类精神药品原料药只能按照计划销售给
   A. 麻醉药品和第一类精神药品制剂生产企业
   B. 第二类精神药品制剂生产企业
   C. 全国性批发企业
   D. 区域性批发企业

4. 确定麻醉药品和第一类精神药品定点批发企业布局的部门是
   A. 省级药品监督管理部门　　　　B. 省级卫生行政部门
   C. 国家药品监督管理部门　　　　D. 国家卫生行政部门

5. 审批麻醉药品、第一类精神药品批发企业的是
   A. 国家药品监督管理部门
   B. 省级药品监督管理部门
   C. 市级药品监督管理部门
   D. 国家药品监督管理部门和省级药品监督管理部门

6. 全国性批发企业向取得麻醉药品和第一类精神药品使用资格的医疗机构销售麻醉药品和第一类精神药品，应当经医疗机构所在地
   A. 国家药品监督管理部门批准
   B. 省级药品监督管理部门批准
   C. 设区的市级药品监督管理部门批准
   D. 县级药品监督管理部门批准

7. 关于定点经营的说法，正确的是

   A. 全国性批发企业可以经营麻醉药品和第一类精神药品的原料药

   B. 从事麻醉药品和第一类精神药品批发业务的全国性批发企业和区域性批发企业可从事第二类精神药品批发业务

   C. 区域性批发企业可以直接从定点生产企业购进麻醉药品

   D. 区域性批发企业可以经国家药品监督管理部门批准跨省销售麻醉药品

8. 有关麻醉药品和精神药品的管理，下列说法错误的是

   A. 国家对麻醉药品和精神药品实行定点生产制度

   B. 国家对麻醉药品和精神药品实行定点经营制度

   C. 国家禁止零售药店经营麻醉药品和精神药品

   D. 精神药品分为第一类精神药品和第二类精神药品

9. 麻醉药品、第一类精神药品的区域性批发企业应当

   A. 经国家药品监督管理部门批准

   B. 自行向邻省的医疗机构供应麻醉药品以便满足边远地区的需求

   C. 经所在地的卫生行政部门批准，向本省内销售麻醉药品

   D. 申请定点资格前，在 2 年内没有违反有关禁毒的法律、行政法规规定的行为

10. 关于麻醉药品和精神药品定点批发企业应具备条件的说法，错误的是

    A. 具有符合条例规定的麻醉药品和精神药品储存条件

    B. 符合国家药品监督管理部门公布的定点批发企业布局

    C. 具有保证供应责任区域内医疗机构所需麻醉药品和第一类精神药品的能力

    D. 单位及其工作人员 1 年内没有违反药品管理法律、行政法规规定的行为

11. 区域性批发企业

    A. 可以经营麻醉药品和第一类精神药品原料药

    B. 经省级药品监督管理部门批准，可以向本省内取得印鉴卡的医疗机构供应第一类精神药品

    C. 申请定点资格前，应当在 2 年内没有违反药品管理法律、行政法规规定的行为

    D. 经国家药品监督管理部门批准向邻省的医疗机构供应第一类精神药品以便满足边远地区需求

12. 医院从药品批发企业购进第一类精神药品时，应

    A. 由医院自行到药品批发企业提货

    B. 由药品批发企业将药品送至医院

    C. 由公安部门协助药品批发企业将药品送至医院

    D. 由公安部门协助医院到药品批发企业提货

13. 有关区域性批发企业的说法，错误的是

    A. 由于特殊地理位置的原因，需要就近向其他省、自治区、直辖市行政区域内有资格的医疗机构销售的，应当经国家药品监督管理部门批准

    B. 区域性批发企业可以向本省、自治区、直辖市行政区域内有资格的医疗机构销售麻醉药品和第一类精神药品

C. 区域性批发企业经所在地省级药品监督管理部门批准，可以从定点生产企业购进麻醉药品和第一类精神药品

D. 区域性批发企业之间因特殊情况需要调剂麻醉药品和第一类精神药品的，应当在调剂后2日内将调剂情况分别报所在地省级药品监督管理部门备案

14. 专门从事第二类精神药品批发业务的企业，应当经

    A. 国家药品监督管理部门批准

    B. 省级药品监督管理部门批准

    C. 设区的市级药品监督管理部门批准

    D. 县级药品监督管理部门批准

15. 药品零售连锁企业经批准可以销售

    A. 麻醉药品   B. 第一类精神药品

    C. 疫苗   D. 第二类精神药品

16. 具有销售第二类精神药品资格的零售企业

    A. 可以不凭处方向成年人销售不超过1日常用量的第二类精神药品

    B. 可以凭执业医师出具的处方销售不超过7日常用量的第二类精神药品

    C. 可以凭执业医师出具的处方向未成年人销售第二类精神药品

    D. 销售第二类精神药品的处方至少保存3年备查

17. 药品零售连锁企业

    A. 经所在地省级药品监督管理部门批准可以从事第二类精神药品零售业务

    B. 经所在地设区的市级药品监督管理部门批准可以从事第二类精神药品零售业务

    C. 可以在本省、自治区、直辖市行政区域内从事第二类精神药品批发业务

    D. 可以在本省、自治区、直辖市行政区域内从事麻醉药品和第一类精神药品批发业务

18. 医疗机构申请《麻醉药品、第一类精神药品购用印鉴卡》应当符合的条件是

    A. 具有兼职从事麻醉药品和第一类精神药品管理的药学专业技术人员

    B. 具有与使用麻醉药品和第一类精神药品相关的诊疗科目

    C. 具有与公安机关报警系统联网的报警装置

    D. 具有使用麻醉药品、精神药品能力的主治医师以上的医师

19. 医疗机构申请《麻醉药品、第一类精神药品购用印鉴卡》应当符合的条件是

    A. 二级甲等以上的医疗机构

    B. 有专用的麻醉药品、精神药品计算机管理系统

    C. 有保证麻醉药品和第一类精神药品安全储存的设施和管理制度

    D. 具有专职从事麻醉药品和第一类精神药品管理的主管药师以上的药学技术人员

20. 《麻醉药品、第一类精神药品购用印鉴卡》有效期为

    A. 1年   B. 2年   C. 3年   D. 5年

21. 《麻醉药品、第一类精神药品购用印鉴卡》

    A. 有效期为3年，有效期满前3个月，向省级卫生行政部门重新提出申请

  B. 有效期为 3 年，有效期满前 3 个月，向市级卫生行政部门重新提出申请

  C. 有效期为 5 年，有效期满前 6 个月，向省级卫生行政部门重新提出申请

  D. 有效期为 5 年，有效期满前 6 个月，向市级卫生行政部门重新提出申请

22. 审批发放《麻醉药品、第一类精神药品购用印鉴卡》的部门是

  A. 省级卫生行政部门

  B. 设区的市级卫生行政部门

  C. 省级药品监督管理部门

  D. 设区的市级药品监督管理部门

23. 向本行政区域内定点批发企业通报已取得《麻醉药品、第一类精神药品购用印鉴卡》的医疗机构名单的部门是

  A. 省级药品监督管理部门

  B. 省级卫生主管部门

  C. 省级公安部门

  D. 省级工商行政管理部门

24. 下列项目变更时不必办理《麻醉药品、第一类精神药品购用印鉴卡》变更手续的是

  A. 医疗机构负责人

  B. 医疗管理部门负责人

  C. 药学部门负责人

  D. 具有麻醉药品处方审核资格的药师

25. 不需要办理《麻醉药品、第一类精神药品购用印鉴卡》变更手续的项目是

  A. 医疗管理部门负责人的变更

  B. 医疗机构地址的变更

  C. 具有麻醉药品处方资格的执业医师的变更

  D. 麻醉药品采购人员的变更

26. 办理《麻醉药品、第一类精神药品购用印鉴卡》变更事项的受理部门是

  A. 设区的市级药品监督管理部门 B. 设区的市级卫生行政部门

  C. 省级药品监督管理部门 D. 省级卫生行政部门

27. 医疗机构需要麻醉药品、第一类精神药品的，应凭《麻醉药品、第一类精神药品购用印鉴卡》向

  A. 定点生产企业购买 B. 全国性批发企业购买

  C. 区域性批发企业购买 D. 其他医疗机构购买

28. 抢救患者急需第一类精神药品而本医疗机构无法提供时，医疗机构可以

  A. 从其他医疗机构紧急借用

  B. 从定点生产企业紧急借用

  C. 要求患者到其他医疗机构购买使用

  D. 对患者说明情况，请患者自行解决

29. 医疗机构抢救患者急需麻醉药品和第一类精神药品而本医疗机构无法提供时，

可以

    A. 从邻近戒毒所紧急调用

    B. 请求上级卫生主管部门紧急调用

    C. 从定点批发企业紧急调用

    D. 请求药品监督管理部门紧急调用

30. 第二类精神药品经营企业

    A. 对第二类精神药品应实行双人管理

    B. 不需要在药品库房中设立独立的专库或者专柜储存第二类精神药品

    C. 第二类精神药品专用账册自药品有效期期满之日起保存不少于2年

    D. 应建立第二类精神药品专用账册

31. 没有要求必须设置麻醉药品和第一类精神药品专库的企业是

    A. 定点生产企业   B. 全国性批发企业

    C. 药品的使用单位   D. 区域性批发企业

32. 麻醉药品的承运人在运输过程中应当携带

    A. 运输证明   B. 运输证明副本

    C. 运输证明复印件   D. 运输证明副本复印件

33. 邮寄第二类精神药品，寄件人应提交

    A. 所在地设区的市级药品监督管理部门出具的准予销售证明

    B. 所在地省级药品监督管理部门出具的准予运输证明

    C. 所在地设区的市级药品监督管理部门出具的准予邮寄证明

    D. 所在地省级药品监督管理部门出具的准予邮寄证明

34. 下列有关运输证明的说法，错误的是

    A. 托运或者自行运输第二类精神药品应取得运输证明

    B. 运输证明应向托运或者自行运输单位所在地设区的市级药品监督管理部门申请领取

    C. 承运人在运输过程中应当携带运输证明副本，以备查验

    D. 运输证明有效期为1年

35. 有关企业间药品运输信息管理的说法，错误的是

    A. 全国性批发企业和区域性批发企业之间运输麻醉药品或第一类精神药品，在发货前应当向所在地省级药品监督管理部门报送运输的相关信息

    B. 跨省、自治区、直辖市运输的，收到报告信息的所在地省级药品监督管理部门应当向收货人所在地的同级药品监督管理部门通报

    C. 跨省、自治区、直辖市运输的，收到报告信息的所在地省级药品监督管理部门应当向收货人所在地的设区的市级药品监督管理部门通报

    D. 在所在地省、自治区、直辖市行政区域内运输的，收到报告信息的所在地设区的市级药品监督管理部门应当向收货人所在地设区的市级药品监督管理部门通报

B 型题（配伍选择题，备选答案在前，试题在后，每题若干组。每组均对应同一组备选答案）

[1~2]

    A. 白蛋白   B. 福尔可定

    C. 头孢哌酮   D. 鱼腥草注射液

1. 国家实行特殊管理的药品是

2. 标签必须印有专有标识的药品是

[3~5]

    A. 国家药品监督管理部门

    B. 国家农业主管部门

    C. 国家药品监督管理部门和国家农业主管部门

    D. 国家药品监督管理部门或国家农业主管部门

3. 制定麻醉药品和精神药品年度生产计划的部门是

4. 制定麻醉药品药用原植物年度种植计划的部门是

5. 确定麻醉药品药用原植物种植企业的部门是

[6~8]

    A. 国家药品监督管理部门

    B. 省级药品监督管理部门

    C. 国家药品监督管理部门和国家农业主管部门

    D. 国家农业主管部门

6. 负责全国麻醉药品和精神药品监督管理工作的部门是

7. 批准从事麻醉药品、精神药品生产的部门是

8. 批准从事第二类精神药品制剂生产企业的部门是

[9~12]

    A. 国家药品监督管理部门

    B. 省级药品监督管理部门

    C. 设区的市级药品监督管理部门

    D. 国家药品监督管理部门和国家农业主管部门

9. 审批麻醉药品和精神药品全国性批发企业的部门是

10. 审批麻醉药品和精神药品区域性批发企业的部门是

11. 审批专门从事第二类精神药品批发业务企业的部门是

12. 审批从事第二类精神药品零售业务企业的部门是

[13~15]

    A. 从事麻醉药品和第一类精神药品批发业务的全国性批发企业

    B. 医疗机构需要取得《麻醉药品、第一类精神药品购用印鉴卡》

    C. 从事麻醉药品和第一类精神药品批发业务的区域性批发企业

    D. 药品零售连锁企业从事第二类精神药品零售业务

13. 由国家药品监督管理部门审批的是

14. 由省级药品监督管理部门审批的是

15. 由所在地设区的市级药品监督管理部门批准的是

[16~17]

　　A. 三唑仑片　　　　　　　　　　B. 酒石酸麦角胺片

　　C. 氯硝西泮片　　　　　　　　　　D. 盐酸布桂嗪注射液

16. 根据《麻醉药品品种目录（2013 年版）》，属于麻醉药品的是

17. 根据《精神药品品种目录（2013 年版）》，属于第一类精神药品的是

[18~21]

　　A. 曲马多　　　　B. 氯胺酮　　　　C. 麦角胺　　　　D. 罂粟壳

18. 按麻醉药品管理的是

19. 按第一类精神药品管理的是

20. 按第二类精神药品管理的是

21. 按药品类易制毒化学品管理的是

[22~25]

　　A. 麦角酸　　　　　　　　　　　　B. 地芬诺酯

　　C. 哌醋甲酯　　　　　　　　　　　D. 麦角胺咖啡因片

22. 列入现行麻醉药品品种目录的是

23. 列入现行第一类精神药品品种目录的是

24. 列入现行第二类精神药品品种目录的是

25. 按药品类易制毒化学品管理的是

[26~29]

　　A. 曲马多　　　　B. 美沙酮　　　　C. 司可巴比妥　　　　D. 麦角新碱

26. 属于麻醉药品的是

27. 属于第一类精神药品的是

28. 属于第二类精神药品的是

29. 属于药品类易制毒化学品的是

[30~33]

　　A. 麦角新碱　　　　　　　　　　　B. 地芬诺酯

　　C. 丁丙诺啡　　　　　　　　　　　D. 丁丙诺啡透皮贴剂

30. 属于麻醉药品的是

31. 属于第一类精神药品的是

32. 属于第二类精神药品的是

33. 属于药品类易制毒化学品的是

[34~37]

　　A. γ-羟丁酸　　　B. 伪麻黄素　　　C. 艾司唑仑　　　D. 复方樟脑酊

34. 属于麻醉药品的是

35. 属于第一类精神药品的是

36. 属于第二类精神药品的是

37. 属于药品类易制毒化学品的是

[38 ~41]

    A. 麻黄素   B. 喷他佐辛   C. 丁丙诺啡   D. 蒂巴因

38. 属于麻醉药品的是

39. 属于第一类精神药品的是

40. 属于第二类精神药品的是

41. 属于药品类易制毒化学品的是

[42 ~45]

    A. 甲基麻黄素   B. 马吲哚

    C. 吗啡阿托品注射液   D. 麦角胺咖啡因片

42. 列入麻醉药品目录的是

43. 列入第一类精神药品品种目录的是

44. 列入第二类精神药品品种目录的是

45. 属于药品类易制毒化学品的是

[46 ~49]

    A. 三唑仑   B. 芬太尼   C. 消旋麻黄素   D. 地西泮

46. 属于麻醉药品品种的是

47. 属于第一类精神药品品种的是

48. 属于第二类精神药品品种的是

49. 属于药品类易制毒化学品的是

[50 ~53]

    A. 司可巴比妥   B. 异戊巴比妥   C. 麻黄浸膏粉   D. 可卡因

50. 按麻醉药品管理的是

51. 按第一类精神药品管理的是

52. 按第二类精神药品管理的是

53. 属于药品类易制毒化学品的是

[54 ~57]

    A. 氨酚氢可酮片   B. 哌醋甲酯   C. 麦角酸   D. 氢可酮

54. 属于麻醉药品的是

55. 属于第一类精神药品的是

56. 属于第二类精神药品的是

57. 属于药品类易制毒化学品的是

[58 ~61]

    A. 舒芬太尼   B. 麦角胺

    C. 哌醋甲酯   D. 麦角胺咖啡因片

58. 属于麻醉药品品种的是

59. 属于第一类精神药品品种的是

60. 属于第二类精神药品品种的是

61. 属于药品类易制毒化学品的是

[62～65]

  A. 麦角酸   B. 阿普唑仑   C. 美沙酮   D. 三唑仑

62. 按麻醉药品管理的是

63. 按第一类精神药品管理的是

64. 按第二类精神药品管理的是

65. 按药品类易制毒化学品管理的是

[66～69]

  A. 麻黄素   B. 曲马多   C. 复方樟脑酊   D. 马吲哚

66. 按麻醉药品管理的是

67. 按第一类精神药品管理的是

68. 按第二类精神药品管理的是

69. 按药品类易制毒化学品管理的是

[70～73]

  A. 去甲麻黄素   B. γ－羟丁酸

  C. 苯巴比妥   D. 芬太尼

70. 按麻醉药品管理的是

71. 按第一类精神药品管理的是

72. 按第二类精神药品管理的是

73. 按药品类易制毒化学品管理的是

[74～77]

  A. 司可巴比妥   B. 曲马多

  C. 甲基麻黄素   D. 布桂嗪

74. 按麻醉药品管理的是

75. 按第一类精神药品管理的是

76. 按第二类精神药品管理的是

77. 按药品类易制毒化学品管理的是

[78～81]

  A. 省级卫生部门   B. 设区的市级药品监督管理部门

  C. 省级药品监督管理部门   D. 国家药品监督管理部门

78. 全国性批发企业向取得使用资格的医疗机构销售麻醉药品和第一类精神药品，须经批准的部门是

79. 区域性批发企业从定点生产企业购进麻醉药品和第一类精神药品，须经批准的部门是

80. 区域性批发企业之间因特殊情况需要调剂麻醉药品和第一类精神药品的，应在调剂后2日内分别报备案的部门是

81. 区域性批发企业由于特殊地理位置的原因，需要就近向其他省级行政区域内取得使用资格的医疗机构销售麻醉药品和第一类精神药品的，须经批准的部门是

[82～83]

　　A. 省级卫生行政部门　　　　　　　B. 国家卫生行政部门

　　C. 省级药品监督管理部门　　　　　D. 国家药品监督管理部门

82. 跨省、自治区、直辖市从事麻醉药品批发业务的企业，须经批准的部门是

83. 麻醉药品和第一类精神药品区域性批发企业的审批部门是

[84～85]

　　A. 省级卫生行政部门　　　　　　　B. 国务院卫生行政部门

　　C. 省级药品监督管理部门　　　　　D. 国家药品监督管理部门

84. 区域性批发企业向本省、自治区、直辖市行政区域内取得麻醉药品和第一类精神药品使用资格的医疗机构销售麻醉药品和第一类精神药品，须经批准的部门是

85. 全国性批发企业向区域性批发企业销售麻醉药品和第一类精神药品，须经批准的部门是

[86～88]

　　A. 医疗机构　　　　　　　　　　　B. 药品零售连锁企业

　　C. 全国性批发企业　　　　　　　　D. 区域性批发企业

86. 在本省、自治区、直辖市行政区域内从事第一类精神药品批发业务的是

87. 跨省、自治区、直辖市从事麻醉药品和第一类精神药品、第二类精神药品批发业务的是

88. 经所在地设区的市级药品监督管理部门批准可以从事第二类精神药品零售业务的是

[89～90]

　　A. 第二类精神药品　　　　　　　　B. 麻醉药品和第二类精神药品

　　C. 麻醉药品和第一类精神药品　　　D. 麻醉药品和医疗用毒性药品

89. 可以零售的是

90. 不得零售的是

[91～94]

　　A. 定点生产企业购买

　　B. 定点批发企业购买

　　C. 第二类精神药品批发企业购买

　　D. 定点批发企业或者定点生产企业购买

91. 药品生产企业需要以麻醉药品和第一类精神药品为原料生产普通药品的，应当向

92. 药品生产企业需要以第二类精神药品为原料生产普通药品的，应当向

93. 科学研究、教学单位需要使用麻醉药品和精神药品开展实验、教学活动的，应当向

94. 食品、食品添加剂、化妆品、油漆等非药品生产企业需要使用咖啡因作为原料的，应当向

[95～98]

　　A. 向所在地省级药品监督管理部门报送年度需求计划

B. 向所在地市级药品监督管理部门报送年度需求计划

C. 经所在地省级药品监督管理部门批准

D. 经所在地市级药品监督管理部门批准

95. 药品生产企业需要以麻醉药品和第一类精神药品为原料生产普通药品的，应当

96. 药品生产企业需要以第二类精神药品为原料生产普通药品的，应当

97. 科学研究、教学单位需要使用麻醉药品和精神药品开展实验、教学活动的，应当

98. 食品、食品添加剂、化妆品、油漆等非药品生产企业需要使用咖啡因作为原料的，应当向

[99 ~ 102]

A. 省级卫生行政部门   B. 设区的市级卫生行政部门

C. 省级药品监督管理部门   D. 设区的市级药品监督管理部门

99. 《印鉴卡》的批准发放部门是

100. 《印鉴卡》备案的部门是

101. 将取得《印鉴卡》的医疗机构名单向本行政区域内的定点批发企业通报的部门是

102. 《印鉴卡》变更事项的受理部门是

[103 ~ 105]

A. 麻醉药品   B. 处方药

C. 甲类非处方药   D. 医疗机构配制的制剂

103. 只能凭专用处方在本医疗机构使用的是

104. 凭医师处方只能在本医疗机构使用的是

105. 凭医师处方才能在零售药店购买的是

[106 ~ 109]

A. 1 年   B. 2 年   C. 3 年   D. 5 年

106. 医疗机构第二类精神药品的处方应至少保存

107. 医疗机构麻醉药品处方应当至少保存

108. 医疗机构麻醉药品专用账册的保存期限自药品有效期届满之日起不少于

109. 《麻醉药品、第一类精神药品购用印鉴卡》有效期是

[110 ~ 111]

A. 1 年   B. 2 年   C. 3 年   D. 5 年

110. 第一类精神药品处方保存期限为

111. 第一类精神药品专用账册的保存期限应当自药品有效期满之日起不少于

[112 ~ 113]

A. 3 年   B. 1 年

C. 不少于 5 年   D. 药品有效期满之日起不少于 5 年

根据《麻醉药品和精神药品管理条例》

112. 药品经营企业对第二类精神药品专用账册的保存期限为

113. 运输麻醉药品和第一类精神药品的运输证明的有效期为

[114 ~ 117]

    A. 1 年   B. 2 年   C. 3 年   D. 4 年

114. 《麻醉药品、第一类精神药品购用印鉴卡》有效期为

115. 麻醉药品、第一类精神药品运输证明有效期为

116. 麻醉药品、第一类精神药品邮寄证明应保存多长时间备查

117. 药品零售连锁企业销售第二类精神药品的处方应保存

[118 ~ 120]

    A. 运输证明   B. 运输证明副本

    C. 运输证明正本   D. 运输证明复印件

118. 托运或者自行运输麻醉药品和第一类精神药品的单位，应当向所在地设区的市级
    药品监督管理部门申请领取

119. 托运人办理麻醉药品和第一类精神药品运输手续，应当交付承运人

120. 承运人在运输过程中应当携带

C 型题（综合分析选择题。每题的备选答案中只有一个最佳答案）

[1 ~ 5]

某药品批发企业拟在所在地省、自治区、直辖市从事麻醉药品和第一类精神药品的批发业务。

1. 该药品批发企业应具备的条件不包括
    A. 具有保证麻醉药品和第一类精神药品安全经营的管理制度
    B. 单位及其工作人员 3 年内没有违反有关禁毒的法律、行政法规规定的行为
    C. 有通过网络实施企业安全管理和向药品监督管理部门报告经营信息的能力
    D. 有符合规定的麻醉药品和精神药品储存条件

2. 该药品批发企业应当经过哪个部门的批准，才能在本省行政区域内向医疗机构销售麻醉药品和第一类精神药品
    A. 国家药品监督管理部门
    B. 所在地省级药品监督管理部门
    C. 所在地设区的市级药品监督管理部门
    D. 所在地县级药品监督管理部门

3. 该药品批发企业成为区域性批发企业后，由于特殊地理位置的原因，需要就近向其他省行政区域内取得麻醉药品和第一类精神药品使用资格的医疗机构销售的，应当经哪个部门批准
    A. 国家药品监督管理部门
    B. 所在地省级药品监督管理部门
    C. 所在地设区的市级药品监督管理部门
    D. 所在地县级药品监督管理部门

4. 该药品批发企业成为区域性批发企业后，因医疗急需、运输困难等特殊情况需要向其他区域性批发企业调剂麻醉药品和第一类精神药品的，应当在调剂后 2 日内将调剂情况分别报哪个部门备案

A. 国家药品监督管理部门

B. 所在地省级药品监督管理部门

C. 所在地设区的市级药品监督管理部门

D. 所在地县级药品监督管理部门

5. 该药品批发企业成为区域性批发企业后,可以从全国性批发企业购进麻醉药品和第一类精神药品,如果直接从定点生产企业购进麻醉药品和第一类精神药品制剂,须经哪个部门批准

A. 国家药品监督管理部门

B. 所在地省级药品监督管理部门

C. 所在地设区的市级药品监督管理部门

D. 所在地县级药品监督管理部门

[6~8]

某药品零售连锁企业,拟从事经营第二类精神药品业务。

6. 该药品零售连锁企业应当经过哪个部门的批准,才能从事经营第二类精神药品的业务

A. 国家药品监督管理部门

B. 所在地省级药品监督管理部门

C. 所在地设区的市级药品监督管理部门

D. 所在地县级药品监督管理部门

7. 获得批准后,该药品零售连锁企业应当凭执业医师开具的处方,按规定剂量销售第二类精神药品,并将处方保存几年备查

A. 1 年　　　B. 2 年　　　C. 3 年　　　D. 5 年

8. 在经营中,该药品零售连锁企业的行为合法的是

A. 向 20 岁的大学生销售第二类精神药品

B. 没有处方销售第二类精神药品

C. 未经执业药师复核零售第二类精神药品

D. 调剂 10 日常用量的含有第二类精神药品控缓释制剂的处方

X 型题(多项选择题。每题的备选答案中有 2 个或 2 个以上正确答案。少选或多选均不得分)

1. 国家确定麻醉药品和精神药品全国年度需求总量应考虑的因素包括

A. 医疗的需要

B. 药品生产企业生产用原料的需要

C. 国家储备的需要

D. 科研、教学的需要

2. 定点生产企业可以将麻醉药品和第一类精神药品制剂销售给

A. 全国性批发企业　　　B. 区域性批发企业

C. 第二类精神药品制剂生产企业　　　D. 取得《印鉴卡》的医疗机构

3. 定点生产企业可以将第二类精神药品原料药销售给

A. 全国性批发企业

B. 区域性批发企业

C. 第二类精神药品零售连锁企业

D. 专门从事第二类精神药品批发业务的企业

4. 定点生产企业可以将第二类精神药品制剂销售给

A. 医疗机构

B. 全国性批发企业、区域性批发企业

C. 专门从事第二类精神药品批发业务的企业

D. 第二类精神药品零售连锁企业

5. 有关麻醉药品和精神药品定点经营的说法，正确的是

A. 全国性批发企业可以经营麻醉药品和第一类精神药品原料药

B. 从事麻醉药品和第一类精神药品批发业务的全国性批发企业和区域性批发企业可以从事第二类精神药品批发业务

C. 区域性批发企业可以直接从定点生产企业购进麻醉药品

D. 部分区域性批发企业经省级药品监督管理部门批准可跨省销售麻醉药品

6. 全国性批发企业

A. 应当从定点生产企业购进麻醉药品和第一类精神药品

B. 可以向区域性批发企业销售第二类精神药品

C. 可以向区域性批发企业销售麻醉药品和第一类精神药品

D. 可以向药品零售企业供应麻醉药品和第一类精神药品

7. 区域性批发企业

A. 经批准可以从定点生产企业购进麻醉药品和第一类精神药品

B. 可以从全国性批发企业购进麻醉药品和第一类精神药品

C. 可以向本省、自治区、直辖市行政区域内取得麻醉药品和第一类精神药品使用资格的医疗机构销售麻醉药品和第一类精神药品

D. 不可以向其他省、自治区、直辖市行政区域内取得麻醉药品和第一类精神药品使用资格的医疗机构销售麻醉药品和第一类精神药品

8. 第二类精神药品零售企业销售第二类精神药品时，应当

A. 凭执业医师出具的处方销售　　B. 将处方保存2年备查

C. 按规定剂量销售　　D. 不得向未成年人销售

9. 有关第二类精神药品零售企业销售第二类精神药品的说法，正确的是

A. 禁止超剂量销售　　B. 禁止无处方销售

C. 不得向未成年人销售　　D. 应当将处方保存3年备查

10. 有关麻醉药品、精神药品销售的说法，正确的是

A. 经所在地设区的市级药品监督管理部门批准的药品零售连锁企业可以从事第二类精神药品零售业务

B. 麻醉药品和第一类精神药品不得零售

C. 可以凭处方向任何人销售第二类精神药品

D. 第二类精神药品的销售应当凭执业医师出具的处方，按规定剂量销售，并将处方保存3年备查

11. 国家对麻醉药品和精神药品实施

A. 备案管理制度   B. 定点生产制度

C. 定点经营制度   D. 生产总量控制

12. 医疗机构取得《麻醉药品、第一类精神药品购用印鉴卡》应当具备的条件包括

A. 有获得麻醉药品和第一类精神药品处方资格的执业医师

B. 有专职的麻醉药品和第一类精神药品管理人员

C. 有可靠的麻醉药品和第一类精神药品的提货条件

D. 有保证麻醉药品和第一类精神药品安全储存的设施

13. 医疗机构抢救患者急需麻醉药品和第一类精神药品而本医疗机构无法提供时

A. 可以从定点生产企业紧急借用

B. 可以从定点批发企业紧急借用

C. 可以从其他医疗机构紧急借用

D. 抢救工作结束后，应当及时将借用情况报所在地设区的市级药品监督管理部门和卫生主管部门备案

14. 对药品零售连锁企业经营第二类精神药品的要求包括

A. 实行专人管理   B. 建立专用账册

C. 设立独立的专库或专柜存储   D. 实行双人双锁管理

15. 麻醉药品和第一类精神药品的使用单位必须采取的措施包括

A. 实行双人双锁管理

B. 设立专库或专柜存储

C. 建立专用账册

D. 专库应当设有防盗设施并安装报警装置

16. 有关麻醉药品和精神药品的管理，下列说法正确的有

A. 麻醉药品和第一类精神药品不得零售

B. 运输第一类精神药品的承运人在运输过程中应当携带运输证明副本

C. 邮寄麻醉药品和精神药品，寄件人应当提交本企业上级管理部门出具的准予邮寄证明

D. 医疗机构抢救患者急需麻醉药品而本医疗机构无法提供时，可以从定点批发企业借用

17. 有关麻醉药品和精神药品零售的说法，正确的是

A. 麻醉药品不得零售

B. 第一类精神药品不得零售

C. 第二类精神药品不得零售

D. 药品零售连锁企业经批准可以从事第二类精神药品零售业务

18. 科学研究、教学单位需要使用麻醉药品和精神药品开展实验、教学活动的

A. 应当经所在地省级药品监督管理部门批准

B. 可以向定点批发企业购买

C. 可以向定点零售企业购买

D. 可以向定点生产企业购买

第二节　医疗用毒性药品的管理

A 型题（最佳选择题，每题的备选答案中只有一个最佳答案）

1. 下列既属于医疗用毒性药品，又属于保护野生药材的是
   A. 麝香　　　　B. 蟾酥　　　　C. 青娘虫　　　　D. 红娘子
2. 下列不属于医疗用毒性中药品种的是
   A. 斑蝥　　　　B. 洋金花　　　　C. 黄连　　　　D. 生南星
3. 下列不属于医疗用毒性中药品种的是
   A. 闹羊花　　　　B. 雄黄　　　　C. 石斛　　　　D. 雪上一枝蒿
4. 下列不属于医疗用毒性西药品种的是
   A. 士的宁　　　　B. 阿托品　　　　C. 毛果芸香碱　　　　D. 阿桔片
5. 下列不属于医疗用毒性西药品种的是
   A. 去乙酰毛花苷丙　　　　B. 福尔可定
   C. 亚砷酸钾　　　　D. 氢溴酸东莨菪碱
6. 下列品种不属于医疗用毒性药品的是
   A. 美沙酮　　　　B. 阿托品
   C. 生甘遂　　　　D. A 型肉毒毒素
7. 有关生产企业生产医疗用毒性药品规定的说法，错误的是
   A. 生产医疗用毒性药品的计划由国家药品监督管理部门批准
   B. 生产医疗用毒性药品必须按照经过批准的生产计划生产
   C. 医疗用毒性药品的生产必须由医药专业人员负责配制和质量检验
   D. 每次配料必须由 2 人以上复核
8. 有关医疗用毒性药品的管理的说法，错误的是
   A. 医疗用毒性药品的年度生产计划由市级药品监督管理部门批准
   B. 生产所用原料和成品数每次记录，经手人需签字备查
   C. 标示量要准确，包装容器要有毒药标志
   D. 由医药专业人员负责生产、配制和质量检验
9. 有关医疗用毒性药品的管理，下列说法正确的是
   A. 采购的毒性中药材，包装材料上无须标上毒性药标志
   B. 生产含有毒性药材的中成药时，须在本单位药品检验人员的监督下准确投料
   C. 医疗单位供应和调配毒性药品每次处方剂量不得超过 3 日极量
   D. 科研和教学单位所需的毒性药品，凭本单位介绍信，在指定的供应部门购买
10. 医疗用毒性药品及其制剂的生产记录应保存
    A. 1 年备查　　　B. 2 年备查　　　C. 3 年备查　　　D. 5 年备查

11. 医疗单位调配毒性药品，每次处方剂量不得超过

　　A. 2 日剂量　　　　　B. 3 日剂量　　　　　C. 2 日极量　　　　　D. 3 日极量

12. 有关医疗用毒性药品处方和调剂的说法，错误的是

　　A. 医疗单位供应和调配毒性药品，须凭执业医师签名的正式处方

　　B. 每次处方剂量不得超过 3 日极量

　　C. 对处方未注明"生用"的毒性中药，应当付炮制品

　　D. 药店调配毒性药品，凭盖有医师所在的医疗单位公章的正式处方

13. 有关医疗机构使用医疗用毒性药品的说法，错误的是

　　A. 对处方未注明"生用"的毒性药品，应当付炮制品

　　B. 每次处方剂量不得超过 2 日极量

　　C. 药师发现处方有疑问，应当拒绝调配，并报告公安部门

　　D. 处方一次有效，取药后处方保存 2 年备查

14. 有关医疗机构使用医疗用毒性药品的说法，正确的是

　　A. 每次处方剂量不得超过 2 日常用量

　　B. 调配毒性药品，应凭医师签名的正式处方，并加盖医疗单位公章

　　C. 处方调配后，配方人和复核人员都应当签名

　　D. 对处方注明"生用"的毒性药品，应当付炮制品

15. 执业医师开具处方中含有毒性中药川乌，执业药师调配处方时

　　A. 取药后处方保存 1 年备查　　　　　B. 应当给付川乌的炮制品

　　C. 应当给付生川乌　　　　　　　　　D. 每次处方剂量不得超过 3 日极量

16. 执业医师开具处方中含有毒性中药巴豆，执业药师调配处方时

　　A. 应当给付生巴豆　　　　　　　　　B. 应当拒绝调配

　　C. 应当给付巴豆的炮制品　　　　　　D. 每次处方剂量不得超过 1 日极量

17. 药品零售企业供应和调配毒性药品

　　A. 凭医师处方，不得超过 3 日常用量

　　B. 凭医师处方，不得超过 2 日常用量

　　C. 凭盖有执业医师所在的医疗单位公章的正式处方，不得超过 3 日极量

　　D. 凭盖有执业医师所在的医疗单位公章的正式处方，不得超过 2 日极量

B 型题（配伍选择题，备选答案在前，试题在后，每题若干组。每组均对应同一组备选答案）

[1~2]

　　A. 保存 1 年备查　　　　　　　　　B. 保存 2 年备查

　　C. 保存 3 年备查　　　　　　　　　D. 保存 5 年备查

1. 医疗用毒性药品及其制剂的生产记录

2. 毒性药品处方

X 型题（多项选择题。每题的备选答案中有 **2** 个或 **2** 个以上正确答案。少选或多选均不得分）

1. 凡加工炮制毒性中药，必须按照

A. 《中华人民共和国药典》

B. 《中药志》

C. 省级药品监督管理部门制定的炮制规范

D. 《中药大辞典》

2. 收购、经营、加工、使用毒性药品的单位必须做到

A. 双人双锁管理

B. 建立健全保管、验收、领发、核对制度

C. 专柜加锁、专人保管

D. 专账记录

3. 收购、经营、加工、使用毒性药品的单位必须建立健全的制度有

A. 保管制度　　　　B. 验收制度　　　　C. 领发制度　　　　D. 核对制度

4. 含有毒性中药饮片的处方

A. 一次有效　　　　　　　　　　　B. 多次购药有效

C. 取药后处方保存 1 年备查　　　　D. 取药后处方保存 2 年备查

第三节　药品类易制毒化学品的管理

A 型题（最佳选择题，每题的备选答案中只有一个最佳答案）

1. 药品类易制毒化学品不包括

A. 麦角酸　　　　　　　　　　　　B. 麦角胺

C. 麦角新碱　　　　　　　　　　　D. 麦角胺咖啡因片

2. 有关单方制剂和小包装麻黄素的购销要求的说法，错误的是

A. 药品类易制毒化学品生产企业应当将药品类易制毒化学品单方制剂和小包装麻黄素销售给麻醉药品全国性批发企业、区域性批发企业

B. 麻醉药品区域性批发企业之间不得购销药品类易制毒化学品单方制剂和小包装麻黄素

C. 药品类易制毒化学品禁止使用现金或者实物进行交易

D. 麻醉药品区域性批发企业之间因医疗急需等特殊情况需要调剂药品类易制毒化学品单方制剂的，应当在调剂后 2 日内将调剂情况分别报所在地省级药品监督管理部门备案

3. 关于药品类易制毒化学品购销的说法，错误的是

A. 购买药品类易制毒化学品原料药的，必须取得《药品类易制毒化学品购用证明》

B. 药品类易制毒化学品经营企业之间不得购销药品类易制毒化学品原料药

C. 药品类易制毒化学品禁止使用现金或者实物进行交易

D. 教学科研单位凭《药品类易制毒化学品购用证明》只能从麻醉药品区域性批发企业购买药品类易制毒化学品

X 型题（多项选择题。每题的备选答案中有 2 个或 2 个以上正确答案。少选或多选均不得分）

1. 药品类易制毒化学品包括
   A. 麻黄素　　　　B. 伪麻黄素　　　　C. 消旋麻黄素　　　　D. 去甲麻黄素

2. 下列药品属于药品类易制毒化学品的有
   A. 麦角新碱　　　B. 罂粟浓缩物　　　C. 麻黄碱　　　　　D. 麦角酸

第四节　含特殊药品复方制剂的管理

A 型题（最佳选择题，每题的备选答案中只有一个最佳答案）

1. 有关含特殊药品复方制剂的经营管理的说法，错误的是
   A. 境内企业经省级药品监督管理部门的批准，可以接受境外厂商委托生产含麻黄碱类复方制剂
   B. 药品生产企业和药品批发企业禁止使用现金进行含特殊药品复方制剂交易
   C. 药品零售企业销售含特殊药品复方制剂时，如发现超过正常医疗需求，大量、多次购买应当立即向当地食品药品监督管理部门报告
   D. 药品零售企业销售复方甘草片、复方地芬诺酯片，严格凭医师开具的处方销售

2. 有关含麻黄碱类复方制剂销售管理的说法，错误的是
   A. 药品零售企业必须凭执业医师开具的处方销售单位剂量麻黄碱类药物含量大于30mg（不含 30mg）的含麻黄碱类复方制剂
   B. 麻黄碱类复方制剂每个最小包装规格麻黄碱类药物含量口服固体制剂不得超过 720mg
   C. 麻黄碱类复方制剂每个最小包装规格麻黄碱类药物含量口服液体制剂不得超过 800mg
   D. 禁止使用现金进行含麻黄碱类复方制剂交易

3. 有关含麻黄碱类复方制剂零售管理的说法，错误的是
   A. 药品零售企业不得开架销售含麻黄碱类复方制剂
   B. 药品零售企业应当设置专柜由专人管理、专册登记
   C. 除处方药按处方剂量销售外，一次销售不得超过 5 个最小包装
   D. 药品零售企业发现超过正常医疗需求，大量、多次购买含麻黄碱类复方制剂的，应当立即向当地食品药品监管部门和公安机关报告

4. 关于地芬诺酯单方剂和含地芬诺酯复方制剂经营管理的说法，正确的是
   A. 地芬诺酯单方剂和含地芬诺酯复方制剂都按麻醉药品管理
   B. 地芬诺酯单方剂和含地芬诺酯复方制剂都不属于麻醉药品
   C. 地芬诺酯单方剂和含地芬诺酯复方制剂都可以在药品零售企业销售
   D. 地芬诺酯单方剂不能在药品零售企业销售，含地芬诺酯复方制剂在药品零售企业应严格凭执业医师开具的处方销售

X 型题（多项选择题。每题的备选答案中有 **2** 个或 **2** 个以上正确答案。少选或多选均不得分）

1. 含特殊药品复方制剂包括
   A. 含可待因≤15mg 的复方制剂
   B. 含双氢可待因≤10mg 的复方制剂
   C. 含羟考酮≤5mg 的复方制剂
   D. 含右丙氧酚≤50mg 的复方制剂

2. 含特殊药品复方制剂包括
   A. 含可待因复方口服液体制剂
   B. 复方地芬诺酯片
   C. 复方甘草片
   D. 含麻黄碱类复方制剂

3. 有关含特殊药品复方制剂经营管理的说法，正确的是
   A. 药品批发企业从药品生产企业直接购进的复方甘草片、复方地芬诺酯片等含特殊药品复方制剂，可以将此类药品销售给其他批发企业、零售企业和医疗机构
   B. 药品批发企业从药品批发企业购进的复方甘草片、复方地芬诺酯片等含特殊药品复方制剂，只能销售给本省（区、市）的药品零售企业和医疗机构
   C. 所有药品经营企业均可购进含可待因复方口服液体制剂
   D. 具有《药品经营许可证》的企业均可经营含特殊药品复方制剂

4. 有关含特殊药品复方制剂零售的管理，说法正确的是
   A. 复方甘草片、复方地芬诺酯片列入必须凭处方销售的处方药管理，严格凭医师开具的处方销售
   B. 销售含可待因复方口服液体制剂时，必须凭医疗机构使用精神药品专用处方开具的处方销售
   C. 复方甘草片、复方地芬诺酯片应同含麻黄碱类复方制剂一并设置专柜，由专人管理、专册登记
   D. 复方甘草片、复方地芬诺酯片专册登记内容包括药品名称、规格、销售数量、生产企业、生产批号、购买人姓名、身份证号码

第五节 兴奋剂的管理

A 型题（最佳选择题，每题的备选答案中只有一个最佳答案）

1. 属于兴奋剂目录所列的品种，并且药品零售企业可以经营的是
   A. 阿片生物碱类止痛剂
   B. 利尿剂
   C. 抗肿瘤药物
   D. 蛋白同化制剂

2. 兴奋剂的药物作用不涉及
   A. 心血管系统用药
   B. 消化系统用药
   C. 泌尿系统用药
   D. 神经系统用药

3. 兴奋剂的药物作用不涉及
   A. 心血管系统用药
   B. 呼吸系统用药
   C. 免疫系统用药
   D. 内分泌系统用药

4. 医疗机构向患者提供的含有蛋白同化制剂、肽类激素的处方应当保存

A. 1年　　　　　B. 2年　　　　　C. 3年　　　　　D. 5年

5. 有关药品零售企业销售兴奋剂的说法，错误的是

 A. 药品零售企业必须凭处方销售肽类激素中的胰岛素

 B. 蛋白同化制剂、肽类激素的生产企业或批发企业可以向药品零售企业销售任何肽类激素

 C. 零售药店的执业药师应对购买含兴奋剂药品的患者或消费者提供用药指导

 D. 药品零售企业在验收含兴奋剂药品时，应检查药品标签或说明书上是否按规定标注"运动员慎用"字样

X 型题（多项选择题。每题的备选答案中有 2 个或 2 个以上正确答案。少选或多选均不得分）

1. 兴奋剂目录所列的禁用物质包括

 A. β受体阻滞剂　　　　　　　　B. 利尿剂

 C. 蛋白同化制剂　　　　　　　　D. 肽类激素

2. 兴奋剂目录所列的禁用物质包括

 A. 药品类易制毒化学品　　　　　B. 医疗用毒性药品

 C. 麻醉药品　　　　　　　　　　D. 精神药品

第六节　疫苗的管理

A 型题（最佳选择题，每题的备选答案中只有一个最佳答案）

1. 下列疫苗中，不属于第一类疫苗的是

 A. 国家免疫规划确定的疫苗

 B. 公民自费并且自愿受种的疫苗

 C. 卫生主管部门组织的群体性预防接种所使用的疫苗

 D. 县级以上人民政府组织应急接种的疫苗

2. 属于第二类疫苗的是

 A. 省级人民政府在执行国家免疫规划时增加的疫苗

 B. 由公民自费并且自愿受种的其他疫苗

 C. 国家免疫规划确定的疫苗

 D. 政府免费向公民提供，公民应当依照政府的规定受种的疫苗

3. 最小包装上标注有"免费"字样的是

 A. 第一类精神药品　　　　　　　B. 第二类精神药品

 C. 第一类疫苗　　　　　　　　　D. 第二类疫苗

4. 申请经营活动时应当具有冷藏设施、设备和运输工具的药品是

 A. 第一类精神药品　　　　　　　B. 第二类精神药品

 C. 第一类疫苗　　　　　　　　　D. 麻醉药品

5. 药品批发企业从事疫苗经营活动的条件不包括

 A. 具有符合疫苗运输、储存管理规范的管理制度

  B. 具有从事疫苗管理的专业技术人员

  C. 具有保证疫苗质量的冷藏设施、设备和冷藏运输工具

  D. 具有执业药师

6. 符合我国疫苗管理规定的行为是

  A. 疫苗批发机构使用普通运输车辆配送疫苗

  B. 某县级疾病预防机构向接种单位供应第二类疫苗

  C. 某疫苗生产企业提供第一类疫苗给某诊所医生

  D. 某乡村医务室强制当地儿童接种第二类疫苗

7. 关于疫苗的管理，正确的是

  A. 疫苗生产企业生产的第一类疫苗最小外包装未标注"免费"字样

  B. 疫苗批发企业用冷藏车辆运输疫苗

  C. 疫苗生产企业向接种单位供应第一类疫苗

  D. 省级疾病预防机构向接种单位供应第二类疫苗

8. 可以向接种单位供应第二类疫苗的是

  A. 县级疾病预防控制机构

  B. 药品零售连锁企业

  C. 设区的市级疾病预防控制机构

  D. 省级疾病预防控制机构

9. 根据《疫苗流通和预防接种管理条例》，下列关于疫苗流通管理的说法，错误的是

  A. 药品零售企业不得从事疫苗经营活动

  B. 疫苗生产企业可以向接种单位销售本企业生产的第一类疫苗和第二类疫苗

  C. 从事疫苗经营活动应当具有保证疫苗质量的冷藏设施、设备

  D. 疫苗批发企业在销售疫苗时，应当提供有药品检验机构依法签发的合格或者审核批准证明复印件，并加盖企业印章

10. 疫苗批发企业从疫苗生产企业购进疫苗时，应索取的有效证明文件是

  A. 药品检验机构依法签发的生物制品每批检验合格或审核批准证明复印件，并加盖生产企业印章

  B. 药品检验机构依法签发的生物制品每批检验合格和审核批准证明复印件，并加盖生产企业印章

  C. 药品检验机构依法签发的生物制品检验合格或审核批准证明复印件，并加盖生产企业印章

  D. 省级药品监督管理部门签发的生物制品审核批准证明复印件，并加盖生产企业印章

11. 疫苗批发企业的购销记录应保存的期限为超过疫苗有效期

  A. 1 年   B. 2 年   C. 3 年   D. 5 年

12. 某省级疾病预防控制机构按照本地区第一类疫苗的使用计划，将第一类疫苗组织分发到县级疾病预防控制机构后，接到提供该批疫苗的生产企业报告，怀疑该批疫苗质量有问题。对本事件的处理措施，错误的是

A. 省级疾病预防控制机构通知县级疾病预防控制机构立即停止接种、分发该疫苗

B. 县级疾病预防控制机构接到通知后立即停止接种、分发该疫苗，立即向县级卫生行政部门和药品监督管理部门报告

C. 接到报告的药品监督管理部门对该批疫苗依法采取查封、扣押等措施

D. 县级疾病预防控制机构应疫苗生产企业要求，将该批疫苗退回生产企业查明质量问题

B 型题（配伍选择题，备选答案在前，试题在后，每题若干组。每组均对应同一组备选答案）

[1~3]

A. 特殊管理制度   B. 中药品种保护制度

C. 分类管理制度   D. 药品储备制度

根据《中华人民共和国药品管理法》

1. 国家为应对疫情发生所需的药品实行

2. 国家对第二类精神药品实行

3. 国家对处方药和非处方药实行

[4~5]

A. 第一类疫苗   B. 第二类疫苗

C. 第一类精神药品   D. 第二类精神药品

4. 最小包装上显著位置标明"免费"字样的是

5. 最小包装上显著位置标明"免疫规划"专用标识的是

[6~8]

A. 麻醉药品   B. 第一类精神药品

C. 第二类精神药品   D. 第一类疫苗

6. 经批准具备一定条件的药品零售连锁企业可以经营的药品是

7. 申请经营活动时应当具有冷藏设施、设备和运输工具的药品是

8. 医疗卫生机构在分发时不得收取费用的是

[9~11]

A. 县级疾病预防控制机构

B. 设区的市级以上疾病预防控制机构

C. 定点药品零售企业

D. 疫苗药品批发企业

9. 可以向省级疾病预防控制机构供应第一类疫苗的是

10. 不得从事疫苗经营活动的是

11. 可以向接种单位、其他疫苗批发企业销售第二类疫苗的是

[12~13]

A. 疫苗生产企业

B. 省级疾病预防控制机构

C. 设区的市级以上疾病预防控制机构

D. 县级疾病预防控制机构

12. 可以向省级疾病预防控制机指定的其他疾病预防控制机构供应第一类疫苗的是

13. 可以向疾病预防控制机构、接种单位、疫苗批发企业销售第二类疫苗的是

[14 ~ 16]

  A. 1 年   B. 2 年   C. 3 年   D. 5 年

14. 疾病预防控制机构、接种单位在接收或者购进疫苗时，索取的证明文件应保存至超过疫苗有效期几年备查

15. 疾病预防控制机构应当建立购进、分发、供应记录，并保存至超过疫苗有效期几年备查

16. 疫苗生产企业、疫苗批发企业应当建立真实、完整的购销记录，并保存至超过疫苗有效期几年备查

[17 ~ 19]

  A. 组织疾病预防控制机构和接种单位采取应急处置措施

  B. 立即停止销售

  C. 依法查封、扣押

  D. 组织接种单位销毁

17. 接到质量可疑疫苗报告的药品监督管理部门应

18. 接到质量可疑疫苗报告的卫生主管部门应

19. 接到质量可疑疫苗报告的疫苗批发企业应

X 型题（多项选择题。每题的备选答案中有 2 个或 2 个以上正确答案。少选或多选均不得分）

1. 疫苗生产企业、疫苗批发企业应当在其供应的纳入国家免疫规划疫苗的最小外包装的显著位置标明

  A. 商标

  B. 国家卫生主管部门规定"免疫规划"专用标识

  C. "免费"字样

  D. "自费"字样

2. 根据《疫苗流通和预防接种管理条例》，药品批发企业申请新增疫苗经营业务，应当具备的条件包括

  A. 具有从事疫苗管理的专业技术人员

  B. 具有保证疫苗质量的冷藏设施、设备和冷藏运输工具

  C. 具有当地政府采购第一类疫苗的采购合同

  D. 具有符合疫苗储存、运输管理规范的管理制度

3. 药品批发企业可以直接销售疫苗给哪些单位

  A. 省级疾病预防控制机构   B. 接种单位

  C. 其他批发企业   D. 零售连锁药店

4. 有关第二类疫苗的供应的说法，正确的是

  A. 疫苗生产企业可以向疫苗批发企业销售本企业生产的第二类疫苗

B. 疫苗生产企业可以向疾病预防控制机构、接种单位销售本企业生产的第二类疫苗

C. 设区的市级以上疾病预防控制机构可以向接种单位供应第二类疫苗

D. 县级疾病预防控制机构可以向接种单位供应第二类疫苗

5. 疾病预防控制机构、接种单位、疫苗生产企业、疫苗批发企业发现假劣或者质量可疑的疫苗

A. 应立即召回，退货给供应商

B. 应当立即停止接种、分发、供应、销售，并立即向所在地设区的市级卫生主管部门和药品监督管理部门报告

C. 接到报告的卫生主管部门应当立即组织疾病预防控制机构和接种单位采取必要的应急处置措施，同时向上级卫生主管部门报告

D. 接到报告的药品监督管理部门应当对假劣或者质量可疑的疫苗依法采取查封、扣押等措施

第八章　药品标准与药品质量监督检验

第一节　药品标准管理

A 型题（最佳选择题，每题的备选答案中只有一个最佳答案）

1. 下列关于药品标准的说法，错误的是
   A. 《中国药典》为法定药品标准
   B. 生产企业执行的药品注册标准一般不得高于《中国药典》的规定
   C. 医疗机构制剂标准作为省级地方标准仍允许保留，属于法律效力的药品标准
   D. 局颁药品标准收载的品种是国内已有生产、疗效较好，需要统一标准但尚未载入药典的品种

B 型题（配伍选择题，备选答案在前，试题在后，每题若干组。每组均对应同一组备选答案）

[1~4]
   A. 《中国药典》　　　　　　　　B. 炮制规范
   C. 药品注册标准　　　　　　　　D. 行业标准

1. 国家药品标准的核心是
2. 一般每 5 年修订一次的国家药品标准是
3. 由国家药品监督管理部门批准给申请人的特定药品标准是
4. 可以由省级药品监督管理部门制定的药品标准是

X 型题（多项选择题。每题的备选答案中有 2 个或 2 个以上正确答案。少选或多选均不得分）

1. 属于国家药品标准的是
   A. 省级卫生行政部门制定的药品标准
   B. 《中华人民共和国药典》
   C. 省级药品监督管理部门制定的中药饮片炮制规范
   D. 国家药品监督管理部门颁发的药品标准

2. 国家药品标准不包括
   A. 国外政府部门颁布的药品标准
   B. 省级药品监督管理部门制定的中药饮片炮制规范
   C. 药品注册标准
   D. 国家药品监督管理部门颁布的药品标准

第二节 药品说明书和标签管理

A 型题（最佳选择题，每题的备选答案中只有一个最佳答案）

1. 药品的每个最小销售单元的包装应
   A. 印有商标
   B. 印有商品名
   C. 印有执行标准
   D. 按照规定印有或贴有标签并附有说明书

2. 制定药品包装、标签、说明书印制规定的部门是
   A. 国家药品监督管理部门
   B. 省级药品监督管理部门
   C. 国家工商行政管理部门
   D. 省级工商行政管理部门

3. 关于药品说明书和标签的说法，错误的是
   A. 药品包装必须按照规定印有或者贴有标签
   B. 药品生产企业生产供上市销售的最小包装必须附有说明书
   C. 药品说明书由省级药品监督管理部门核准
   D. 药品标签由国家药品监督管理部门核准

4. 下列药品中，在药品标签和说明书中不需要印有特殊标识的是
   A. 麻醉药品和精神药品
   B. 外用药品和非处方药
   C. 含特殊药品复方制剂和兴奋剂
   D. 医疗用毒性药品和放射性药品

5. 药品说明书中应当列出所用的全部辅料名称的是
   A. 中成药
   B. 处方药
   C. 非处方药
   D. 化学药

6. 药品商品名称单字面积不得大于通用名称单字面积的
   A. 四分之一
   B. 三分之一
   C. 二分之一
   D. 一倍

7. 药品注册商标的单字面积不得大于通用名称单字面积的
   A. 四分之一
   B. 三分之一
   C. 二分之一
   D. 一倍

8. A 制药公司是一家现代化企业，许多产品在市场上口碑很好；B 制药公司为获取更大利润，将自己产品的包装盒设计的与 A 制药公司同类药品非常相似，并在印制药品说明书和标签时假冒了 A 制药公司的注册商标，同时做了宣传和广告。
   关于上述信息中所指的药品注册商标的说法，正确的是
   A. 药品说明书和标签中可以印制注册商标，但禁止使用未经注册的商标
   B. 药品不能申请注册商标
   C. 药品说明书中的药品注册商标必须印制在通用名称同行的边角上

D. 注册商标的单字面积不得大于通用名称所用字体的二分之一

9. 有关药品名称的规定的表述，正确的是

    A. 药品说明书和标签中禁止使用未经国家药品监督管理部门批准的药品名称

    B. 药品商品名称的字体颜色应当使用黑色或者白色

    C. 药品通用名称的字体和颜色不得比药品商品名称更突出和显著

    D. 药品商品名称可与通用名称同行书写

10. 有关药品通用名称印制与标注的说法，错误的是

    A. 字体颜色应当使用黑色或者白色，与相应的浅色或者深色背景形成强烈反差

    B. 任何情况不得分行书写

    C. 不得使用斜体、中空、阴影等形式对字体进行修饰

    D. 应当显著、突出，其字体、字号和颜色必须一致

11. 根据《药品说明书和标签管理规定》，关于药品说明书规定的说法，错误的是

    A. 非处方药应列出主要辅料名称

    B. 注射剂应列出全部辅料名称

    C. 化学药列出全部活性成分

    D. 中成药组方中应列出全部中药药味

12. 关于药品说明书内容的说法，错误的是

    A. 药品说明书应当列出全部活性成分或者组方中的全部中药药味

    B. 非处方药说明书应当列出所用的全部辅料名称

    C. 注射剂的说明书应当列出所用的全部辅料名称

    D. 口服缓释制剂的说明书应当列出所用的全部辅料名称

13. 下列属于药品内标签必须标注的内容是

    A. 药品通用名称、规格及产品批号

    B. 药品的适应证或功能主治

    C. 药品生产日期

    D. 药品的生产企业

14. 药品内标签可以不标注

    A. 药品通用名称   B. 批准文号

    C. 产品批号   D. 有效期

15. 原料药的标签可以不标注

    A. 药品名称   B. 规格

    C. 执行标准   D. 运输注意事项

16. 运输、储藏包装的标签没有要求标示

    A. 药品通用名称、规格   B. 生产日期、产品批号、有效期

    C. 不良反应、禁忌、注意事项   D. 批准文号、生产企业

17. 化学药品说明书【药品名称】项中内容及排列顺序的要求是

    A. 只需要列明通用名称和英文名称

    B. 只需要注明通用名称和汉语拼音

C. 应按通用名称、商品名称、英文名称、汉语拼音顺序排列

D. 应按通用名称、拉丁名称、商品名称、汉语拼音顺序排列

18. 说明书【用法用量】项下要求的内容不包括

    A. 用药的剂量   B. 计量方法

    C. 药品的装量   D. 疗程期限

19. 一般不在说明书【注意事项】项中说明的是

    A. 需要慎用的情况

    B. 禁止应用该药品的疾病情况

    C. 影响药物疗效的因素

    D. 用药过程中需观察的情况

20. 一般不在说明书【注意事项】项中说明的是

    A. 用药对于临床检验的影响

    B. 食物、烟、酒对药物疗效的影响

    C. 过敏反应，定期检查血象、肝功能、肾功能

    D. 禁止应用该药品的人群

21. 化学药品标签上有效期的标注格式，正确的是

    A. 有效期至××月××××年   B. 有效期至××年××月

    C. 效期分装之日起×年   D. 有效期至×××年××月

22. 下列药品有效期的标注格式，错误的是

    A. 有效期至××/××/××××   B. 有效期至××××.××

    C. 有效期至×××年××月××日   D. 有效期至××××/××/××

23. 有效期表述形式错误的是

    A. 有效期至 2016 年 06 月   B. 有效期至 2016.06

    C. 有效期至 2016.6   D. 有效期至 2016/06/06

24. 下列药品有效期的标注格式，错误的是

    A. 有效期至 2016/11/16   B. 有效期至 16/11/2016

    C. 有效期至 2016.11   D. 有效期至 2016 年 11 月 08 日

B 型题（配伍选择题，备选答案在前，试题在后，每题若干组。每组均对应同一组备选答案）

[1~2]

    A. 标签   B. 说明书   C. 执行标准   D. 注册商标

1. 药品生产企业生产供上市销售的药品最小包装必须附有

2. 药品包装必须印有或贴有

[3~4]

    A. 有效期   B. 规格   C. 执行标准   D. 产品批号

3. 药品内标签的内容不包括

4. 原料药标签的内容不包括

[5 ~ 7]

 A. 药品通用名称、规格、批号、有效期

 B. 药品商品名称、规格、批号、批准文号、有效期

 C. 药品通用名称、规格、贮藏、生产日期、产品批号、有效期、批准文号、生产企业

 D. 药品名称、贮藏、生产日期、生产批号、有效期、执行标准、批准文号、生产企业

5. 尺寸过小的药品内包装，其标签至少应当注明

6. 原料药的标签应当注明

7. 用于运输、储藏的包装标签，至少应当标明

[8 ~ 9]

 A. 药品的外标签　　　　　　　　　　B. 药品的内标签

 C. 用于运输、储藏的药品的包装标签　D. 原料药的标签

8. 至少应当标注药品通用名称、规格、产品批号、有效期等内容的标签是

9. 至少应当注明药品名称、规格、贮藏、生产日期、产品批号、有效期、执行标准、批准文号、生产企业等内容的标签是

[10 ~ 11]

 A. 包装数量　　　　　　　　　　　　B. 产品批号

 C. 适应证或者功能主治　　　　　　　D. 有效期

10. 药品内标签的内容不包括

11. 运输、储藏包装标签标示的内容不包括

[12 ~ 13]

 A. 注意事项　　　　　　　　　　　　B. 有效期

 C. 不良反应　　　　　　　　　　　　D. 运输注意事项

12. 药品内标签和外标签都含有的内容是

13. 药品内标签和外标签都不含有的内容是

[14 ~ 15]

 A. 成分、性状　　B. 生产企业　　　C. 包装数量　　　D. 执行标准

14. 运输、储藏包装标签和外标签都含有的内容是

15. 运输、储藏包装标签和外标签都不含有的内容是

[16 ~ 17]

 A. 原料药　　　　B. 处方药　　　　C. 注射剂　　　　D. 中成药

16. 说明书应当列出全部辅料名称的是

17. 标签应当标示执行标准的是

[18 ~ 19]

 A. 药品说明书　　　　　　　　　　　B. 运输包装的标签

 C. 药品外标签　　　　　　　　　　　D. 原料药标签

18. 应当列出全部活性成分或者组方中的全部中药药味的是

19. 应当注明药品名称、贮藏、生产日期、产品批号、有效期、执行标准、批准文号、生产企业等内容的是

[20~23]

A. 【适应证】	B. 【不良反应】
C. 【药物相互作用】	D. 【注意事项】

根据《化学药品和治疗用生物制品说明书规范细则》

20. 某药品可以辅助治疗某种疾病的内容应列在

21. 需要慎用某药品（如肝、肾功能问题）的内容应列在

22. 某药品与其他药品合并用药的注意事项应列在

23. 使用某药品需观察过敏反应的内容应列在

[24~26]

A. 【药物相互作用】	B. 【注意事项】
C. 【不良反应】	D. 【适应证】

24. 影响药物疗效的因素应列在

25. 用药过程中应定期检查血象的内容应列在

26. 欲了解用药过程中需观察的各种情况，可查阅

[27~28]

A. 【成分】	B. 【注意事项】
C. 【不良反应】	D. 【禁忌】

根据《中药、天然药物处方药说明书内容书写要求》

27. 了解药品有效部位的内容，可查询

28. 了解药品是否可产生依赖性的情况，可查询

[29~32]

A. 【禁忌】	B. 【注意事项】
C. 【不良反应】	D. 【成分】

29. 列出药品中所用的全部辅料名称的说明书项目是

30. 列出某药品不能应用的人群、疾病等情况的说明书项目是

31. 列出处方中含有可能引起严重不良反应的成分或辅料的说明书项目是

32. 列出药品活性成分的化学名称、化学结构式、分子式、分子量的说明书项目是

[33~36]

A. 【用法用量】	B. 【药物相互作用】
C. 【药物过量】	D. 【禁忌】

根据《化学药品和治疗用生物制品说明书规范细则》

33. 了解药品不能应用的人群或者疾病情况，可查阅

34. 了解超剂量应用可能发生的毒性反应及处理方法，可查阅

35. 了解用药疗程或者规定用药期限，可查阅

36. 了解合并用药的注意事项，可查阅

[37~39]

    A.【用法用量】   B.【注意事项】

    C.【药物相互作用】   D.【药物过量】

37. 过量应用该药品可能发生的毒性反应、剂量及处理方法应列在

38. 影响药物疗效的因素（如食物、烟、酒）的内容应列在

39. 用药的剂量、计量方法、用药次数以及疗程期限应列在

[40~41]

    A. 服用药品后出现皮疹，停药后可恢复

    B. 服用药品对于临床检验的影响

    C. 该药品与其他药品合并用药的注意事项

    D. 禁止应用该药品的疾病情况

40. 应列在【不良反应】项下的内容是

41. 应列在【注意事项】项下的内容是

[42~44]

    A. 有效期至 2016 年 10 月 31 日   B. 有效期至 2016 年 11 月

    C. 有效期至 2016 年 11 月 01 日   D. 有效期至 2016 年 10 月 30 日

42. 某片剂的有效期为 2 年，生产日期若为 2014 年 10 月 31 日，有效期可标注为

43. 某片剂的有效期为 2 年，生产日期若为 2014 年 11 月 1 日，有效期可标注为

44. 某片剂的有效期为 2 年，生产日期若为 2014 年 12 月 09 日，有效期可标注为

[45~46]

    A. 有效期至 2016/31/08   B. 有效期至 2016 年 08 月

    C. 有效期至 2016 年 09 月   D. 有效期至 2016.09.01

45. 某药品的生产批号为 140031，生产日期为 2014 年 9 月 1 日，有效期为 2 年，其有效期可以标注为

46. 某药品的生产批号为 140051，生产日期为 2014 年 9 月 20 日，有效期为 2 年，其有效期可以标注为

X 型题（多项选择题。每题的备选答案中有 2 个或 2 个以上正确答案。少选或多选均不得分）

1. 标签上必须印有规定标识的药品是

    A. 麻醉药品   B. 第一类精神药品

    C. 外用药品   D. 处方药

2. 标签上必须印有规定的标识的药品包括

    A. 放射性药品   B. 医疗用毒性药品

    C. 中成药   D. 非处方药

3. 说明书和标签必须印有规定标识的是

    A. 哌醋甲酯   B. 达克宁栓

    C. 可卡因   D. 葡萄糖注射液

4. 关于药品说明书的格式和书写要求说法正确的是

A. 核准和修改日期应当印制在说明书首页左上角

B. 修改日期位于核准日期下方，按时间顺序逐行书写

C. "特殊药品、非处方药、外用药品标识"等专用标识在说明书首页右上方标注

D. 如果是处方药，则必须标注："请仔细阅读说明书并在医师指导下使用"，并印制在说明书标题下方，该忠告语加粗字体印刷

5. 非处方药说明书【注意事项】下的内容包括

A. "对本品过敏者禁用，过敏体质者慎用"

B. 对于可用于儿童的药品必须注明"儿童必须在成人的监护下使用"

C. 处方中含兴奋剂的品种应注明"运动员应在医师指导下使用"

D. "请将本品放在儿童不能接触的地方"

6. 内标签标示的内容包括

A. 产品批号、有效期、生产日期、生产企业

B. 规格、用法用量

C. 不良反应、禁忌、注意事项

D. 成分、性状、贮藏、批准文号

7. 药品内、外标签都必须标示的内容包括

A. 产品批号   B. 批准文号

C. 有效期   D. 规格

8. 原料药标签必须标示的内容包括

A. 运输注意事项   B. 规格

C. 执行标准   D. 生产企业

9. 关于同品种药品标签规定的说法，正确的是

A. 同一药品生产企业生产的同一药品，药品规格和包装规格均相同的，其标签的内容、格式及颜色必须一致

B. 同一药品生产企业生产的同一药品，药品规格或者包装规格不同的，其标签应当明显区别或者规格项明显标注

C. 同一药品生产企业生产的同一药品，分别按处方药与非处方药管理的，两者的包装颜色应当明显区别

D. 同一药品生产企业生产的同一药品，药品规格或者包装规格不同的，其标签可以标注两个规格，并标明此包装的规格

10. 若某药品有效期是 2015 年 9 月，则在药品包装标签上，有效期的正确表述方法可以是

A. 有效期至 2015.09   B. 有效期至 2015/9

C. 有效期至 2015.9.30   D. 有效期至 2015 年 09 月

11. 若某药品有效期是 2016 年 2 月 1 日，则在药品包装标签上，有效期的正确表述方法是

A. 有效期至 2016.02.01   B. 有效期至 2016/02/01

C. 有效期至 2016/2/1   D. 有效期至 2016 年 2 月 1 日

第三节　药品质量监督检验和药品质量公告

A 型题（最佳选择题，每题的备选答案中只有一个最佳答案）

1. 药品在销售前，必须经指定的药品检验机构检验的是
   A. 新药　　　　　　　　　　　　B. 非处方药
   C. 首次在中国销售的药品　　　　D. 医疗机构配制的制剂

2. 应当定期公告药品质量抽查检验结果的是
   A. 地方人民政府和药品监督管理部门
   B. 药品监督管理部门及其设置的药品检验机构
   C. 国家或者省级药品监督管理部门
   D. 药品监督管理部门及其设置的药品检验机构的工作人员

3. 下列关于药品质量抽查检验和质量公告书的说法，错误的是
   A. 药品抽查检验只能按照检验成本收取费用
   B. 国家药品质量公告应当根据药品质量状况及时或定期发布
   C. 抽样人员在药品抽样时应当认真检查药品贮存条件是否符合要求
   D. 当事人对药品检验机构的药品检验结果有异议，可以向相关的药品检验机构提出复验

4. 如果当事人对药品检验所的检验结果有异议的，可以自收到药品检验结果之日起几日内提出复验申请
   A. 5 日　　　　　　B. 7 日　　　　　　C. 14 日　　　　　　D. 15 日

5. 复验的样品必须是
   A. 原药品检验机构的同一样品的留样　　B. 同品种的产品
   C. 同批次的产品　　　　　　　　　　　D. 生产企业的同批次产品的留样

6. 复验申请可以向哪些机构提出申请，除了
   A. 原药品检验所　　　　　　　　　B. 原药品检验所的上一级药品检验所
   C. 所在的地省级药品检验所　　　　D. 中国食品药品检定研究所

B 型题（配伍选择题，备选答案在前，试题在后，每题若干组。每组均对应同一组备选答案）

[1~2]
   A. 抽查检验　　　　B. 注册检验　　　　C. 指定检验　　　　D. 复验

1. 国家对新药审批时进行的检验属于

2. 国家对国外首次在中国销售的药品进行的检验属于

[3~5]
   A. 抽查检验　　　　B. 注册检验　　　　C. 指定检验　　　　D. 委托检验

3. 药品生产企业药品经指定的药品检验所检验才能出厂的检验属于

4. 结果由政府药品监督管理部门发布药品质量检验公告的检验属于

5. 药品监督管理部门日常监督的检验是

[6~8]

    A. 抽查检验   B. 注册检验   C. 指定检验   D. 复验

6. 药品抽验当事人对药品检验机构的检验结果有异议而向药品检验机构提出的检验

7. 某些规定的药品在进口时，指定药品检验机构进行的检验

8. 国家的药品检验机构依法对生产、经营和使用的药品质量进行的评价性检验

[9~11]

    A. 抽查检验   B. 注册检验   C. 指定检验   D. 复验

9. 包括样品检验和药品标准复核的是

10. 分为评价性和监督性的检验是

11. 国家对进口药品注册审批时进行的检验属于

[12~14]

    A. 国内供应不足的药品   B. 新发现和从国外引种的药材

    C. 国外生产的血液制品   D. 没有实施批准文号管理的中药材

12. 国务院有权限制或者禁止出口的是

13. 可以从城乡集贸市场购进的是

14. 经国务院药品监督管理部门指定药品检验机构逐批检验合格后，方可进口的是

X 型题（多项选择题。每题的备选答案中有2个或2个以上正确答案。少选或多选均不得分）

1. 药品检验机构对药品监督检验的性质具有

    A. 更高的权威性   B. 更高的标准性

    C. 第三方检验的公正性   D. 更强的仲裁性

2. 应当定期公告药品质量抽查检验结果的部门是

    A. 国家药品监督管理部门   B. 省级药品监督管理部门

    C. 市级以上药品检验机构   D. 市级药品监督管理部门

第九章　药品广告管理与消费者权益保护

第一节　药品广告管理

A 型题（最佳选择题，每题的备选答案中只有一个最佳答案）

1. 广东某药品生产企业拟在上海某药学杂志 2015 年第 10 期（月刊）上刊登处方药广告，符合规定可以刊登的广告批准文号为
   A. 国药广审（文）第 2015083201 号　　　　B. 粤药广审（视）第 2015083202 号
   C. 粤药广审（文）第 2015083203 号　　　　D. 粤药广审（声）第 2015083204 号

2. 药品广告批准文号的格式正确的是
   A. 国药广审（视）第 2016030161 号　　　　B. 粤药广审（网）第 2016030162 号
   C. 闽药广审（声）第 2016030163 号　　　　D. 鲁药广审（媒）第 2016030164 号

3. 利用广播、电影、电视、报纸、期刊以及其他媒介发布药品广告，必须在发布前，向哪个部门申请审查
   A. 广电总局　　　　　　　　　　　　　　B. 工商行政管理部门
   C. 药品监督管理部门　　　　　　　　　　D. 卫生行政管理部门

4. 根据《药品广告审查办法》，药品广告的监督管理机关是
   A. 县级以上药品监督管理部门　　　　　　B. 县级以上工商行政管理部门
   C. 县级以上质量技术监督部门　　　　　　D. 广告经营者的上级主管部门

5. 可做广告的药品是
   A. 哌替啶　　　　　B. 美沙酮　　　　　C. 麻黄素　　　　　D. 麻仁丸

6. 可做广告的药品是
   A. 地西泮　　　　　B. 可待因片　　　　C. 四君子丸　　　　D. 三唑仑片

7. 不得发布广告的药品为
   A. 人血白蛋白　　　　　　　　　　　　　B. 氨茶碱
   C. 美沙酮口服液　　　　　　　　　　　　D. 龙胆泻肝丸

8. 不得发布广告的药品是
   A. 处方药　　　　　B. 精神药品　　　　C. 中药饮片　　　　D. 化学原料药

9. 可以发布广告的药品是
   A. 氯胺酮　　　　　B. 可卡因　　　　　C. 可待因　　　　　D. 逍遥丸

10. 可以发布广告的药品是
    A. 苯巴比妥　　　　B. 硝苯地平　　　　C. 舒芬太尼　　　　D. 咖啡因

11. 可以发布广告的药品是

A. 医疗用毒性药品　　　　　　　B. 处方药

C. 精神药品　　　　　　　　　　D. 医疗机构制剂

12. 可以发布广告的药品是

A. 麻醉药品　　　　　　　　　　B. 进口药品

C. 第一类精神药品　　　　　　　D. 第二类精神药品

13. 可以发布广告的药品是

A. 抗生素　　　B. 麻醉药品　　　C. 精神药品　　　D. 毒性药品

14. 根据药品广告审查发布标准的相关规定，下列关于药品广告内容要求的说法错误的是

A. 药品广告中不得含有"家庭必备"内容

B. 在广播电台发布的药品广告，必须同时播出药品广告批准文号

C. 药品不得在未成年人出版物和广播电视上发布

D. 药品广告中不得含有"毒副作用小"的说明性文字

15. 如在药品广告中出现下列宣传用语，可以直接确定其属于药品虚假宣传的是

A. "改善睡眠"　　　　　　　　　B. "应在专业人员指导下使用"

C. "使用 3 个疗程治愈糖尿病"　　D. "改善肠道功能"

16. 关于药品广告中涉及改善性功能内容时的说法，正确的是

A. 电视台只能在晚上黄金时间以外的时间发布

B. 不得含有"毒副作用小"的内容，但允许含有"家庭必备"的内容

C. 少儿频道发布只能在午夜时间进行

D. 其内容必须与经过批准的药品说明书中的适应证或功能主治完全一致

17. 药品广告中涉及改善性功能内容时，叙述正确的是

A. 电视台只能在晚间时段发布

B. 可以含有"无效退款"等保证内容

C. 以药品作为礼品或者奖品等促销药品

D. 内容必须与国家药品监督管理部门批准的药品说明书中的适应证或功能主治完全一致

18. 药品广告合理用药宣传可以含有的内容是

A. 使公众误解不使用该药品会患某种疾病或加重病情的内容

B. 引起公众对所处健康状况和所患疾病产生不必要的担忧和恐惧的内容

C. 药品说明书中适应证或者功能主治的内容

D. 有免费治疗、免费赠送的内容

19. 药品广告中可以含有的内容是

A. 治愈率达 90% 以上　　　　　　B. 根治颈椎病

C. 使用注意事项　　　　　　　　D. 与同类药品相比质优价廉

20. 药品广告宣传中不得出现的是

A. 药品广告上注明了药品生产企业的名称

B. 电视台在早晨 6:00 播出含有改善性功能的药品广告

    C. 药品广告上有负责无效索赔的承诺

    D. 在某非处方药冠名的商业活动广告上标明该非处方药商品名称

21. 药品广告可以

    A. 含有表示功效、安全性的断言或保证

    B. 利用医药科研单位的名义证明功效

    C. 利用学者的名义证明功效

    D. 用动漫形象表示功效

22. 药品广告中功能疗效宣传可以出现的内容包括

    A. 含有明示或者暗示中成药为"天然"药品的

    B. 与其他药品的功效和安全性进行比较的

    C. 说明适应证或功能主治的

    D. 含有明示或者暗示该药品为正常生活和治疗病症所必需等内容的

23. 药品广告中必须标明

    A. 药品商品名称   B. 忠告语

    C. 咨询电话   D. 药品价格

24. 药品广告中必须标明的内容不包括

    A. 药品的通用名称   B. 咨询热线、咨询电话

    C. 忠告语   D. 药品生产批准文号

25. 广告忠告语为"请按药品说明书或在药师指导下购买和使用"的药品是

    A. 非处方药   B. 乙类非处方药

    C. 甲类非处方药   D. 处方药

26. 有关药品广告的说法，正确的是

    A. 跨省发布药品广告应取得发布地药品监督管理部门核发的广告批准文号

    B. 药品广告可以含有保证功效，承诺无效退款的内容

    C. 药品广告可以直接引用药品说明书中适应证的内容

    D. 可以在地方日报上宣传取得药品广告批准文号的处方药

27. 有关药品广告的说法，正确的是

    A. 非处方药无须取得药品广告批准文号就可以在大众传播媒介发布广告

    B. 处方药可以在大众传播媒介发布广告

    C. 药品广告的内容必须以省级药品监督管理部门批准的说明书为准

    D. 药品广告须经省级药品监督管理部门批准

28. 有关药品广告的说法，错误的是

    A. 药品广告不得含有表示功效、安全性的断言或者保证

    B. 药品广告须经国家药品监督管理部门批准，并发给药品广告批准文号

    C. 非处方药可以在大众传播媒介发布广告或者以其他方式进行以公众为对象的广告宣传

    D. 处方药可以在国家卫生行政部门和国家药品监督管理部门共同指定的医学、药学专业刊物上介绍

29. 有关药品广告的说法，错误的是
    A. 药品广告不得说明治愈率或有效率
    B. 药品广告应按批准的说明书说明适应证
    C. 药品广告可以患者的名义作疗效证明
    D. 第二类精神药品不得做广告

30. 某药品生产企业为了提高某处方药的销量，拟开展广告宣传。下列药品广告宣传方式中，符合规定的是
    A. 在电影放映前的广告中由某演员服用该药，以观众为对象进行广告宣传
    B. 在广告中对其适应证和药理作用进行介绍
    C. 邀请某患者在广告中介绍自己服药后效果
    D. 在广告中介绍其药品是与某国外医科大学药物研究中心合作研发的

31. 有关药品广告的说法，正确的是
    A. 药品广告可利用专家、医生名义和形象作证明
    B. 药品广告可利用医药科研单位、学术机构、医疗机构的名义作证明
    C. 药品广告可以引用药品说明书中的内容
    D. 药品广告中可与其他药品、医疗器械的功效和安全性比较

32. 有关药品广告的说法，错误的是
    A. 药品广告不得与其他药品的功效和安全性比较
    B. 药品广告可以使用"最新技术"
    C. 药品广告不可以专家、医生的名义作疗效证明
    D. 药品广告应按说明书内容宣传药品

33. 有关药品广告的说法，错误的是
    A. 药品广告须经企业所在地省级药品监督管理部门批准，并发给药品广告批准文号
    B. 药品广告内容必须以国家药品监督管理部门批准的说明书为准，不得含有虚假的内容
    C. 药品广告只允许在批准的省内发布
    D. 药品广告不得利用国家机关、医药科研单位、学术机构或者专家、学者、医师、患者的名义和形象作证明

34. 有关处方药广告的说法，正确的是
    A. 可以在国家卫生行政部门和国家药品监督管理部门共同指定的医学、药学专业刊物上发布广告
    B. 可以在大众传播媒介发布广告或者以其他方式进行以公众为对象的广告宣传
    C. 可以以赠送医学、药学专业刊物等形式向公众发布广告
    D. 可以以处方药名称或者以处方药名称注册的商标以及企业字号为各种活动冠名

35. 有关非处方药广告的说法，错误的是
    A. 必须标明非处方药专用标识（OTC）
    B. 可以在国家卫生行政部门和国家药品监督管理部门共同指定的医学、药学专业

刊物上发布广告

    C. 忠告语是："本广告仅供医学药学专业人士阅读"

    D. 不得使用公众难以理解和容易引起混淆的医学、药学术语，造成公众对药品功效与安全性的误解

36. A省药品生产企业生产某种第二类精神药品，为扩大药品销售量，在B省杂志上发布了该药品的广告，根据《广告法》对该杂志社处以罚款的部门是

    A. A省的药品监督管理部门   B. B省的药品监督管理部门

    C. A省的工商行政管理部门   D. B省的工商行政管理部门

B型题（配伍选择题，备选答案在前，试题在后，每题若干组。每组均对应同一组备选答案）

[1~2]

    A. 甲省药品监督管理部门   B. 丙省药品监督管理部门

    C. 乙市药品监督管理部门   D. 乙市工商行政管理部门

甲省乙市的A药品生产企业，经审查批准在丙省电视台发布广告

1. A申请的药品广告批准文号，其广告审查机关是

2. A在丙省电视台发布广告前需要到哪个部门进行备案

[3~5]

    A. 在发布地省级药品监督管理部门备案

    B. 无须经过药品广告审查机关审查

    C. 由发布地省级药品监督管理部门审查

    D. 由发布地工商行政管理部门审查

3. 药品生产企业在企业所在地拟发布药品广告的要求是

4. 药品生产企业取得药品广告批准文号之后，在异地发布药品广告的要求是

5. 在指定的医学专业杂志上仅宣传处方药名称（含通用名和商品名）的要求

[6~7]

    A. 无须审查

    B. 由国家药品监督管理部门审查

    C. 由省级药品监督管理部门审查

    D. 由省级工商行政管理部门审查

6. 发布仅宣传药品名称的非处方药广告

7. 发布进口药品广告

[8~10]

    A. 生产企业所在地省级药品监督管理部门

    B. 省级工商行政管理部门

    C. 进口药品代理机构所在地省级药品监督管理部门

    D. 发布地省级药品监督管理部门

8. 国产药品广告申请应当向哪个部门提出

9. 跨省发布药品广告，发布广告的企业在发布前申请备案的部门是

10. 进口药品广告申请应当向哪个部门提出

[11~12]

    A. 在零售药店销售   B. 发布广告

    C. 在大众传播媒介发布广告   D. 在医学、药学专业刊物上介绍

11. 处方药不得

12. 未取得广告批准文号的药品不得

[13~14]

    A. 非处方药   B. 处方药和非处方药

    C. 处方药   D. 特殊管理的药品

13. 只能在指定的医学、药学专业刊物进行广告宣传的药品是

14. 经审批可以在大众传播媒介进行广告宣传的药品是

[15~16]

    A. 对乙酰氨基酚片（OTC）   B. 复方樟脑酊

    C. 奥美拉唑肠溶胶囊（处方药）   D. 曲马多

15. 可以在大众传播媒介发布广告的药品是

16. 必须在广告中注明"本广告仅供医学药学专业人士阅读"的药品是

[17~18]

    A. 复方甘草含片（OTC）   B. 氨酚氢可酮片

    C. 福尔可定   D. 氧氟沙星胶囊

17. 可以在大众传播媒介发布广告的药品是

18. 必须在广告中注明"本广告仅供医学药学专业人士阅读"的药品是

[19~20]

    A. 处方药   B. 非处方药

    C. 放射性药品   D. 中药材

19. 不得发布广告的药品是

20. 印有"请按药品说明书使用或在药师指导下购买和使用"广告忠告语的药品是

[21~22]

    A. 申请撤销该企业所有品种的广告批准文号

    B. 暂停该药品在辖区内销售，同时责令该企业在当地相应媒体发布更正启事

    C. 1年内不受理该企业该品种的广告审批申请

    D. 3年内不受理该企业该品种的广告审批申请

21. 在受理审查中发现某企业提供虚假材料申请药品广告批准文号的，药品广告审查机关应当

22. 对任意扩大药品功能主治范围的违法广告，省以上药品监督管理部门一经发现，应当采取的行政强制措施是

[23~24]

    A. 1年   B. 2年   C. 3年   D. 5年

23. 篡改经批准的药品广告内容进行虚假宣传的，由药品监督管理部门责令立即停止

该药品广告的发布，撤销该品种药品广告批准文号，几年内不受理该品种的广告
审批申请

24. 对提供虚假材料申请药品广告审批，取得药品广告批准文号的，药品广告审查机
关在发现后应当撤销该药品广告批准文号，几年内不受理该企业该品种的广告审
批申请

C 型题（综合分析选择题。每题的备选答案中只有一个最佳答案）

[1~2]

2015 年 6 月 12 日，某药品生产企业在某晚报大篇幅刊登国药广审（文）第 2013110457
号药品广告，该广告宣称"九大医院权威认证，安全，一天起效，三十天痊愈"。

1. 对该药品广告批准文号格式的说法，正确的是

A. "国"字开头的文号全国有效，异地发布不用办理备案申请

B. 批准文号中数字组成部分前 6 位代表审查年月，后 4 位代表广告批准序号

C. 批准文号中数字组成部分应该为 9 位，该批准文号可直接认定为虚假文号

D. 批准文号中"文"代表广告媒介形式的分类代号，可以用于报纸和广播电视

2. 对该药品广告内容的定性，正确的是

A. 篡改经批准的药品广告内容进行虚假宣传

B. 提供虚假材料申请药品广告审批

C. 含有不科学地表示功效的断言和保证

D. 任意扩大产品适应证（功能主治）范围

[3~5]

甲省乙药品生产企业拟对其生产的丙药品进行广告宣传。

3. 乙药品生产企业应向哪个部门申请丙药品的广告批准文号

A. 企业所在地省级药品监督管理部门

B. 企业所在地市级药品监督管理部门

C. 企业所在地县级药品监督管理部门

D. 国家药品监督管理部门

4. 乙药品生产企业取得丙药品的广告批准文号后，拟在外省进行广告宣传

A. 无须审批

B. 需要经过发布地省级药品监督管理部门的备案

C. 需要经过企业所在地省级药品监督管理部门的批准

D. 需要经过发布地省级药品监督管理部门的批准

5. 乙药品生产企业取得丙药品的广告批准文号后，篡改经批准的药品广告内容进行
虚假宣传，撤销该品种药品广告批准文号，药品监督管理部门几年内不受理该品
种的广告审批申请

A. 1 年 B. 2 年 C. 3 年 D. 4 年

**X 型题（多项选择题。每题的备选答案中有 2 个或 2 个以上正确答案。少选或多
选均不得分）**

1. 有关广告审查管理的说法，正确的有

   A. 药品经营企业作为申请人的，不需要征得药品生产企业的同意

   B. 药品广告批准文号的申请人必须是具有合法资格的药品生产企业或者药品经营企业

   C. 申请药品广告批准文号，应当向药品生产企业所在地的药品广告审查机关提出

   D. 申请进口药品广告批准文号，应当向进口药品代理机构所在地的药品审查机关提出

2. 有关广告审查管理的说法，正确的有

   A. 药品经营企业作为药品广告批准文号申请人的，必须征得药品生产企业的同意

   B. "网""视""声""文"代表用于广告媒介形式的分类代号

   C. 处方药在指定的医学、药学专业刊物上仅宣传药品名称的需要审查

   D. 非处方药仅宣传药品名称（含药品通用名称和药品商品名称）的无须审查

3. 可做广告的药品是

   A. 芬太尼   B. 胰岛素   C. 乙酰螺旋霉素   D. 布桂嗪

4. 不可以在电视广告上宣传的

   A. 人血白蛋白   B. 氨茶碱   C. 可待因   D. 疫苗

5. 药品广告不能含有的内容是

   A. 免费试用   B. WHO 推荐   C. 免费赠送   D. 无效退款

6. 药品广告不得含有的内容包括

   A. 最先进制法   B. 安全无毒副作用

   C. 治愈率达 90%   D. 同类药品中最安全有效

7. 药品不得出现的内容包括

   A. 家庭必备   B. 最新科技

   C. 无效退款   D. 增高

8. 药品广告不得出现的内容包括

   A. 有效率 90%   B. 同类产品中疗效最佳

   C. 益智   D. 日常生活必需

9. 有关药品广告的说法，正确的是

   A. 药品广告只能在指定的医学、药学专业刊物上发表

   B. 药品广告不得含有表示功效、安全性的断言或者保证

   C. 药品广告须经企业所在地省级工商行政部门批准，并发给药品广告批准文号

   D. 药品广告内容必须真实、合法，以国家药品监督管理部门批准的说明书为准，不得含有虚假的内容

10. 药品广告中必须标明

   A. 药品生产企业或者药品经营企业名称

   B. 药品广告批准文号

   C. 药品商品名称

   D. 药品批准文号

11. 下列情形属于违法情形的有

A. 王某在国外购买 2 瓶降压药，准备回国自用，并如实向海关申报

B. 某公司在药品说明书适应证项下擅自添加"治疗糖尿病"的表述

C. 某公司药品广告请患者说明服药前后的身体状况

D. 某医疗机构发布其自制制剂的广告

第二节 反不正当竞争法

A 型题（最佳选择题，每题的备选答案中只有一个最佳答案）

1. 不正当的竞争行为包括

A. 以折扣销售保健食品，如实入账   B. 低价销售积压的化妆品

C. 公开竞争对手的药品经营信息   D. 因歇业降价销售黄芪饮片

2. 下列属于低价倾销行为的是

A. 因清偿债务、转产、歇业降价销售商品

B. 处理有效期限即将到期的商品或者其他积压的商品

C. 以排挤竞争对手为目的，以低于成本的价格销售商品

D. 季节性降价

3. 根据《中华人民共和国反不正当竞争法》，下列情形不属于"不正当竞争行为"的是

A. 招标者与投标者相互串通抬高标价的

B. 低于成本价处理有效期即将到期的商品的

C. 以歧义性语言进行商品宣传的

D. 地方政府限制外地商品进入本地市场的

4. 按照《关于禁止商业贿赂行为的暂行规定》，下列行为不属于商业贿赂的是

A. 经营者在账外暗中给予对方单位或者个人回扣

B. 经营者以咨询费、科研费的名义给对方单位或个人报销费用的

C. 经营者以提供旅游、考察的方式对对方单位或者个人给付利益的

D. 经营者销售商品，给付中间人佣金并如实入账的

B 型题（配伍选择题，备选答案在前，试题在后，每题若干组。每组均对应同一组备选答案）

[1～3]

A. 商业贿赂行为   B. 限制竞争行为

C. 混淆行为   D. 诋毁商誉行为

1. 经营者销售商品，违背购买者的意愿搭售商品或者附加其他不合理的条件属于

2. 投标者和招标者相互勾结，以排挤竞争对手的公平竞争属于

3. 经营者捏造、散布虚伪事实，损害竞争对手的商业信誉、商品声誉属于

[4～7]

A. 虚假宣传行为   B. 混淆行为

C. 诋毁商誉行为   D. 侵犯商业秘密行为

4. 药品经营者散布谎称竞争对手生产的药品为假药属于

5. 药品经营者利用广告声称药品包治百病属于

6. 药品生产者假冒他人的注册商标属于

7. 药品生产者以不正当手段获取同行的商业秘密属于

C 型题（综合分析选择题。每题的备选答案中只有一个最佳答案）

[1~2]

A 制药公司是一家现代化企业，许多产品在市场上口碑很好，B 制药公司为获取更大利润，将自己产品的包装盒装潢设计的与 A 制药公司同类药品非常相似，并在印制药品说明书和标签时假冒了 A 制药公司的注册商标，同时做了宣传和广告。

1. 在不正当竞争行为中，B 制药公司假冒注册商标的行为应定性为
   - A. 混淆行为
   - B. 限制竞争行为
   - C. 诋毁商誉行为
   - D. 侵犯商业秘密行为

2. 如果上述信息中 B 企业的药品广告批准文号属于提供虚假材料申请而取得，药品广告审查机关应当撤销药品广告批准文号，同时还应
   - A. 3 年内不受理该企业该品种的广告审批申请
   - B. 1 年内不受理该企业该品种的广告审批申请
   - C. 1 年内不受理该企业所有品种的广告审批申请
   - D. 3 年内不受理该企业所有品种的广告审批申请

X 型题（多项选择题。每题的备选答案中有 2 个或 2 个以上正确答案。少选或多选均不得分）

1. 有关商业贿赂行为的说法，正确的有
   - A. 任何单位或者个人在销售或者购买商品时不得收受或者索取贿赂
   - B. 经营者销售商品，不得以明示方式给予对方折扣
   - C. 购货单位或者个人在账外暗中收受回扣的，以受贿论处
   - D. 在账外暗中给予购货单位或者个人回扣的，以行贿论处

2. 下列属于商业贿赂行为的有
   - A. 经营者在销售商品时以明示并如实入账的方式给予对方价格优惠
   - B. 经营者在购进商品时以明示方式给中间人佣金并如实入账
   - C. 经营者为推销某产品，出资组织对方单位管理人员出国考察
   - D. 经营者在推销产品时，暗中给对方单位提供宣传费

3. 有关商业贿赂行为的说法，正确的有
   - A. 在经营活动中收受经营者的现金，只要有记录就不属于回扣
   - B. 商品购买者在经营活动中未将对方给付的回扣转入财务账的，以受贿论处
   - C. 经营者为销售商品，在经营活动中出资为对方提供国外旅游，属于商业贿赂行为
   - D. 在经营活动中以现金方式向提供经营服务方支付劳务报酬，应视为行贿

4. 下列属于商业贿赂行为的有
   - A. 经营者为销售商品，假借劳务费名义，给付对方单位或者个人财物

B. 经营者为销售商品，假借科研经费名义，给付对方单位财物

C. 经营者为销售商品，给对方单位或者个人提供国内旅游

D. 经营者为销售商品，给予为其提供服务的中间人劳务报酬

5. 经营者从事市场交易不得采用的手段有

A. 对商品质量作引人误解的虚假表示   B. 在商品上冒用认证标志

C. 突出商品的名优标志和产地   D. 擅自使用他人的企业名称

6. 经营者从事经营活动时不得采用的手段有

A. 在商品上伪造产地

B. 擅自使用知名商品特有的包装

C. 违背消费者意愿搭售商品

D. 在商品上使用经营者的联系电话号码

7. 经营者从事市场交易不得有的行为包括

A. 在商品上冒用质量标志

B. 在商品上使用与知名商品相似的包装

C. 假冒他人的注册商标

D. 在商品上展示经营者的网址

8. 正当的竞争行为包括

A. 因歇业降价销售鹿茸

B. 公开竞争对手的保健食品经营信息

C. 以折扣销售药品，如实入账

D. 宣传中药材产地

第三节 消费者权益保护

A 型题（最佳选择题，每题的备选答案中只有一个最佳答案）

1. 关于消费者权利的说法，错误的是

A. 消费者享有自主选择商品或者服务的权利

B. 消费者在购买、使用商品或者接受服务时，享有要求回扣的权利

C. 消费者享有知悉其购买、使用的商品或者接受服务的真实情况的权利

D. 消费者在购买、使用商品和接受服务时享有人身、财产安全不受损害的权利

2. 以下有关消费者权利的表述，错误的是

A. 消费者享有知悉其购买、使用的商品的真实情况的权利

B. 消费者在购买、使用商品时享有人身、财产安全不受损害的权利

C. 消费者在购买、使用商品时享有要求经营者提供生产成本的权利

D. 消费者因购买、使用商品受到人身、财产损害的，享有依法获得赔偿的权利

3. 消费者有权根据商品或者服务的不同情况，要求经营者提供的资料不包括

A. 与竞争对手产品的比较资料

B. 使用方法说明书

C. 主要成分

D. 售后服务或者服务的内容、规格、费用

4. 购买商品时，消费者的权利不包括

A. 要求经营者提供商品的生产工艺

B. 对经营者提供的商品进行比较、鉴别和挑选

C. 因购买、使用商品受到人身、财产损害的，可以要求经营者或生产者赔偿

D. 获得质量保障、价格合理、计量正确等公平交易条件

5. 消费者在购买商品时，不享有的权利是

A. 人身安全不受损害　　　　　　　B. 公平交易

C. 自主选择商品　　　　　　　　　D. 无理由退货

6. 消费者的权利不包括

A. 因购买、使用商品或者接受服务受到人身、财产损害的，享有依法获得赔偿的权利

B. 在购买、使用商品和接受服务时，享有其人格尊严、民族风俗习惯得到尊重的权利

C. 在购买商品或者接受服务时，有权拒绝经营者的强制交易行为

D. 对购买的商品不满意的，享有无理由退货的权利

7. 某药店向顾客王某推荐一种价格较低的名牌护肤产品，王某对该产品的低价表示疑惑，药店解释为店庆优惠。王某买回使用后，面部出现红肿、瘙痒。经质检部门认定，该产品系假冒名牌产品，王某向该药店索赔。关于药店和王某对此事责任的说法，正确的是

A. 药店不知道该产品为假名牌，不应承担责任

B. 药店不是假名牌的生产者，不应承担责任

C. 药店违反了保证商品和服务安全的义务，应当承担责任

D. 王某对该产品有怀疑仍接受了服务，应承担部分责任

8. 经营者在提供商品时，必须履行的义务不包括

A. 保证商品符合保障人身安全的要求

B. 发现商品存在瑕疵，立即向有关行政部门报告并采取防止危害发生的措施

C. 按照国家有关规定向消费者出具购货凭证

D. 提供有关商品的真实信息

B 型题（配伍选择题，备选答案在前，试题在后，每题若干组。每组均对应同一组备选答案）

[1~2]

A. 公平交易权　　　　　　　　　　B. 安全保障权

C. 获得赔偿权　　　　　　　　　　D. 自主选择权

1. 甲药品零售企业出售不符合国家药品标准的维生素C片，此行为侵犯了消费者的

2. 乙药品零售企业出售的板蓝根颗粒剂，每盒的袋数短缺，且拒不赔偿，此行为侵犯了消费者的

[3 ~ 4]

  A. 安全保障权　　　　　　　　　　B. 真情知悉权

  C. 公平交易权　　　　　　　　　　D. 自主选择权

3. 甲药品零售企业出售阿胶时未按消费者的要求提供产地信息，侵犯了消费者的

4. 乙药品零售企业出售的女性避孕药价格明显不合理，侵犯了消费者的

[5 ~ 7]

  A. 安全保障权　　　　　　　　　　B. 公平交易权

  C. 自主选择权　　　　　　　　　　D. 获得赔偿权

5. 甲药品零售企业出售党参短斤缺两，该行为侵犯了消费者的

6. 乙药品零售企业向消费者出售超过有效期的咳嗽药，该行为侵犯了消费者的

7. 丙药品零售企业向消费者出售霉变的花旗参饮片，该行为侵犯了消费者的

[8 ~ 9]

  A. 生产者的权利　　　　　　　　　B. 消费者协会的义务

  C. 消费者的权利　　　　　　　　　D. 经营者的义务

8. 以广告、产品说明书表明商品或服务状况的，应当保证其提供的商品或者服务的
　　实际质量与表明的质量状况相符的为

9. 接受服务时，有权获得质量保障、价格合理、计量正确等公平交易条件的为

[10 ~ 11]

  A. 向消费者出具服务单据

  B. 保证其与提供的商品的实际质量状况相符

  C. 按约定履行，不得无理拒绝

  D. 作出明确的答复

10. 经营者以产品说明书表明商品质量状况的应

11. 经营者提供的服务，按国家规定，承担包修、包换、包退责任的应

[12 ~ 13]

  A. 请求消费者协会组织调解

  B. 与经营者协商和解

  C. 向有关行政部门申请行政裁决

  D. 向人民法院提起诉讼

12. 消费者和经营者发生消费权益争议的解决途径中，不包括

13. 消费者和经营者发生消费权益争议的解决途径中，其结果具有强制执行力的最后
　　解决手段是

**X 型题（多项选择题。每题的备选答案中有 2 个或 2 个以上正确答案。少选或多
选均不得分）**

1. 某医疗器械生产企业销售一新血糖仪和试纸，由于设计技术不成熟，导致测试结
　　果不准确，影响患者血糖测试结果。事后，该企业拒绝就具体原因作出说明，也
　　拒绝消费者的退货、赔偿要求。该企业的行为所侵犯的消费者的权利有

  A. 安全保障权　　　　　　　　　　B. 真情知悉权

  C. 人格尊严权   D. 获取赔偿权

2. 消费者有权根据商品或者服务的不同情况，要求经营者提供商品的
  A. 用途、性能、规格   B. 进货日期、进货价格
  C. 产地、生产者   D. 生产日期、有效期限

3. 根据《中华人民共和国消费者权益保护法》，提供商品和服务的经营者应当承担的义务包括
  A. 经营者收集、使用消费者个人信息应当遵循合法、正当、必要的原则，明示收集、使用信息的目的、方式和范围，并经消费者同意
  B. 经营者不得采用格式合同提请消费者注意商品或服务质量、价款、履行期限、安全注意事项和风险警示
  C. 经营者向消费者提供有关商品或服务质量、性能、用途、有效期限等信息，应当真实、全面，不得作虚假或引人误解的宣传
  D. 经营者应当保证其提供的商品或服务符合保障人身、财产安全的要求

4. 解决争议的特别规则包括
  A. 消费者在购买、使用商品或者接受服务时，其合法权益受到损害，因原企业分立、合并的，只能向原企业的经营者要求赔偿
  B. 销售者的先行赔付义务
  C. 消费者或者其他受害人因商品缺陷造成人身、财产损害的，可以向销售者要求赔偿，也可以向生产者要求赔偿
  D. 属于生产者责任的，销售者赔偿后，有权向生产者追偿；属于销售者责任的，生产者赔偿后，有权向销售者追偿

第十章 药品安全法律责任

第一节 药品安全法律责任概述

A 型题（最佳选择题，每题的备选答案中只有一个最佳答案）

1. 行政处罚的种类不包括
   A. 责令停产停业 　 B. 管制 　 　 　 C. 暂扣许可证 　 　 D. 罚款

B 型题（配伍选择题，备选答案在前，试题在后，每题若干组。每组均对应同一组备选答案）

[1~3]
   A. 民事责任 　 　 B. 刑事责任 　 　 C. 行政处罚 　 　 D. 行政处分

1. 吊销许可证属于
2. 责令停产停业属于
3. 因药品缺陷向患者赔偿属于

[4~7]
   A. 刑事责任 　 　 B. 行政处分 　 　 C. 民事责任 　 　 D. 行政处罚

4. 药品监督管理部门因某药品经营企业销售假药而吊销其《药品经营许可证》，属于
5. 药品批发企业在药品购销活动中履行合同不当，承担违约责任，属于
6. 个体医生使用假药，造成某患者健康严重受损，被处以有期徒刑并处罚款，属于
7. 药品监督人员因玩忽职守，被撤职并降低级别和职务工资，属于

[8~11]
   A. 刑事责任 　 　 B. 行政处分 　 　 C. 民事责任 　 　 D. 行政处罚

8. 药品监督管理部门因某药品生产企业销售假药而责令停产停业，属于
9. 药品零售连锁企业销售过期药品，造成某患者心脏病发作住院，赔偿患者住院费用、误工费，属于
10. 医疗机构药师未按照规定审核抗菌药物处方与用药医嘱，造成严重后果，被医疗机构取消调剂资格，属于
11. 药品批发企业的采购人员，未审核供应商资质和药品证明文件而导致采购假药，被企业开除的，属于

X 型题（多项选择题。每题的备选答案中有 2 个或 2 个以上正确答案。少选或多选均不得分）

1. 行政处罚的种类包括
   A. 警告 　 　 　 B. 拘役 　 　 　 C. 罚款 　 　 　 D. 吊销许可证

2. 行政处分的种类包括

    A. 警告   B. 赔偿损失   C. 开除   D. 罚款

3. 行政处分的种类包括

    A. 罚款   B. 降级   C. 记大过   D. 撤职

第二节　生产、销售假药、劣药的法律责任

A 型题（最佳选择题，每题的备选答案中只有一个最佳答案）

1. 下列情形应按假药论处的是

    A. 不注明生产批号的

    B. 被污染的

    C. 擅自添加着色剂、防腐剂及辅料的

    D. 药品所含成分与国家药品标准规定成分不符的

2. 下列情形应按劣药论处的是

    A. 以糊精为原料制得的药品

    B. 在生产的降糖宁胶囊中擅自添加化学药品格列苯脲

    C. 被污染的止咳化痰口服液

    D. 将原有效期至 2013 年 10 月更改为 2014 年 10 月

3. 通过改换包装而改变原生产日期和生产批号的药品，应当定性为

    A. 假药   B. 劣药

    C. 按假药论处   D. 按劣药论处

4. 下列应认定为劣药的是

    A. 药品成分的含量不符合国家药品标准

    B. 药品甲用药品乙的名称进行销售

    C. 药品所含成分与国家药品标准规定的成分不符

    D. 对保健食品进行药品疗效宣传

5. 下列情形应按劣药论处的是

    A. 所含成分与国家药品标准规定的成分不符的药品

    B. 污染变质的药品

    C. 所标明的适应证或者功能主治超出规定范围的药品

    D. 未注明生产批号的药品

6. 下列情形应按假药论处的是

    A. 在适应证项下删除"治疗感冒引发的鼻塞"的表述

    B. 生产批号"150324"改为"150328"

    C. 以淀粉片冒充感冒片

    D. 片剂外表霉迹斑斑

7. 下列情形应按假药论处的是

A. 超过有效期的

B. 擅自添加着色剂、防腐剂、香料、矫味剂及辅料的

C. 变质的

D. 不注明或者更改生产批号的

8. 下列情形应按假药论处的是

A. 药品成分的含量不符合国家药品标准的药品

B. 所标明的适应证或者功能主治超出规定范围的药品

C. 直接接触药品的包装材料和容器未经批准的药品

D. 更改有效期的药品

9. 下列情形应按假药论处的是

A. 更改生产批号的药品

B. 未标明有效期的药品

C. 擅自添加防腐剂的药品

D. 国务院药品监督管理部门规定禁止使用的药品

10. 药品监督管理部门经监督抽验发现，某医院使用的人血白蛋白注射液中的白蛋白含量仅为 0.02%（g/mL），应

A. 直接追究该药品生产企业的责任

B. 追究该医院法定代表人的责任

C. 追究负责供应该药品的药品批发企业的责任

D. 分别追究涉案药品生产、经营企业以及该医院的责任

11. 根据《中华人民共和国药品管理法》的相关规定，违法生产、销售假药的企业，其直接负责的主管人员和其他直接责任人员多长时间内不得从事药品生产、经营活动

A. 5 年　　　　　　B. 8 年　　　　　　C. 10 年　　　　　　D. 15 年

12. 销售未经批准的药品构成

A. 销售劣药罪　　B. 销售假药罪　　C. 非法经营罪　　D. 生产假药罪

13. 甲药厂生产的某药品含量明显低于国家药品标准，对人体健康造成严重危害，构成犯罪，其罪名应定为

A. 生产、销售假药罪　　　　　　　　B. 生产、销售劣药罪

C. 非法经营罪　　　　　　　　　　　D. 生产、销售伪劣商品罪

14. 应认定为"对人体健康造成严重危害"的是

A. 生产、销售假药，依照国家药品标准不应含有有毒有害物质而含有的

B. 生产、销售假药，以孕产妇、婴幼儿、儿童或者危重病人为主要使用对象的

C. 生产、销售的假药被使用后，造成轻度残疾、中度残疾的

D. 生产、销售的假药被使用后，造成重度残疾、10 人以上轻伤的

15. 生产、销售的假药被使用后，造成轻伤或重伤的，应认定为

A. 对人体健康造成特别重大损失　　　B. 严重危害人体健康

C. 对人体健康造成严重危害　　　　D. 对人体健康造成特别严重危害

16. 根据最高人民法院、最高人民检察院发布的《关于办理危害药品安全刑事案件适用法律若干问题的解释》，生产、销售假药应认定为"其他严重情节"的情形不包括
    A. 造成较大突发公共卫生事件的
    B. 生产、销售金额 20 万元以上不满 50 万元的
    C. 生产、销售金额 10 万元以上不满 20 万元，并具有应当酌情从重处罚情形之一的
    D. 致人重度残疾的

17. 根据最高人民法院、最高人民检察院发布的《关于办理危害药品安全刑事案件适用法律若干问题的解释》，应当酌情从重处罚的情形不包括
    A. 生产、销售的假药以孕产妇、婴幼儿、儿童或者危重病人为主要使用对象的
    B. 医疗机构、医疗机构工作人员生产、销售假药的
    C. 生产、销售的假药属于注射剂药品、急救药品的
    D. 两年内曾因酒驾受过刑事处罚的

18. 生产、销售劣药"后果特别严重"是指生产、销售的劣药被使用后
    A. 造成轻伤以上伤害　　　　　　　B. 造成轻度残疾
    C. 造成中度残疾　　　　　　　　　D. 造成重度残疾

19. 根据最高人民法院、最高人民检察院发布的《关于办理危害药品安全刑事案件适用法律若干问题的解释》，生产、销售劣药造成下列情形，应认定为"对人体健康造成严重危害"的是
    A. 造成轻伤或重伤的　　　　　　　B. 造成重度残疾的
    C. 造成 5 人以上轻度残疾的　　　　D. 造成重大突发公共卫生事件的

20. 未经批准擅自委托或者接受委托生产药品的
    A. 按生产、销售劣药处罚委托方
    B. 按生产、销售劣药处罚受托方
    C. 按生产、销售假药处罚委托方和受托方
    D. 按生产、销售假药处罚委托方或受托方

21. 余某，现年 35 岁，2004 年药学专业大学本科毕业，到某市人民医院药剂科工作。2010 年经国家执业药师资格考试获得执业药师资格。2012 年，碍于情面利用自己的证件替亲戚李某办理《药品经营许可证》《执业药师注册证》，并担任药店负责人，但不参与实际经营。2013 年因为酒后驾车被罚款，并暂扣驾驶证 1 个月。2015 年 3 月该药店因故意销售假药"筋骨丹"300 瓶和"喘立消丸"400 瓶，被市食品药品监督管理局查获并移送公安机关处理。关于药店销售假药，余某对此应当承担的法律责任是
    A. 余某未参与实际经营，不负法律责任
    B. 因销售药品未造成严重后果，余某不需要负刑事责任

C. 余某作为直接负责人犯销售假药罪

D. 因销售药品数量较少、数额较小，余某未构成销售假药罪

B 型题（配伍选择题，备选答案在前，试题在后，每题若干组。每组均对应同一组备选答案）

[1~3]

A. 为假药　　　　B. 按假药论处　　　　C. 为劣药　　　　D. 按劣药论处

1. 所标明的适应证或者功能主治超出规定范围的
2. 药品成分的含量不符合国家药品标准的
3. 药品所含成分与国家药品标准规定的成分不符的

[4~5]

A. 未注明生产批号的药品　　　　B. 被污染的药品

C. 未注明有效期的药品　　　　D. 以他种药品冒充此种药品

4. 属于假药的是
5. 应按假药论处的是

[6~9]

A. 确认为假药　　　　B. 按假药论处

C. 确认为劣药　　　　D. 按劣药论处

6. 某医疗机构使用的盐酸林可霉素注射液澄明度不符合规定，该药品应
7. 某药厂生产的甲氨蝶呤注射液被微量长春新碱污染，该药品应
8. 某药厂生产的西咪替丁胶囊所用原料未取得批准文号，该药品应
9. 某药店销售的安乃近片的主药含量超过国家标准规定，该药品应

[10~13]

A. 确认为假药　　　　B. 按假药论处

C. 确认为劣药　　　　D. 按劣药论处

10. 某药店销售的阿司匹林片擅自添加矫味剂，该药品应
11. 某医疗机构使用的利巴韦林注射液超过药品有效期，该药品应
12. 某药厂生产的参麦注射液在有效期内发生变质，该药品应
13. 某药厂生产的诺氟沙星胶囊所含成分与国家药品标准规定的成分不符，该药品应

[14~15]

A. 采取欺骗手段取得药品批准证明文件的
B. 生产、销售假药的
C. 生产、销售劣药的
D. 药品生产、经营企业未按 GMP、GSP 规定实施的

14. 没收违法生产、销售的药品和违法所得，并处违法生产销售药品货值金额 2 倍以上 5 倍以下的罚款
15. 没收违法生产、销售的药品和违法所得，并处违法生产销售药品货值金额 1 倍以上 3 倍以下的罚款

[16~17]

　　A. 2 倍以上 5 倍以下　　　　　　　　　　B. 3 倍以上 5 倍以下

　　C. 1 倍以上 3 倍以下　　　　　　　　　　D. 1 倍以上 5 倍以下

16. 生产、销售劣药的，没收违法生产、销售的药品和违法所得，并处违法生产、销售药品货值金额的罚款是

17. 生产、销售假药的，没收违法生产、销售的药品和违法所得，并处违法生产、销售药品货值金额的罚款是

[18~20]

　　A. 《药品生产许可证》　　　　　　　　　　B. 《药品经营许可证》

　　C. 《医疗机构执业许可证》　　　　　　　　D. 《医疗机构制剂许可证》

18. 医疗机构配制的制剂为假药，情节严重的，应吊销其

19. 药品生产企业生产假药，情节严重的，应吊销其

20. 药品经营企业经营假药，情节严重的，应吊销其

[21~22]

　　A. 处以 3 年以下有期徒刑，并处罚金

　　B. 处以 3 年以上 10 年以下有期徒刑

　　C. 处以 10 年以上有期徒刑或者无期徒刑，并处罚金或者没收财产

　　D. 处以 10 年以上有期徒刑、无期徒刑或者死刑，并处罚金或者没收财产

21. 生产、销售假药，致人死亡的，应

22. 生产、销售劣药，后果特别严重的，应

[23~26]

　　A. 处 3 年以下有期徒刑或者拘役，并处罚金

　　B. 处 3 年以上 10 年以下有期徒刑，并处罚金

　　C. 处 10 年以上有期徒刑、无期徒刑或者死刑，并处罚金或者没收财产

　　D. 处 2 年以下有期徒刑或者拘役，并处罚金

23. 生产、销售假药的

24. 生产、销售假药，对人体健康造成严重危害的

25. 生产、销售假药有其他严重情节的

26. 生产、销售假药，有其他特别严重情节的

[27~28]

　　A. 3 年以下有期徒刑，并处罚金

　　B. 3 年以上 10 年以下有期徒刑，并处罚金

　　C. 10 年以上有期徒刑或者无期徒刑或者死刑

　　D. 10 年以上有期徒刑或者无期徒刑，并处罚金或者没收财产

27. 生产、销售劣药，对人体健康造成严重危害的，处以

28. 生产、销售劣药，后果特别严重的，处以

[29～30]

    A. 处 2 年以下有期徒刑或者拘役，并处罚金

    B. 处 3 年以下有期徒刑或者拘役，并处罚金

    C. 处 3 年以上 10 年以下有期徒刑，并处罚金

    D. 10 年以上有期徒刑或者无期徒刑，并处罚金或者没有财产

29. 某制药厂擅自将库存老批号产品复方氨基酸胶囊重新加工成新批号产品出厂销售，对人体健康造成严重危害，追究刑事责任时应处

30. 某个体诊所无《医疗机构制剂许可证》，擅自用中药黄芪、黄连等生产胃康冲剂，幸未发现对人体健康造成严重危害，追究刑事责任时可处

[31～32]

    A. 生产金额 50% 以上 2 倍以下

    B. 生产金额 1 倍以上 3 倍以下

    C. 销售金额 50% 以上 2 倍以下

    D. 销售金额 1 倍以上 3 倍以下

31. 生产、销售劣药，对人体健康造成严重危害的，处 3 年以上 10 年以下有期徒刑，并处罚金

32. 生产、销售劣药，后果特别严重的，处 10 年以上有期徒刑或者无期徒刑，并处罚金

[33～34]

    A. 后果特别严重   B. 足以严重危害人体健康

    C. 对人体健康造成严重危害   D. 对人体健康造成特别严重危害

33. 生产、销售的假药被使用后造成轻伤的，应认定为

34. 生产、销售的劣药被使用后造成中度残疾的，应认定为

[35～36]

    A. 致人死亡   B. 致 3 人以上死亡

    C. 造成中度残疾   D. 造成重度残疾

35. 生产、销售的假药被使用后，应当认定为"对人体健康造成严重危害"的情形是

36. 生产、销售的假药被使用后，应当认定为"其他特别严重情节"的情形是

[37～38]

    A. 对人体健康造成轻度危害   B. 对人体健康造成严重危害

    C. 其他特别严重情节   D. 后果特别严重

37. 生产、销售的假药被使用后，造成重度残疾，应当认定为

38. 生产、销售的劣药被使用后，造成重度残疾，应当认定为

[39～40]

    A. 其他特别严重情节   B. 后果特别严重

    C. 对人体健康造成轻度危害   D. 对人体健康造成严重危害

39. 生产、销售的假药被使用后，造成轻度残疾，应当认定为

40. 生产、销售的劣药被使用后，造成重伤的，应当认定为

[41~44]

    A. 对人体健康造成轻度危害   B. 对人体健康造成严重危害

    C. 其他特别严重情节   D. 后果特别严重

41. 生产、销售的假药被使用后，造成中度残疾，应当认定为

42. 生产、销售的劣药被使用后，造成轻度残疾，应当认定为

43. 生产、销售的假药被使用后，造成3人以上中度残疾，应当认定为

44. 生产、销售的劣药被使用后，造成3人以上中度残疾，应当认定为

[45~48]

    A. 后果特别严重   B. 其他特别严重情节

    C. 对人体健康造成轻度危害   D. 对人体健康造成严重危害

45. 生产、销售的假药被使用后，造成轻度伤害的，应当认定为

46. 生产、销售的假药被使用后，造成3人以上重伤，应当认定为

47. 生产、销售的劣药被使用后，造成轻度伤害的，应当认定为

48. 生产、销售的劣药被使用后，造成3人以上重伤，应当认定为

[49~52]

    A. 后果特别严重   B. 其他特别严重情节

    C. 对人体健康造成轻度危害   D. 对人体健康造成严重危害

49. 生产、销售的假药被使用后，造成器官组织损伤导致一般功能障碍或者严重功能障碍，应当认定为

50. 生产、销售的假药被使用后，造成3人以上中度残疾或者器官组织损伤导致严重功能障碍，应当认定为

51. 生产、销售的劣药被使用后，造成器官组织损伤导致一般功能障碍或者严重功能障碍，应当认定为

52. 生产、销售的劣药被使用后，造成3人以上中度残疾或者器官组织损伤导致严重功能障碍，应当认定为

[53~56]

    A. 后果特别严重   B. 其他特别严重情节

    C. 对人体健康造成轻度危害   D. 对人体健康造成严重危害

53. 生产、销售的假药被使用后，造成10人以上轻伤，应当认定为

54. 生产、销售的劣药被使用后，造成10人以上轻伤，应当认定为

55. 生产、销售的假药被使用后，造成5人以上轻度残疾或者器官组织损伤导致一般功能障碍，应当认定为

56. 生产、销售的劣药被使用后，造成5人以上轻度残疾或者器官组织损伤导致一般功能障碍，应当认定为

[57~58]

    A. 生产销售假感冒药

B. 在集市销售使用淀粉制成的降压药

C. 在公共卫生事件发生时期，销售用于应对突发事件的药品为假药

D. 实施生产假药犯罪，同时构成侵犯知识产权犯罪的

根据最高人民法院、最高人民检察院《关于办理危害药品安全刑事案件适用法律若干问题的解释》

57. 应当依法从重处罚的是

58. 应当依照处罚较重的规定定罪处罚的是

C 型题（综合分析选择题。每题的备选答案中只有一个最佳答案）

[1~4]

在一个研讨班上，学员对假劣药情形、适用法律和法律责任展开了讨论。讨论的情形主要包括 4 个，一是采用多加矫味剂生产儿童退热药；二是多加药用淀粉，少用主药生产降压药；三是部分药品超过有效期；四是某抗菌药物的外包装上标示的适应证与批准的药品说明书中适应证表述不一致，其外包装上添加了可以作为前列腺炎的二线用药的适应证等。

1. 上述信息中所指的 4 种情形，应按假药或者按假药论处的是

　A. 多加矫味剂生产儿童退热药

　B. 多加药用淀粉生产降压药

　C. 药品超过有效期

　D. 外包装上标示的适应证超过批准的说明书内容

2. 上述信息中所指的生产假劣药情形，属于在处罚幅度内从重处罚的是

　A. 多加药用淀粉生产降压药

　B. 药品超过有效期

　C. 外包装上标示的适应证超过批准的说明书内容

　D. 多加矫味剂生产儿童退热药

3. 根据最高人民法院，最高人民检察院的《关于办理危害药品安全刑事案件使用法律若干问题的解释》，针对第 4 种情形，如果所在企业生产金额达到 100 余万元，已经销售金额达到 15 万元，但尚未造成人员的伤害和死亡，应该认定为

　A. 足以危害人体健康　　　　　　　B. 其他特别严重情节

　C. 对人体健康造成严重危害　　　　D. 其他严重情节

4. 根据《药品管理法》《刑法》及其相关司法解释，针对第 4 种情形，如果所在的药品生产企业生产金额达到 100 余万元，已经销售金额达到 15 万元，但尚未造成人员的伤害和死亡，关于企业和相关责任人法律责任的说法，错误的是

　A. 药品监督管理部门应当吊销所在企业的《药品生产许可证》

　B. 本案属于单位犯罪，单位负刑事责任，直接责任人员只需承担行政责任

　C. 本案应移交公安机关，追究刑事责任

　D. 本案中直接负责的主管人员和其他直接责任人员的刑事责任是"处 10 年以上有期徒刑、无期徒刑或者死刑，并处罚金或者没收财产"

[5~7]

某个体诊所擅自用淀粉生产降压药 500 盒，每盒售价 30 元。5 名患者购买服用该降压药后，因血压过高而住院治疗。市药品监督管理部门介入调查，查获剩余的该降压药 280 盒。

5. 该降压药

    A. 为假药   B. 按假药论处   C. 为劣药   D. 按劣药论处

6. 市药品监督管理部门对该个体诊所可以做出的处罚不包括

    A. 处罚 75000 元

    B. 没收剩余的降压药 280 盒

    C. 没收 220 盒降压药的违法所得

    D. 吊销该个体诊所《医疗机构执业许可证》

7. 追究刑事责任时应对该个体诊所负责人

    A. 处 3 年以下有期徒刑或者拘役，并处罚金

    B. 处 3 年以上 10 年以下有期徒刑，并处罚金

    C. 处 10 年以上有期徒刑或者无期徒刑，并处罚金或者没有财产

    D. 处 10 年以上有期徒刑、无期徒刑或者死刑，并处罚金或者没收财产

[8~9]

某市药品监督管理部门在日常的监督检查中，发现某药品生产企业擅自将库存老批号中药降糖药重新加工成新批号产品出厂销售，货值金额 10 万元。截止到案发，尚未发现对消费者造成危害。

8. 该中药降糖药

    A. 为假药   B. 按假药论处   C. 为劣药   D. 按劣药论处

9. 药监部门对该药品生产企业可以作出的处罚不包括

    A. 没收剩余的中药降糖药

    B. 没收该药品生产企业的违法所得

    C. 处罚 20 万元

    D. 吊销该药品生产企业《药品生产许可证》

X 型题（多项选择题。每题的备选答案中有 2 个或 2 个以上正确答案。少选或多选均不得分）

1. 下列情形应按劣药论处的是

    A. 擅自添加香料的   B. 变质的

    C. 超过有效期的   D. 不注明生产批号的

2. 下列情形应按劣药论处的是

    A. 擅自添加了防腐剂的药品

    B. 未标明有效期或者更改有效期的药品

    C. 不注明或者更改生产批号的药品

    D. 使用未经批准的直接接触药品的包装材料和容器的药品

3. 下列情形按劣药论处的是

    A. 国家药品监督管理部门规定禁止使用的药品

    B. 被污染的药品

    C. 超过有效期的药品

    D. 擅自添加辅料的药品

4. 下列按假药论处的是

    A. 以淀粉冒充药品的

    B. 未标明有效期的

    C. 依法必须检验而未经检验即销售的

    D. 所标明的适应证或者功能主治超出规定范围的

5. 某省两名糖尿病患者服用标识为"甲制药厂"的"糖脂宁胶囊"（批号为081101）后死亡。经药品监管部门核查，甲制药厂未生产过批号为081101的"糖脂宁胶囊"，致人死亡的药品系乙非法生产。经药品检验所检验，该药品中非法添加了化学物质"格列本脲"。对本事件的处理，正确的有

    A. 批号为081101的"糖脂宁胶囊"为假药

    B. 对乙按照生产、销售假药行为追究其刑事责任

    C. 对甲和乙同时按照生产、销售劣药行为追究其法律责任

    D. 甲制药厂应对涉案的"糖脂宁胶囊"（批号为081101）实施召回

6. 某药品生产企业利用回收玻璃瓶重新灌装大输液，对本事件的处理，正确的有

    A. 按使用了未经批准的直接接触药品的包装材料和容器的行为进行处理

    B. 应按生产、销售假药论处

    C. 药品监督管理部门没收这些玻璃瓶

    D. 应按生产、销售劣药论处

7. 药品监督管理部门应在规定的处罚幅度内从重处罚的有

    A. 生产销售含量为0.02%的白蛋白注射液

    B. 销售已过有效期的板蓝根颗粒

    C. 以维生素C注射液冒充哌替啶注射液

    D. 生产以淀粉为原料的幼儿补钙颗粒

8. 应从重处罚的行为包括

    A. 生产、销售的生物制品、血液制品属于假药、劣药的

    B. 以麻醉药品、精神药品、医疗用毒性药品、放射性药品冒充其他药品，或者以其他药品冒充上述药品的

    C. 生产、销售、使用假药、劣药，造成人员伤害后果的

    D. 生产、销售、使用假药、劣药，经处理后重犯的

9. 生产、销售假药未对人体造成伤害的，可处

    A. 拘役，并处罚金   B. 3年以下有期徒刑，并处罚金

    C. 10年以上有期徒刑，并处罚金   D. 无期徒刑或者死刑，并处罚金

10. 生产、销售假药"对人体健康造成严重危害"或者"有其他严重情节"是指生产、销售的假药被使用后

A. 造成轻伤或者重伤
B. 造成轻度残疾
C. 造成中度残疾
D. 造成重度残疾

11. 生产、销售用于应对突发事件药品的假药、劣药的，依法从重处罚，所指突发事件包括

A. 自然灾害、事故灾难
B. 药品断货
C. 公共卫生事件
D. 社会安全事件

12. 根据最高人民检察院、公安部《关于公安机关管辖的刑事案件立案追诉标准的规定（一）》，生产销售假冒、伪劣产品行为的立案标准为

A. 伪劣产品销售金额 5 万元以上的

B. 伪劣产品尚未销售，货值金额 15 万元以上的

C. 使用伪劣产品造成轻伤伤害的

D. 伪劣产品销售金额不满 5 万元，但将已销售金额乘以 3 倍后，与尚未销售的伪劣产品货值金额合计 15 万元以上的

第三节 违反药品监督管理规定的法律责任

A 型题（最佳选择题，每题的备选答案中只有一个最佳答案）

1. 某市食品药品监督管理局接到举报，反映该市甲兽药店销售人用药品。实际调查发现甲兽药店药柜上摆放有多个品种的人用药品。经查实，兽药店所经营的人用药品达 30 余种，货值金额 5000 元，主要是非处方药；部分药品已销售，销售金额已达到 1000 元。当事的兽药店有《兽药经营许可证》，无《药品经营许可证》。下列关于甲兽药店违法行为定性与处理的说法，正确的是

A. 甲兽药店经营人用药品，应以无证经营药品论处

B. 甲兽药店经营人用药品，应以销售假劣药品论处

C. 销售的药品主要是非处方药，甲兽药店有权经营

D. 本案甲兽药店违法行为应当由当地兽药管理部门查处，不应当由当地药品监督管理部门查处

2. 有关医疗机构违法行为的处罚，错误的是

A. 医疗机构将其配制的制剂在市场上销售的，吊销其《医疗机构制剂许可证》

B. 医疗机构配制制剂为假药，情节严重的，吊销其《医疗机构制剂许可证》

C. 医疗机构配制制剂为劣药，情节严重的，吊销其《医疗机构制剂许可证》

D. 医疗机构从无《药品经营许可证》的企业购进药品，情节严重的，吊销其医疗机构执业许可证书

3. 某药品经营企业未在规定时间内通过 GSP 认证，仍进行药品经营活动，属地药品监督管理部门对该企业的处罚是

A. 警告，责令限期改正　　　　　　　B. 责令停业整顿

C. 吊销《药品经营许可证》　　　　　D. 没收购进的药品

4. 在城乡集市贸易市场设点销售的药品，超出批准经营的药品范围的

　　A. 按无证经营处罚　　　　　　　　B. 按经营假药处罚

　　C. 按经营劣药处罚　　　　　　　　D. 按从无证企业购进药品处罚

5. 个人设置的门诊部、诊所等医疗机构向患者提供的药品超出规定范围的

　　A. 按无证经营处罚　　　　　　　　B. 按非法经营处罚

　　C. 按销售假药处罚　　　　　　　　D. 按销售劣药处罚

6. 提供虚假的申报资料，已取得批准证明文件的，药品监督管理部门应撤销其批准
证明文件，且

　　A. 在 1 年内不受理其申请，并处罚款　　B. 在 2 年内不受理其申请，并处罚款

　　C. 在 3 年内不受理其申请，并处罚款　　D. 在 5 年内不受理其申请，并处罚款

**B 型题（配伍选择题，备选答案在前，试题在后，每题若干组。每组均对应同一
组备选答案）**

[1~2]

　　A. 1 倍以上 3 倍以下　　　　　　　B. 1 倍以上 5 倍以下

　　C. 2 倍以上 5 倍以下　　　　　　　D. 3 倍以上 5 倍以下

1. 未取得《药品生产许可证》生产药品的，应当依法予以取缔，并处罚款的金额为
违法生产药品货值金额的

2. 出租《药品生产许可证》的，应没收违法所得，并处罚款的金额为违法所得的

[3~4]

　　A. 1 倍以上 3 倍以下　　　　　　　B. 1 倍以上 5 倍以下

　　C. 2 倍以上 5 倍以下　　　　　　　D. 3 倍以上 5 倍以下

3. 伪造《药品经营许可证》的，应没收违法所得，并处罚款的金额为违法所得的

4. 未取得《药品经营许可证》经营药品的，应当依法予以取缔，并处罚款的金额为
违法经营药品货值金额的

[5~6]

　　A. 责令停产、停业整顿，并处 5000 元以上 2 万元以下的罚款

　　B. 处 2 万元以上 10 万元以下的罚款

　　C. 责令改正，给予警告，对单位并处 3 万元以上 5 万元以下的罚款

　　D. 5 年内不受理其申请，并处 1 万元以上 3 万元以下的罚款

5. 违反《药品管理法》规定，提供虚假证明或者采取欺骗手段取得药品生产、经营
许可证的，除吊销许可证外，还应

6. 药品的生产企业、经营企业、研究机构，未按照规定实施相应质量管理规范且逾
期不改正的，应

[7~8]

　　A.《药品生产许可证》　　　　　　B.《药品经营许可证》

C. 《医疗机构制剂许可证》　　　　D. 医疗机构执业许可证书

7. 医疗机构违反药品管理法规定，从无许可证企业购进药品且情节严重的，应吊销其

8. 药品经营企业违反药品管理法的规定，在购销药品中无真实、完整的购销记录且情节严重的，应吊销其

[9~10]

A. 货值金额 1 倍以上 3 倍以下的罚款　　B. 货值金额 3 倍以上 5 倍以下的罚款

C. 货值金额 50% 以上 3 倍以下的罚款　　D. 货值金额 2 倍以上 5 倍以下的罚款

9. 医疗机构将其配制的制剂在市场销售，应责令改正，没收违法销售的制剂，并处违法销售制剂

10. 药品经营企业从无许可证企业购进药品，应责令改正，没收违法购进的药品，并处违法购进药品

[11~13]

A. 按照从无证企业购进药品处罚　　B. 按照无证经营处罚

C. 按销售假药处罚　　　　　　　　D. 按销售劣药处罚

11. 未经批准，擅自在城乡集市贸易市场设点销售药品的

12. 在城乡集市贸易市场设点销售的药品超出批准经营的

13. 个人设置的门诊部、诊所等医疗机构向患者提供的药品超出规定的范围和品种的

[14~16]

A. 处违法所得 2 倍以上 5 倍以下的罚款

B. 处违法所得 1 倍以上 3 倍以下的罚款

C. 处 1 万元以上 3 万元以下的罚款

D. 处 2 万元以上 10 万元以下的罚款

14. 提供虚假的证明、文件资料、样品取得《药品经营许可证》的

15. 买卖、出租、出借《药品生产许可证》，没有违法所得的

16. 买卖药品批准证明文件，有违法所得的

[17~19]

A. 处违法所得 2 倍以上 5 倍以下的罚款

B. 处违法所得 1 倍以上 3 倍以下的罚款

C. 处 2 万元以上 10 万元以下的罚款

D. 处 1 万元以上 3 万元以下的罚款

17. 伪造、变造《药品经营许可证》，没有违法所得的

19. 伪造、变造药品批准证明文件，有违法所得的

20. 提供虚假的证明、文件资料、样品取得《医疗机构制剂许可证》的

[20~22]

A. 卫生行政部门处罚　　　　　　B. 经济综合主管部门处罚

C. 工商行政管理部门处罚　　　　D. 药品监督管理部门处罚

20. 药品的生产企业、经营企业或者其代理人给予使用其药品的医疗机构的负责人、

药品采购人员、医师等有关人员以财物或者其他利益的，由

21. 医疗机构的负责人、药品采购人员、医师等有关人员收受药品生产企业、药品经营企业或者其代理人给予的财物或者其他利益的，由

22. 药品的生产企业、经营企业、医疗机构在药品购销中暗中给予、收受回扣或者其他利益的，由

[23～25]

　　A. 5000 元以下的罚款　　　　　　　　B. 处 3 万元以下的罚款

　　C. 处 2 万元以下的罚款　　　　　　　D. 处 5000 元～3 万元的罚款处

23. 药品经营企业未按照要求开展药品不良反应或者群体不良事件报告、调查、评价和处理的，逾期不改的

24. 药品生产企业未按照要求开展药品不良反应或者群体不良事件报告、调查、评价和处理的

25. 医疗机构未按照要求开展药品不良反应或者群体不良事件报告、调查、评价和处理的，逾期不改的

[26～28]

　　A. 处 5000 元以下的罚款　　　　　　　B. 处 3 万元以下的罚款

　　C. 处 2 万元以下的罚款　　　　　　　D. 处 5000 元～3 万元的罚款

26. 药品经营企业无专职或者兼职人员负责本单位药品不良反应监测工作，逾期不改的

27. 药品生产企业无专门机构、专职人员负责本单位药品不良反应报告和监测工作的

28. 医疗机构无专职或者兼职人员负责本单位药品不良反应监测工作，逾期不改的

[29～31]

　　A. 处 5000 元以下的罚款　　　　　　　B. 处 3 万元以下的罚款

　　C. 处 2 万元以下的罚款　　　　　　　D. 处 5000 元～3 万元的罚款

29. 药品经营企业不配合严重药品不良反应或者群体不良事件相关调查工作，逾期不改的

30. 药品生产企业不配合严重药品不良反应或者群体不良事件相关调查工作的

31. 医疗机构不配合严重药品不良反应或者群体不良事件相关调查工作，逾期不改的

[32～35]

　　A. 处 5000 元以下的罚款　　　　　　　B. 处 3 万元以下的罚款

　　C. 处 2 万元以下的罚款　　　　　　　D. 处 5000 元～3 万元的罚款

32. 药品生产企业未按照规定建立药品不良反应报告和监测管理制度

33. 药品生产企业未按照要求开展重点监测的

34. 药品生产企业未按照要求提交定期安全性更新报告的

35. 药品生产企业未建立和保存药品不良反应监测档案的

[36～39]

　　A. 处应召回药品货值金额 3 倍的罚款

B. 处 3 万元以下的罚款

C. 处 2 万元以下的罚款

D. 处 1000 元 ~ 5 万元

36. 药品生产企业未在规定时间内通知药品经营企业、使用单位停止销售和使用需召回药品的

37. 药品经营企业、使用单位发现经营、使用的药品存在安全隐患，未立即停止销售或使用的

38. 药品生产企业未按规定建立药品召回制度、药品质量保证体系与药品不良反应监测系统，逾期未改正的

39. 药品生产企业发现药品存在安全隐患而不主动召回药品的

[40 ~ 43]

A. 处应召回药品货值金额 3 倍的罚款

B. 处 3 万元以下的罚款

C. 处 2 万元以下的罚款

D. 处 1000 元 ~ 5 万元

40. 药品生产企业拒绝召回药品的

41. 药品生产企业未按照药品监督管理部门要求采取改正措施或召回药品的

42. 药品生产企业拒绝协助药品监督管理部门开展调查，逾期未改正的

43. 药品经营企业、使用单位拒绝配合药品生产企业或者药品监督管理部门开展有关药品安全隐患调查、拒绝协助药品生产企业召回药品的

[44 ~ 47]

A. 处应召回药品货值金额 3 倍的罚款

B. 处 3 万元以下的罚款

C. 处 2 万元以下的罚款

D. 处 1000 元 ~ 5 万元

44. 药品生产企业对召回药品的处理未做详细的记录

45. 药品生产企业未按照规定提交药品召回的调查评估报告和召回计划、药品召回进展情况和总结报告，逾期未改正的

46. 药品生产企业变更召回计划，未报药品监督管理部门备案，逾期未改正的

47. 药品生产企业对必须销毁的药品未在药品监督管理部门监督下销毁的

C 型题 （综合分析选择题。每题的备选答案中只有一个最佳答案）

[1 ~ 2]

甲医疗机构未经批准，从乙医疗机构购进其生产的丙制剂，货值金额 5 万元。

1. 药品监督管理部门对甲医疗机构做出的行政处罚，不妥当的是

　　A. 责令改正　　　　　　　　　　B. 没收购进的丙制剂

　　C. 罚款 5 万　　　　　　　　　　D. 罚款 20 万

2. 药品监督管理部门对乙医疗机构做出的行政处罚，不妥当的是

A. 责令改正　　　　　　　　　　　　B. 没收违法销售的制剂

C. 罚款 5 万　　　　　　　　　　　　D. 罚款 20 万

X 型题（多项选择题。每题的备选答案中有 2 个或 2 个以上正确答案。少选或多选均不得分）

1. 某药品生产企业未在规定时间内通过 GMP 认证，仍进行药品生产活动，药品监督管理部门给予警告，责令限期改正，逾期不改正的，对该企业的处罚是

   A. 责令停产整顿

   B. 情节严重的，吊销《药品生产许可证》

   C. 并处 2 万元以上 5 万元以下的罚款

   D. 并处 5000 元以上 2 万元以下的罚款

2. 药品零售企业在城乡集市贸易市场设点销售的药品超出了批准经营的药品范围，应给予的处罚包括

   A. 警告，责令限期改正

   B. 直接责任人员 5 年内不得从事药品生产、经营活动

   C. 处违法销售药品货值金额 2 倍以上 5 倍以下的罚款

   D. 构成犯罪的，依法追究刑事责任

3. 提供虚假的证明文件、申报资料、样品或者采取其他欺骗手段取得医疗机构制剂批准文号的，可以给予的处罚有

   A. 处 1 万元以上 3 万元以下罚款

   B. 处 2 万元以上 5 万元以下罚款

   C. 撤销其批准证明文件，1 年内不受理其申请

   D. 撤销其批准证明文件，5 年内不受理其申请

第四节　违反特殊管理药品规定的法律责任

A 型题（最佳选择题，每题的备选答案中只有一个最佳答案）

1. 对违反规定擅自生产、收购、经营毒性药品的单位或者个人，处理错误的是

   A. 没收其全部毒性药品　　　　　　　B. 按照非法所得的 2～5 倍罚款

   C. 给予警告　　　　　　　　　　　　D. 构成犯罪的，依法追究刑事责任

2. 对于制毒物品数量认定说法错误的是

   A. 以走私制毒物品罪、非法买卖制毒物品罪定罪处罚的，应当以涉案麻黄碱类复方制剂中麻黄碱类物质的含量作为涉案制毒物品的数量

   B. 以制造毒品罪定罪处罚的，应当将涉案麻黄碱类复方制剂所含的麻黄碱类物质可以制成的毒品数量作为量刑情节考虑

   C. 以制造毒品罪定罪处罚的，应当将涉案麻黄碱类复方制剂所含的麻黄碱类物质的含量作为涉案制毒物品的数量

   D. 多次实施的行为未经处理的，涉案制毒物品的数量累计计算

3. 由公安机关、工商行政管理部门对违反药品类易制毒化学品许可、备案要求的法律责任的单位作出行政处罚决定的，食品药品监督管理部门自该行政处罚决定作出之日起几年内不予受理其药品类易制毒化学品生产、经营、购买许可的申请

    A. 1 年   B. 2 年   C. 3 年   D. 5 年

B 型题（配伍选择题，备选答案在前，试题在后，每题若干组。每组均对应同一组备选答案）

[1~2]

    A. 由药品监督管理部门取消其定点批发资格，并依照药品管理法的有关规定处罚

    B. 由药品监督管理部门责令改正，给予警告，没收违法交易的药品，并处罚款

    C. 由县级以上卫生主管部门给予警告，暂停其执业活动

    D. 由药品监督管理部门责令限期改正，给予警告

1. 未取得麻醉药品处方资格的执业医师擅自开具麻醉药品的

2. 定点批发企业未依照规定储存麻醉药品和精神药品的

[3~4]

    A. 5000 元以上 1 万元以下的罚款   B. 5000 元以上 2 万元以下的罚款

    C. 2 万元以上 5 万元以下的罚款   D. 5 万元以上 10 万元以下的罚款

3. 销售第二类精神药品的零售企业违反储存、销售的规定，应由药品监督管理部门责令限期改正，如逾期不改正的，应责令停业，并处

4. 取得《印鉴卡》的医疗机构违反购买、储存的规定，应由卫生行政部门责令限期改正，如逾期不改正，处

[5~6]

    A. 违法销售药品货值金额 2~5 倍的罚款

    B. 5 万元~10 万元的罚款

    C. 5000 元~2 万元的罚款

    D. 5000 元~1 万元罚款

5. 定点批发企业违反规定销售麻醉药品和精神药品，逾期不改正的，可处

6. 定点生产企业未依照规定销售麻醉药品和精神药品，逾期不改正的，可处

[7~10]

    A. 违法销售药品货值金额 2~5 倍的罚款

    B. 5 万元~10 万元的罚款

    C. 2 万元~5 万元的罚款

    D. 5000 元~1 万元罚款

7. 定点生产企业未按照麻醉药品和精神药品年度生产计划安排生产，逾期不改正的，可处

8. 医疗机构紧急借用麻醉药品和第一类精神药品后未备案，逾期不改正的，可处

9. 定点批发企业违反规定经营麻醉药品原料药和第一类精神药品原料药的，逾期不改正的，可处

10. 区域性批发企业之间违反规定调剂麻醉药品和第一类精神药品，或者因特殊情况调剂麻醉药品和第一类精神药品后未依照规定备案，逾期不改正的，可处

[11～13]

    A. 5 万元～10 万元的罚款   B. 2 万元～5 万元的罚款

    C. 5000 元～2 万元的罚款   D. 5000 元～1 万元罚款

11. 定点批发企业未依照规定购进麻醉药品和第一类精神药品,逾期不改正的,可处

12. 定点批发企业未保证供药责任区域内的麻醉药品和第一类精神药品的供应,逾期不改正的,可处

13. 定点批发企业未对医疗机构履行送货义务,逾期不改正的,可处

[14～17]

    A. 5 万元～10 万元的罚款   B. 2 万元～5 万元的罚款

    C. 5000 元～2 万元的罚款   D. 5000 元～1 万元罚款

14. 定点生产企业未依照规定储存麻醉药品和精神药品,或者未依照规定建立、保存专用账册,逾期不改正的,可处

15. 定点批发企业未依照规定储存麻醉药品和精神药品,或者未依照规定建立、保存专用账册,逾期不改正的,可处

16. 医疗机构未依规定保存麻醉药品和精神药品专用处方,或者未依规定进行处方专册登记,逾期不改正的,可处

17. 第二类精神药品零售企业违反规定储存第二类精神药品,逾期不改正的,可处

[18～20]

    A. 5 万元～10 万元的罚款   B. 2 万元～5 万元的罚款

    C. 5000 元～2 万元的罚款   D. 5000 元～1 万元罚款

18. 定点生产企业未依照规定销毁麻醉药品和精神药品,逾期不改正的,可处

19. 定点批发企业未依照规定销毁麻醉药品和精神药品,逾期不改正的,可处

20. 医疗机构未依规定销毁麻醉药品的,逾期不改正的,可处

[21～23]

    A. 5 万元～10 万元的罚款   B. 2 万元～5 万元的罚款

    C. 5000 元～2 万元的罚款   D. 5000 元～1 万元罚款

21. 定点生产企业未依照规定向药品监督管理部门报告麻醉药品和精神药品生产情况,逾期不改正的,可处

22. 定点批发企业未依照规定报告麻醉药品和精神药品的进货、销售、库存数量以及流向,逾期不改正的,可处

23. 医疗机构未依规定报告麻醉药品、精神药品的进货、库存、使用数量,逾期不改正的,可处

[24～26]

    A. 10 倍以上 20 倍以下   B. 5 倍以上 10 倍以下

    C. 1 万元以上 5 万元以下   D. 1 万元以上 3 万元以下

24. 未经许可或者备案擅自生产、经营、购买、运输易制毒化学品,处非法生产、经营、购买或者运输的易制毒化学品货值的罚款

25. 将许可证或者备案证明转借他人使用的,由县级以上食品药品监督管理部门给予警告,责令限期改正,处的罚款

26. 药品类易制毒化学品生产企业连续停产 1 年以上，未按规定报告的，由县级以上食品药品监督管理部门给予警告，责令限期改正，可以并处的罚款

X 型题 （多项选择题。每题的备选答案中有 **2** 个或 **2** 个以上正确答案。少选或多选均不得分）

1. 根据刑法及其相关司法解释，下列关于走私、非法买卖麻黄碱复方制剂的刑事责任的说法，正确的有
   A. 将麻黄碱类复方制剂拆除包装、改变形态后进行非法买卖，达到定罪数量标准的，以非法买卖制毒物品罪处罚
   B. 以加工、提炼制毒物品为目的，携带、寄递麻黄碱类复方制剂进出境，达到定罪数量标准的，以走私毒物品罪处罚
   C. 以加工、提炼制毒物品为目的，购买麻黄碱复方制剂，达到定罪数量标准的，以非法买卖制毒物品定罪
   D. 以加工、提炼制毒物品制造毒品为目的，购买麻黄碱复方制剂，达到定罪数量标准的，以制造毒品罪处罚

第十一章　医疗器械、保健食品和化妆品的管理

第一节　医疗器械管理

A 型题（最佳选择题，每题的备选答案中只有一个最佳答案）

1. 根据《医疗器械监督管理条例》，将医疗器械分为第一类、第二类、第三类的依据是
   A. 有效程度由高到低
   B. 风险程度由低到高
   C. 有效程度由低到高
   D. 风险程度由高到低

2. 实施备案管理的有
   A. 境内第一类医疗器械
   B. 境内第二类医疗器械
   C. 境内第三类医疗器械
   D. 境内所有医疗器械

3. 实施备案管理的有
   A. 进口第一类医疗器械
   B. 进口第二类医疗器械
   C. 进口第三类医疗器械
   D. 进口所有医疗器械

4. 境内医疗器械的注册证格式为
   A. ×械注备××××××××××
   B. ×械注进××××××××××
   C. ×械注许××××××××××
   D. ×械注准××××××××××

5. 进口医疗器械的注册证格式为
   A. ×械注备××××××××××
   B. ×械注进××××××××××
   C. ×械注许××××××××××
   D. ×械注准××××××××××

6. 香港、澳门、台湾地区的医疗器械的注册证格式为
   A. ×械注备××××××××××
   B. ×械注进××××××××××
   C. ×械注许××××××××××
   D. ×械注准××××××××××

7. 经营不需许可和备案的是
   A. 第一类医疗器械
   B. 第二类医疗器械
   C. 第三类医疗器械
   D. 所有医疗器械

8. 经营实行备案管理的是
   A. 第一类医疗器械
   B. 第二类医疗器械
   C. 第三类医疗器械
   D. 所有医疗器械

9. 经营实行许可管理的是
   A. 第一类医疗器械
   B. 第二类医疗器械
   C. 第三类医疗器械
   D. 所有医疗器械

10. 第二类医疗器械经营备案凭证备案编号的编排方式为
    A. ×食药监械经营备××××××××号
    B. ×食药监械经营许××××××××号
    C. ××食药监械经营备××××××××号
    D. ××食药监械经营许××××××××号

11. 《医疗器械经营许可证》编号的编排方式为
    A. ×食药监械经营备××××××××号
    B. ×食药监械经营许××××××××号
    C. ××食药监械经营备××××××××号
    D. ××食药监械经营许××××××××号

12. 医疗器械经营许可证有效期为
    A. 1 年　　　　　B. 2 年　　　　　C. 3 年　　　　　D. 5 年

13. 从事医疗器械经营业务的企业应当建立销售记录制度的不包括
    A. 第二类医疗器械批发业务　　　B. 第二类医疗器械零售业务
    C. 第三类医疗器械批发业务　　　D. 第三类医疗器械零售业务

14. 医疗器械生产经营企业、使用单位发现或者知悉医疗器械导致死亡的事件，应当在几个工作日向所在地省级医疗器械不良事件监测技术机构报告
    A. 立即　　　　　　　　　　　B. 3 个工作日
    C. 5 个工作日　　　　　　　　D. 15 个工作日

15. 医疗器械生产经营企业、使用单位发现或者知悉医疗器械导致严重伤害、可能导致严重伤害或死亡的事件，应当在几个工作日向所在地省级医疗器械不良事件监测技术机构报告
    A. 立即　　　　　　　　　　　B. 3 个工作日
    C. 7 个工作日　　　　　　　　D. 15 个工作日

B 型题（配伍选择题，备选答案在前，试题在后，每题若干组。每组均对应同一组备选答案）

[1～3]
    A. 第二类医疗器械　　　　　　B. 第一类医疗器械
    C. 第三类医疗器械　　　　　　D. 特殊用途医疗器械

1. 产品上市需要取得注册证，经营只需办理备案手续的是
2. 产品上市需要取得注册证，经营需要办理许可手续的是
3. 产品上市需要办理备案手续，经营不需要备案和许可手续的是

[4～6]
    A. 第一类医疗器械　　　　　　B. 第二类医疗器械
    C. 第三类医疗器械　　　　　　D. 特殊用途医疗器械

4. 具有较高风险，需要采取特别措施严格控制管理以保证其安全、有效的医疗器械的是
5. 具有中度风险，需要严格控制管理以保证其安全、有效的医疗器械的是

6. 风险程度低，实行常规管理可以保证其安全、有效的医疗器械的是

[7~9]

    A. 第一类医疗器械　　　　　　　　B. 第二类医疗器械

    C. 第三类医疗器械　　　　　　　　D. 特殊用途医疗器械

7. 体温计是

8. 心脏起搏器是

9. 外科用手术器械是

[10~12]

    A. 第一类医疗器械　　　　　　　　B. 第二类医疗器械

    C. 第三类医疗器械　　　　　　　　D. 特殊用途医疗器械

10. 血压计是

11. 血管内窥镜是

12. 听诊器（无电能）是

[13~15]

    A. 第一类医疗器械　　　　　　　　B. 第二类医疗器械

    C. 第三类医疗器械　　　　　　　　D. 特殊用途医疗器械

13. 医用放大镜是

14. 医用磁共振成像设备是

15. 助听器是

[16~18]

    A. 第一类医疗器械　　　　　　　　B. 第二类医疗器械

    C. 第三类医疗器械　　　　　　　　D. 特殊用途医疗器械

16. 微波手术刀是

17. （中医用）针灸针是

18. （中医用）刮痧板是

[19~21]

    A. 第一类医疗器械　　　　　　　　B. 第二类医疗器械

    C. 第三类医疗器械　　　　　　　　D. 特殊用途医疗器械

19. 检查手套是

20. 无菌医用手套是

21. 一次性使用输液器是

[22~24]

    A. 第一类医疗器械　　　　　　　　B. 第二类医疗器械

    C. 第三类医疗器械　　　　　　　　D. 特殊用途医疗器械

22. 心电图机是

23. 橡皮膏是

24. 超声肿瘤聚焦刀是

[25~27]

    A. 第一类医疗器械   B. 第二类医疗器械

    C. 第三类医疗器械   D. 特殊用途医疗器械

25. 正电子发射断层扫描装置（PECT）是

26. 集液袋是

27. 睡眠监护系统软件是

[28~30]

    A. 第一类医疗器械   B. 第二类医疗器械

    C. 第三类医疗器械   D. 特殊用途医疗器械

28. 输血器是

29. 皮肤缝合钉是

30. 透气胶带是

[31~33]

    A. 第一类医疗器械   B. 第二类医疗器械

    C. 第三类医疗器械   D. 特殊用途医疗器械

31. 避孕套是

32. 手术衣是

33. 血管支架是

[34~36]

    A. 国家药品监督管理部门   B. 省级药品监督管理部门

    C. 设区的市级药品监督管理部门   D. 县级药品监督管理部门

34. 境内第一类医疗器械应向哪个部门提交备案资料

35. 境内第二类医疗器械由哪个部门审批核发医疗器械注册证

36. 境内第三类医疗器械由哪个部门审批核发医疗器械注册证

[37~39]

    A. 国家药品监督管理部门   B. 省级药品监督管理部门

    C. 设区的市级药品监督管理部门   D. 县级药品监督管理部门

37. 进口第一类医疗器械应向哪个部门提交备案资料

38. 进口第二类医疗器械由哪个部门审批核发医疗器械注册证

39. 进口第三类医疗器械由哪个部门审批核发医疗器械注册证

[40~41]

    A. 国家药品监督管理部门   B. 省级药品监督管理部门

    C. 设区的市级药品监督管理部门   D. 县级药品监督管理部门

40. 从事第二类医疗器械经营的企业向谁备案

41. 从事第三类医疗器械经营的企业向谁申请经营许可

[42~44]

    A. 第一类医疗器械   B. 第二类医疗器械

    C. 第三类医疗器械   D. 所有医疗器械

42. 经营需要向所在地设区的市级药品监督管理部门备案的是

43. 经营需要向所在地设区的市级药品监督管理部门申请经营许可的是

44. 经营不需许可和备案的是

[45～47]

   A. 永久保存　　　　　　　　　　　　B. 2 年

   C. 3 年　　　　　　　　　　　　　　D. 5 年

45. 进货查验记录和销售记录应当保存至医疗器械有效期后

46. 无有效期的医疗器械，查验记录和销售记录应当保存不得少于

47. 植入类医疗器械，查验记录和销售记录应当保存

[48～50]

   A. 一级召回　　　　　　　　　　　　B. 二级召回

   C. 三级召回　　　　　　　　　　　　D. 无须召回

48. 使用医疗器械可能或者已经引起严重健康危害的，应实施

49. 使用医疗器械引起危害的可能性较小但仍需要召回的，应实施

50. 使用医疗器械可能或者已经引起暂时的或者可逆的健康危害的，应实施

[51～53]

   A. 1 日内　　　　　　　　　　　　　B. 3 日内

   C. 5 日内　　　　　　　　　　　　　D. 7 日内

医疗器械生产企业做出医疗器械召回决定的，需要在多长时间内通知到有关医疗器械经营企业、使用单位或者告知使用者

51. 一级召回在

52. 二级召回在

53. 三级召回在

X 型题（多项选择题。每题的备选答案中有 2 个或 2 个以上正确答案。少选或多选均不得分）

1. 实施注册管理的有

   A. 境内第一类医疗器械　　　　　　　B. 境内第二类医疗器械

   C. 境内第三类医疗器械　　　　　　　D. 特殊用途医疗器械

2. 实施注册管理的有

   A. 进口第一类医疗器械　　　　　　　B. 进口第二类医疗器械

   C. 进口第三类医疗器械　　　　　　　D. 进口所有医疗器械

3. 医疗器械注册证格式为"国械注××××××××××××"的有

   A. 进口第三类医疗器械　　　　　　　B. 进口第二类医疗器械

   C. 境内第三类医疗器械　　　　　　　D. 境内第二类医疗器械

4. 属于医疗器械严重伤害的有

   A. 导致住院　　　　　　　　　　　　B. 导致机体功能的永久性伤害

   C. 导致机体结构的永久性损伤　　　　D. 危及生命

第二节 保健食品、特殊医学配方食品和婴幼儿配方食品管理

A 型题（最佳选择题，每题的备选答案中只有一个最佳答案）

1. 下列保健食品的批准文号，符合国家食品药品监督管理部门批准的进口保健食品批准文号格式的是
   A. 国食健注 G×××××××
   B. 国食健注第×××××××号
   C. 国食健注 J×××××××
   D. 国食健注进×××××××

2. 有关保健食品的说法，错误的是
   A. 保健食品是指声称具有特定保健功能或者以补充维生素、矿物质为目的的食品
   B. 功能类保健食品以治疗疾病为目的
   C. 对人体不产生任何急性、亚急性或者慢性危害
   D. 依据新食品安全法，对保健食品实行注册与备案相结合的分类管理制度

3. 保健品原料目录和允许保健食品声称的保健功能目录制定、调整、公布的部门不包括
   A. 国务院食品药品监督管理部门
   B. 国务院卫生行政部门
   C. 国家中医药管理部门
   D. 国家中药品种保护审评委员会

4. 有关保健食品标签、说明书和广告的说法，错误的是
   A. 保健食品的标签、说明书、广告词中应声明"本品不能代替药物"
   B. 广告经生产企业所在地省级食品药品监督管理部门审查批准
   C. 保健食品的标签、说明书涉及疾病预防、治疗功能
   D. 保健食品的标签、说明书载明适宜人群、不适宜人群、功效成分或者标志性成分及其含量等

B 型题（配伍选择题，备选答案在前，试题在后，每题若干组。每组均对应同一组备选答案）

[1~2]
   A. 1 年
   B. 2 年
   C. 3 年
   D. 5 年

1. 国产保健食品注册证书有效期为
2. 进口保健食品注册证书有效期为

[3~5]
   A. 国务院食品药品监督管理部门注册
   B. 国务院食品药品监督管理部门备案
   C. 省级食品药品监督管理部门注册
   D. 省食品药品监督管理部门备案

3. 使用保健食品原料目录以外原料的保健食品和首次进口的保健食品应当经
4. 首次进口的保健食品中属于补充维生素、矿物质等营养物质的，应当报
5. 其他保健食品应当报

X 型题（多项选择题。每题的备选答案中有 2 个或 2 个以上正确答案。少选或多选均不得分）

1. 国产保健食品批准文号格式有
   A. 卫食健字 +4 位年代号第 ××× 号
   B. 卫进食健字 +4 位年代号第 ××× 号
   C. 国食健注 G +4 位年代号 +4 位顺序号
   D. 国食健注 J +4 位年代号 +4 位顺序号

2. 进口保健食品批准文号格式
   A. 卫食健字 +4 位年代号第 ××× 号
   B. 卫进食健字 +4 位年代号第 ××× 号
   C. 国食健注 G +4 位年代号 +4 位顺序号
   D. 国食健注 J +4 位年代号 +4 位顺序号

3. 保健食品备案号格式为
   A. 食健备 G +4 位年代号 +2 位省级行政区域代码 +6 位顺序编号
   B. 食健备 J +4 位年代号 +00 +6 为顺序号
   C. 国食健备 G +4 位年代号 +4 位顺序号
   D. 国食健备 J +4 位年代号 +4 位顺序号

4. 特殊医学用途配方食品是为了满足哪类人群对营养素或膳食的特殊需求
   A. 进食受限人群　　　　　　　　B. 消化吸收障碍人群
   C. 代谢紊乱人群　　　　　　　　D. 特定疾病状态人群

5. 关于婴幼儿配方食品的说法，正确的是
   A. 婴幼儿配方食品生产企业对出厂的婴幼儿配方食品实施逐批检验
   B. 婴幼儿配方食品生产企业应当将食品原料、食品添加剂、产品配方及标签等事项向国务院食品药品监督管理部门备案
   C. 婴幼儿配方乳粉的产品配方应当经国务院食品药品监督管理部门注册
   D. 不得以分装方式生产婴幼儿配方乳粉，同一企业不得用同一配方生产不同品牌的婴幼儿配方乳粉

第三节　化妆品管理

A 型题（最佳选择题，每题的备选答案中只有一个最佳答案）

1. 依据《化妆品卫生监督条例》，我国将化妆品分为特殊用途化妆品、非特殊用化妆品。下列属于非特殊用途化妆品的是
   A. 染发类　　　　　　　　　　　B. 祛斑类
   C. 香水类　　　　　　　　　　　D. 防晒类

2. 关于化妆品生产许可和批准文号管理的说法，错误的是
   A. 生产化妆品需依法持有国家化妆品监督管理部门颁发的"化妆品生产许可证"
   B. "化妆品生产许可证"的有效期为 5 年

C. 现行的批准文号存在卫生行政部门和化妆品监督管理部门分别颁发的两种形式

D. 特殊用途化妆品批准文号每4年重新审查1次。

B型题（配伍选择题，备选答案在前，试题在后，每题若干组。每组均对应同一组备选答案）

[1~3]

    A. 国产特殊用途化妆品   B. 国产非特殊用途化妆品

    C. 进口特殊用途化妆品   D. 进口非特殊用途化妆品

1. 备案号是"国妆备进字J××××"的是

2. 批准文号是"国妆特进字J××××"的是

3. 批准文号是"国妆特字G××××"的是

[4~6]

    A. 国产特殊用途化妆品   B. 国产非特殊用途化妆品

    C. 进口特殊用途化妆品   D. 进口非特殊用途化妆品

4. 批准文号是"卫妆特进字（年份）第0000号"的是

5. 批准文号是"卫妆特字（年份）第0000号"的是

6. 备案号是"卫妆备进字（年份）第0000号"的是

[7~8]

    A. 2年   B. 3年

    C. 4年   D. 5年

7. 国产特殊用途化妆品批准文号每几年重新审查1次

8. 进口特殊用途化妆品批准文号每几年重新审查1次

答案与解析

第一章　执业药师与药品安全

第一节　执业药师管理

A 型题

1. 答案：A

解析："执业药师资格证书"在全国范围内有效。

2. 答案：A

解析：国家药品监督管理局为全国执业药师注册管理机构，各省级药品监督管理部门为本辖区执业药师注册机构。

3. 答案：A

解析：港澳台可以报名，外国人不行。执业药师执业单位不包括医药院校、科研单位、药品检验机构。在港澳注册还须出具"台港澳人员就业证"、香港或澳门的药剂师执照原件及复印件等资料。

4. 答案：D

解析：取得"执业药师资格证书"者，须按规定向所在省（区、市）药品监督管理部门申请注册。经注册后，方可按照注册的执业类别、执业范围从事相应的执业活动；未经注册者，不得以执业药师身份执业。执业药师只能在一个执业药师注册机构注册，在一个执业单位内执业，因此 D 错。

5. 答案：B

解析：申请执业药师，必须具备以下条件：①取得《执业药师资格证书》；②遵纪守法，遵守职业道德；③身体健康，能坚持在执业药师岗位工作；④经执业单位同意。

6. 答案：B

解析：执业药师变更执业地区、执业单位、执业范围应及时办理变更注册手续，变更执业地区的申请材料应交新执业单位所在地省级药品监督管理部门。

7. 答案：D

解析：按照最新政策，执业药师注册有效期为 5 年，注册有效期满前 30 天，持证者须到注册机构办理延续注册手续。

8. 答案：D

解析：变更执业范围不需要注销执业药师注册证，只要及时办理变更注册手续即可。

9. 答案：D

解析：开具处方是医师的职责。

10. 答案：C

解析：注册为零售连锁企业的，应在《执业药师注册证》上注明药品经营（零售），注册的执业单位应当明确到总部或门店。

11. 答案：D

解析：取得药学或医学专业高级职称并在药学岗位工作的，可免试药学专业知识（一）、药学专业知识（二）。A 项中甲某只是中级职称。取得药学类、中药学类专业大专学历，在药学或中药学岗位工作满 5 年可以报考执业药师职业资格考试；取得药学类、中药学类专业本科学历或学士学位，在药学或中药学岗位工作满 3 年可以报考执业药师职业资格考试。B、C 两项中学历要求的工作年限不够。

12. 答案：C

解析：注册有效期满前 30 天，持证者须到注册机构办理延续注册手续。

B 型题

[1~3]

答案：ABD

解析：国家药品监督管理局为全国执业药师注册管理机构，各省级药品监督管理部门为本辖区内执业药师注册机构。国家药品监督管理局与人力资源和社会保障部共同负责全国执业药师职业资格制度的政策制定，并按职责分工对该制度的实施进行指导、监督和检查。

[4~5]

答案：DA

解析：接受继续教育取得学分证明是执业药师延续注册的必备条件。执业药师具体职责包括必须严格执行《药品管理法》及国家有关药品研制、生产、经营、使用的各项法规及政策，对违反《药品管理法》及有关法规的行为或决定，有责任提出劝告、制止、拒绝执行并向上级报告。

[6~8]

答案：CBD

解析：执业药师注册有效期满前 30 天，持证者须到注册机构办理延续注册手续。执业药师注册后，无正当理由不在岗执业超过半年以上者，应予以注销注册。执业药师变更执业单位、执业范围等应当及时办理变更注册手续。

[9~11]

答案：DAC

解析：以不正当手段取得《执业药师职业资格证书》的，按照国家专业技术人员资格考试违纪违规行为处理规定进行处理。以欺骗、贿赂等不正当手段取得《执

业药师注册证》的，由发证部门撤销《执业药师注册证》，三年内不予执业药师注册；构成犯罪的，依法追究刑事责任。严禁《执业药师注册证》挂靠，持证人注册单位与实际工作单位不符的，由发证部门撤销《执业药师注册证》，并作为个人不良信息由负责药品监督管理的部门记入全国执业药师注册管理信息系统。

C 型题

[1~4]

1. 答案：B

解析：本科学历的人员从事药学或中药学专业工作满 3 年可参加执业药师考试。

2. 答案：A

解析：申请注册的范围为药品生产、药品经营和药品使用，药品研发不予注册。

3. 答案：C

解析：申请注册不需要具备职称。

4. 答案：D

解析：执业药师注册有效期为五年。持证者须在有效期满前三十日向所在地注册管理机构提出延续注册申请。

[5~6]

5. 答案：C

解析：挂证而不参与实际经营，属违法行为。

6. 答案：A

解析：受刑事处罚应予以注销注册。罚款属于行政处罚。

X 型题

1. 答案：AB

解析：执业药师申请注册必备条件包括：①取得《执业药师资格证书》；②遵纪守法，遵守药师职业道德；③身体健康，能坚持在执业药师岗位工作；④经执业单位同意。

2. 答案：ACD

解析：执业类别为药学类、中药学类、

药学和中药学类，与执业药师考试时所选的科目有关，注册时按照考试科目注册执业类别，执业类别就不会变了，只能变更执业地区、执业范围、执业单位。

3. 答案：ABC

解析：执业药师的职责主要包括：①必须遵守职业道德，忠于职守，以对药品质量负责、保证人民用药安全有效为基本准则；②必须严格执行《药品管理法》及国家有关药品研究、生产、经营、使用的各项法规及政策，对违反《药品管理法》及有关法规的行为或决定，有责任提出劝告、制止、拒绝执行并向上级报告；③在执业范围内负责对药品质量的监督和管理，参与制定、实施药品全面质量管理及对本单位违反规定的处理；④负责处方的审核及监督调配，提供用药咨询与信息，指导合理用药，开展治疗药物的监测及药品疗效的评价等临床药学工作。

4. 答案：ABCD

解析：同上。

5. 答案：ABCD

解析：同上。

6. 答案：ABD

解析：药品采购人员不要求必须具备执业药师资格。

7. 答案：ACD

解析：取得《执业药师资格证书》人员，经执业单位同意，到执业单位所在地省级执业药师注册机构办理注册手续并取得《执业药师注册证》后，方可以执业药师身份执业。

8. 答案：ABCD

解析：四项说法都正确。

9. 答案：ABD

解析：受刑事处罚，自刑罚执行完毕之日到申请注册之日不满两年者属于不予注册的情形。

10. 答案：ABCD

解析：四项说法都正确。

11. 答案：BCD

解析：《执业药师资格证书》在全国范围内有效。机关、院校、科研单位、药品检验机构不属于执业单位，不予注册。

12. 答案：ABC

解析：执业药师参加继续教育获取的学分在全国范围内有效。

13. 答案：ABCD

解析：执业药师在指导合理用药和减少医疗费用等方面有重要作用。

14. 答案：BC

解析：存在"挂证"行为的执业药师，撤销其《执业药师注册证》而不是《执业药师资格证书》，故A错。药品零售企业存在"挂证"执业药师的，按严重违反《药品经营质量管理规范》情形，撤销其《药品经营质量管理规范认证证书》，而不是《药品经营许可证》，故D错。

第二节　执业药师的职业道德与服务规范

A型题

1. 答案：D

解析：执业药师发现药品可疑，为防止可疑的药品继续流通危害患者及公众的身体健康和生命安全，应及时报告当地药监部门，对可疑药品进行处理。

2. 答案：D

解析：中国执业药师的职业道德准则：救死扶伤，不辱使命；尊重患者，平等相待；依法执业，质量第一；进德修业，珍视声誉；尊重同仁，密切协作。

3. 答案：D

解析：执业药师应当将患者及公众的身体健康和生命安全放在首位，对不当的处方调配应及时纠正，积极提供咨询服务。

4. 答案：D

解析：对待患者一视同仁属于平等相待。

B 型题

[1~4]

答案：CDBA

解析：提供科学的用药指导，确保药品质量和药学服务质量，属于依法执业，质量第一。参加继续教育，提高专业水平和执业能力，属于进德修业。平等对待患者，不分其年龄、性别、信仰等，属于尊重患者，平等相待。与医师紧密配合，属于尊重同仁，密切协作。

[5~8]

答案：CBDA

解析：执业药师应当科学指导用药，确保药品质量，属于依法执业，质量第一。对待患者不歧视，平等对待患者，属于尊重患者，平等相待。自觉抵制不道德行为和违法行为，维护职业声誉，属于珍视声誉。在患者生命安全存在危险时给予必要的救助措施，属于救死扶伤，不辱使命。

[9~12]

答案：BCCD

解析：保护患者的个人隐私，属于尊重患者，平等相待。向患者正确解释药品说明书是执业药师的执业职责，属于依法执业，质量第一。遵守药品管理法律、法规，恪守职业道德，属于依法执业。参加

继续教育，提高专业水平和执业能力，属于进德修业。

X 型题

1. 答案：ABCD

解析：中国执业药师的职业道德准则：救死扶伤，不辱使命；尊重患者，平等相待；依法执业，质量第一；进德修业，珍视声誉；尊重同仁，密切协作。

2. 答案：ABD

解析：C 不符合执业药师职业道德准则。应该一视同仁，尽职尽责地为患者及公众提供药学服务。

3. 答案：ABD

解析：同上。

4. 答案：ABD

解析：超剂量处方有可能对患者造成危害，应拒绝调配。B 为依法执业，质量第一的内容。D 为进德修业的内容。C 不能坚持效益第一，应将患者及公众的身体健康和生命安全放在首位。

5. 答案：BD

解析：执业药师应遵守药品管理法律、法规，依法独立执业，不能绝对服从领导。收受药品回扣属于违法行为。

6. 答案：ABCD

解析：我国执业药师的业务活动包括处方调剂、用药咨询、药物警戒、健康教育等。

7. 答案：ABC

解析：执业药师应当以遵纪守法、爱岗敬业、遵从伦理、服务健康、自觉学习、提升能力为基本准则。

第三节 药品与药品安全管理

A 型题

1. 答案：B

解析：药品质量特性表现为"有效、

安全、稳定、均一"。

2. 答案：B

解析：药品安全风险的特点有复杂性、

不可预见性、不可避免性。

3. 答案：B

解析：药品在制剂过程中必须保证药物的均一性，才能保证药物的有效性和安全性。

4. 答案：C

解析：药品人为风险属于药品的制造风险和使用风险，主要来源于不合理用药、用药差错、药品质量问题、政策制度设计及管理导致的风险。

5. 答案：D

解析：要加强药品研制、生产、经营、使用环节的管理。药监部门应当严格药品注册管理，避免药品的研发缺陷。

6. 答案：A

解析：自2012年开始，新开办的零售药店必须配备执业药师；到"十二五"末，所有零售药店法人或主要管理者必须具备执业药师资格，所有零售药店和医院药房营业时有执业药师指导合理用药。

7. 答案：B

解析：中药标准主导国际标准制定。

8. 答案：D

解析：药品界定中说的很明确，药品特指人用药品，不包括兽药和农药。

9. 答案：C

解析：《关于现有从业药师使用管理问题的通知》，有条件地延长现有从业药师资格期限至2020年。

B 型题

[1~2]

答案：AB

解析：药品的有效性是指在规定的适应证、用法和用量的条件下，能满足预防、治疗、诊断人的疾病，有目的地调节人的生理机能的要求；药品的安全性是指按规定的适应证和用法、用量使用药品后，人体产生毒副反应的程度；药品的稳定性是

指在规定的条件下保持其有效性和安全性的能力；药品的均一性是指药物制剂的每一个单位产品都符合有效性、安全性的规定要求。

[3~6]

答案：BACD

解析：同上。

X 型题

1. 答案：ABD

解析：药品质量性质包括有效性、安全性、稳定性、均一性。

2. 答案：ABD

解析：药品质量的固有特性就是药品的质量特性。

3. 答案：ACD

解析：药品安全风险的特点有复杂性、不可预见性、不可避免性。

4. 答案：BCD

解析：生物制品标准达到或接近国际标准，不是全部达到。

5. 答案：ABCD

解析：我国药品安全管理的"十二五"规划指标包括：①全部化学药品、生物制品标准达到或接近国际标准；中药标准主导国际标准制定；医疗器械采用国际标准的比例达到90%以上。②药品生产100%符合2010版《药品生产质量管理规范》要求。③药品经营100%符合《药品经营质量管理规范》要求。④新开办零售药店均配备执业药师；2015年零售药店和医院药房全部实现营业时有执业药师指导合理用药。

6. 答案：ABCD

解析：药品是一种特殊商品，其特殊性表现为专属性、两重性、质量的重要性、时限性。

7. 答案：ABC

解析："完全缓解""部分缓解""稳

定"为国际上采用的说法。

8. 答案：ABCD

解析：药品的法定范围包括中药材、中药饮片、中成药、化学原料药及其制剂、抗生素、生化药品、放射性药品、血清、疫苗、血液制品和诊断药品等。其中诊断药品包括体内使用的诊断药品和按药品管理的用于血源筛查的体外诊断试剂以及采用放射性核素标记的体外诊断试剂。

9. 答案：ABC

解析：药品安全风险不可避免、不可预见，不可能实现零风险。

第二章　医药卫生体制改革与国家基本药物制度

第一节　深化医药卫生体制改革

A 型题

1. 答案：A

解析：基本医疗卫生制度的四大体系是指建设覆盖城乡居民的公共卫生服务体系、医疗服务体系、医疗保障体系和药品供应保障体系。

2. 答案：D

解析：同上。

3. 答案：C

解析：完善以非营利性医疗机构为主体的医疗服务体系。

X 型题

1. 答案：ABC

解析：医药卫生体制改革必须：①坚持以人为本；②坚持立足国情；③坚持公平与效率统一；④坚持统筹兼顾。

2. 答案：ABD

解析：同上。

3. 答案：ABCD

解析：到 2020 年，覆盖城乡居民的基本医疗卫生制度基本建立。普遍建立比较完善的公共卫生服务体系和医疗服务体系，比较健全的医疗保障体系，比较规范的药品供应保障体系，比较科学的医疗卫生机构管理体制和运行机制。

4. 答案：ABCD

解析：完善保障医药卫生体系有效规范运转的体制机制包括：①建立协调统一的医药卫生管理体制；②建立高效规范的医药卫生机构运行机制；③建立政府主导的多元卫生投入机制；④建立科学合理的医药价格形成机制；⑤建立严格有效的医药卫生监管体制；⑥建立可持续发展的医药卫生科技创新机制和人才保障机制；⑦建立实用共享的医药卫生信息系统；⑧建立健全医药卫生法律制度。

5. 答案：ABCD

解析：同上。

6. 答案：ACD

解析：①基本药物实行公开招标采购采购，统一配送。②规范基本药物使用，制定基本药物临床应用指南和基本药物处方集。③城乡基层医疗卫生机构全部配备和使用基本药物，其他各类医疗机构也要将基本药物作为首选药物并确定使用比例。④基本药物全部纳入基本医疗保障药物报销目录，报销比例明显高于非基本药物。

7. 答案：AC

解析：国家制定基本药物零售指导价格，在指导价格内，由省级人民政府根据招标情况确定本地区的统一采购价格。基本药物报销比例要明显高于非基本药物报销比例。

8. 答案：ACD

解析：建立健全药品供应保障体系的主要内容包括：①建立国家基本药物制度；②规范药品生产流通；③完善药品储备制度。

第二节 国家基本药物制度

A 型题

1. 答案：C

解析：国家基本药物制度是对基本药物的遴选、生产、流通、使用、定价、报销、监测评价等环节实施有效管理的制度。

2. 答案：C

解析：同上。

3. 答案：B

解析：国家基本药物制度是国家药物政策的核心和药品供应保障体系的基础。

4. 答案：C

解析：国家基本药物工作委员会的职能包括：①负责协调解决制定和实施国家基本药物制度过程中各个环节的相关政策问题；②确定国家基本药物制度框架；③确定国家基本药物目录遴选和调整的原则、范围、程序和工作方案；④审核国家基本药物目录。

5. 答案：D

解析：国家基本药物遴选应当按照防治必需、安全有效、价格合理、使用方便、中西药并重、基本保障、临床首选和基层能够配备的原则。

6. 答案：D

解析：同上。

7. 答案：C

解析：同上。

8. 答案：B

解析：同上。

9. 答案：D

解析：国家基本药物应当是《中华人民共和国药典》收载的，国家卫生计生部门、国家食品药品监督管理部门颁布药品标准的品种。基本药物全部纳入基本医疗保障药物报销目录。

10. 答案：C

解析：原则上每 3 年调整一次。

11. 答案：B

解析：ACD 为不得纳入国家基本药物目录的情形。

12. 答案：A

解析：BCD 为应当从国家基本药物目录调出的情形。当发生严重不良反应，经评估不宜作为国家基本药物使用者才属于调出的情形。

13. 答案：A

解析：化学药品和生物制品主要依据临床药理学分类。

14. 答案：C

解析：同上。

15. 答案：C

解析：药品生产企业办理药品电子监管网入网手续要具备药品电子监管码赋码条件。经营企业如需经营《入网药品目录》药品，应完成入网和相关设施的配备，并同时利用网络进行数据报送。

16. 答案：B

解析：国家基本药物目录中中成药主要依据功能分类。

17. 答案：D

解析：基本药物采购坚持以省（区、市）为单位的网上药品集中采购方向，实行一个平台、上下联动、公开透明、分类采购，采取招生产企业、招采合一、量价挂钩、双信封制、全程监控等措施，加强药品采购全过程综合监管，切实保障药品质量和供应。

18. 答案：B

解析：实施基本药物制度的政府办城市社区卫生服务机构和县基层医疗卫生机

构，要全部配备使用基本药物并实现零差率销售。

19. 答案：D

解析：基本药物全部纳入基本医疗保障药品报销目录，报销比例明显高于非基本药物。

20. 答案：C

解析：政府举办的基层医疗卫生机构全部配备和使用基本药物，其他各类医疗机构也都必须按规定使用基本药物，所有零售药店均应配备和销售基本药物。

21. 答案：D

解析：城乡基层医疗卫生机构应全部配备、使用基本药物，而不是优先。其他各类医疗机构包括私人举办的医疗机构也要将基本药物作为首选药物并确定使用比例。基本药物全部纳入基本医疗保障药物报销目录，报销比例明显高于非基本药物。所有零售药店均应配备和销售基本药物。

B 型题

[1～2]

答案：DD

解析：国家基本药物工作委员会负责协调解决制定和实施国家基本药物制度过程中各个环节的相关政策问题；确定国家基本药物制度框架；确定国家基本药物目录遴选和调整的原则、范围、程序和工作方案；审核国家基本药物目录。

[3～4]

答案：CD

解析：国家基本药物工作委员会负责审核国家基本药物目录；国家发改委负责药品价格行为的监督管理工作。

[5～6]

答案：CA

解析：国家食品药品监督管理部门负责基本药物的评价性抽验；各省级食品药品监管部门负责基本药物的监督性抽验工作。

[7～8]

答案：BD

解析：不能纳入国家基本药物目录遴选范围的药品：①含有国家濒危野生动植物药材的；②主要用于滋补保健作用，易滥用的；③非临床治疗首选的；④因严重不良反应，国家食品药品监督管理部门明确规定暂停生产、销售或使用的；⑤违背国家法律、法规，或不符合伦理要求的；⑥国家基本药物工作委员会规定的其他情况。

从国家基本药物目录中调出的情形：①药品标准被取消的；②国家食品药品监督管理部门撤销其药品批准证明文件的；③发生严重不良反应，经评估不宜作为国家基本药物使用的；④根据药物经济学评价，可被风险效益比或成本效益比更优的品种所替代的；⑤国家基本药物工作委员会认为应当调出的其他情形。

[9～10]

答案：DA

解析：药品标准被取消的药品应当从国家基本药物目录中调出；除急救、抢救用药外，独家生产品种纳入国家基本药物目录应当经过单独论证。

[11～12]

答案：AD

解析：含有国家濒危野生动植物药材的药品不能纳入基本药物目录；根据药物经济学评价，可被风险效益比或成本效益比更优的品种所替代的药品应当从国家基本药物目录中调出。

[13～14]

答案：AD

解析：主要用于滋补保健作用的药品不能纳入国家基本药物目录遴选范围；国

家食品药品监督管理部门撤销其药品批准证明文件的药品应当从国家基本药物目录中调出。

[15~16]

答案：DA

解析：药品标准被取消的药品应从国家基本药物目录中调出。

[17~18]

答案：DD

解析：政府举办的基层医疗卫生机构全部配备和使用基本药物。2009版《国家基本药物目录（基层部分）》中的307种药品全部包含在503种甲类药品中，并规定基本药物实行100%报销。

[19~20]

答案：CD

解析：政府举办的基层医疗卫生机构全部配备和使用国家基本药物。其他各类医疗机构也要将基本药物作为首选药物并达到一定使用比例。

[21~24]

答案：DACB

解析：①对临床用量大、采购金额高、多家企业生产的基本药物，发挥省级集中批量采购优势，由省级药品采购机构采取双信封制公开招标采购，医院作为采购主体，按中标价格采购药品。②对部分专利药品、独家生产药品，建立公开透明、多方参与的价格谈判机制。③对用量小、临床必需、市场供应短缺的基本药物，可通过招标采取定点生产等方式确保供应。④对妇儿专科非专利药品、急（抢）救药品、基础输液、临床用量小的药品和常用低价药品，实行集中挂网，由医院直接采购。

[25~26]

答案：CB

解析：国家发改委发布《发改委定价

范围内的低价药品目录》的筛选标准是：中成药日服用费用不超过5元；化学药日服用费用不超过3元。

X型题

1. 答案：ABCD

解析：基本药物是指适应基本医疗卫生需求、剂型适宜、价格合理、能够保障供应、公众可公平获得的药品。

2. 答案：ABCD

解析：以上选项为国家实施基本药物制度的目标。

3. 答案：BD

解析：国家基本药物应当是《中华人民共和国药典》收载的，国家卫生计生部门、国家食品药品监督管理部门颁布药品标准的品种。

4. 答案：ACD

解析：国家基本药物目录的品种和数量调整依据：①我国基本医疗卫生需求和基本医疗保障水平变化；②我国疾病谱变化；③药品不良反应监测评价；④国家基本药物应用情况监测和评估；⑤已上市药品循证医学、药物经济学评价；⑥国家基本药物工作委员会规定的其他情况。

5. 答案：ABCD

解析：同上。

6. 答案：ABC

解析：不能纳入国家基本药物目录遴选范围的药品：①含有国家濒危野生动植物药材的；②主要用于滋补保健作用，易滥用的；③非临床治疗首选的；④因严重不良反应，国家食品药品监督管理部门明确规定暂停生产、销售或使用的；⑤违背国家法律、法规，或不符合伦理要求的。

7. 答案：AC

解析：国家基本药物目录原则上每3年调整一次，经国家基本药物工作委员会审核同意才能适时组织调整。

8. 答案：ABCD

解析：分别从标准提高、生产企业、配送企业、医疗机构和零售药店 4 个不同的方面加强对基本药物质量的监督管理，注意选项内容是否符合要求。

9. 答案：AD

解析：基本药物全部纳入基本医疗保障药品报销目录，不分处方药与非处方药，且报销比例明显高于非基本药物。

10. 答案：ABC

解析：对临床用量大、采购金额高、多家企业生产的基本药物，发挥省级集中批量采购优势，由省级药品采购机构采取双信封制公开招标采购，医院作为采购主体，按中标价格采购药品。

11. 答案：AC

解析：对麻醉药品、精神药品、防治传染病和寄生虫病的免费用药、国家免疫规划疫苗、计划生育药品及中药饮片，按国家现行规定采购，确保公开透明。医院使用的所有药品（不含中药饮片）均应通过省级药品集中采购平台采购。麻醉、第一类精神药品仍暂时由国家发改委实行的最高出厂价格和最高零售价格管理。

12. 答案：ABCD

解析：除了以上内容外，还包括政府举办的基层医疗卫生机构全部配备和使用基本药物，其他各类医疗机构也都必须按规定使用基本药物，所有零售药店均应配备和销售基本药物。

13. 答案：ABCD

解析：ABCD 即为各地基本药物补偿模式的四大类。

14. 答案：ACD

解析："备注"栏内标注"△"号表示药品应在具备相应处方资质的医师或在专科医师指导下使用。

15. 答案：BCD

解析："安宫牛黄丸"成分中的"牛黄"为天然牛黄、体内培植牛黄或体外培育牛黄。

16. 答案：ABD

解析：对妇儿专科非专利药品、急（抢）救药品、基础输液、临床用量小的药品和常用低价药品实行集中挂网，由医院直接采购。

第三章 药品监督管理体制与法律体系

第一节 药品监督管理机构

A 型题

1. 答案：D

解析：工业和信息化管理部门负责拟定和实施生物医药产业的规划、政策和标准，承担医药行业管理工作，承担中药材生产扶持项目管理和国家药品储备管理工作。

2. 答案：B

解析：国家药品监督管理局负责药品、医疗器械和化妆品研制环节的许可、检查和处罚。省级药品监督管理部门负责药品、医疗器械、化妆品生产环节的许可、检查和处罚，以及药品批发许可、零售连锁总部许可、互联网销售第三方平台备案及检查和处罚。市、县两级市场监督管理部门负责药品零售、医疗器械经营的许可、检查和处罚，以及化妆品经营和药品、医疗器械使用环节质量的检查和处罚。

3. 答案：C

解析：同上。

4. 答案：C

解析：市场监督管理部门负责相关市场主体登记注册和营业执照核发，查处准入、生产、经营、交易中的有关违法行为。公安部门负责组织指导药品、医疗器械和化妆品犯罪案件侦查工作。

B 型题

［1～2］

答案：AC

解析：国家发展和改革委员会负责监测和管理药品宏观经济。

工业和信息化部门拟订高技术产业中涉及生物医药、新材料等的规划、政策和标准并组织实施，指导行业技术创新和技术进步。

［3～6］

答案：ACDB

卫生健康部门统筹规划卫生健康资源配置，指导区域卫生健康规划的编制和实施。

人力资源和社会保障部负责拟订养老、失业、工伤等社会保险及其补充保险政策和标准。

工业和信息化部门负责研究提出工业发展战略，推进信息化和工业化融合。拟订高技术产业中涉及生物医药、新材料等的规划、政策和标准并组织实施，指导行业技术创新和技术进步。承担食品、医药工业等的行业管理工作；承担盐业和国家储备盐行政管理、中药材生产扶持项目管理，国家药品储备管理工作。

公安部门负责对造成麻醉药品药用原植物、麻醉药品和精神药品流入非法渠道的行为进行查处。

［7～8］

答案：BD

解析：见［3～6］解析。

［9～11］

答案：CDB

解析：2018 年的国务院机构改革，将国家发改委的价格监督检查与反垄断执法职责划入国家市场监督管理局，药品和医疗服务价格管理职责划入国家医疗保障局。国家发展和改革委员会负责监测和管理药品宏观经济。

[12～13]

答案：CD

解析：新闻宣传部门负责加强药品安全新闻宣传和舆论引导工作。

新闻出版广电部门负责监督指导媒体单位履行药品广告发布审查职责，严格规范广告发布行为。

X 型题

答案：BC

解析：国家药品监督管理局会同国家卫生健康委员会组织国家药典委员会并制定国家药典。

第二节　药品监督管理技术支撑机构

A 型题

答案：D

解析：食品药品投诉举报电话为 12331。

B 型题

[1～4]

答案：AADA

解析：中国食品药品检定研究院同时是国家药品监督管理局医疗器械标准管理中心、中国药品检验总所，故 1、2、4 题都选 A。

[5～8]

答案：BBAD

解析：国家药品监督管理局药品审评中心是国家药品注册技术审评机构，故 5、6 都选 B。生物制品批签发的本质是检验生物制品质量，由中国食品药品检定研究院承担，故 7 选 A。

[9～12]

答案：ACBD

解析：国家药品监督管理局食品药品审核查验中心承担很多与药品"检查"相关的工作，故 12 题选 D。

[13～16]

答案：ADBC

解析：中国食品药品检定研究院同时是国家药品监督管理局医疗器械标准管理中心。

药品"评价"中心开展药品、医疗器械、化妆品的上市后安全性"评价"工作。

国家药品监督管理局行政事项受理服务和"投诉举报"中心受理药品、化妆品、医疗器械研制、生产、流通、使用方面违法行为的"投诉举报"的机构是。

国家药典委员会组织编制与修订《中国药典》及其增补本。

[17～20]

答案：ADCB

解析：中国食品药品检定"研究"院承担相关产品严重不良反应、严重不良事件原因的实验"研究"工作。

国家"中药品种保护"审评委员会负责组织国家"中药品种保护"的技术审评工作。

国家药品监督管理局药品"审评"中心负责药物临床试验、药品上市许可申请的受理和技术"审评"。

国家药品监督管理局"行政事项受理服务"和投诉举报中心负责国家药品监督管理局依法承担的"行政许可项目"的受理、转办和审批结果送达工作。

第三节 药品管理立法

A 型题

1. 答案：A

解析：法律效力的层次由高到低依次为：宪法、法律、行政法规、部门规章、规范性文件。《中华人民共和国药品管理法实施条例》为行政法规，法律效力高于部门规章《药品注册管理办法》《药品生产监督管理办法》和规范性文件《城镇职工基本医疗保险用药范围暂行办法》。

B 型题

[1 ~ 4]

答案：BADC

解析：法律是全国人大及其常委会制定的规范性文件，由国家主席签署主席令公布。行政法规是国务院根据宪法和法律所制定的规范性文件，由总理签署国务院令公布。卫生和计划生育委员会通过的是部门规章。省级人民政府通过的是地方政府规章。

[5 ~ 7]

答案：DBA

解析：卫生和计划生育委员会通过的属于部门规章；国务院常务会议通过的属于行政法规；全国人民代表大会常务委员会通过的属于法律。

[8 ~ 11]

答案：ABDD

解析：法律的名称一般都是某法；行政法规的名称一般为某条例，但也有特殊情况，如《医疗用毒性药品管理办法》《放射性药品管理办法》；地方性法规的名称一般是某省某条例；部门规章的名称一般为某办法或某规范，特殊的有《药品说明书和标签管理规定》《食品药品行政处罚程序规定》。

[12 ~ 15]

答案：ABDD

解析：同上。

[16 ~ 19]

答案：ABDD

解析：同上。

[20 ~ 23]

答案：ADCB

解析：同上。

X 型题

1. 答案：ABCD

解析：法的特征有规范性、国家意志性、强制性、普遍性、程序性。

第四节 药品监督管理行政法律制度

A 型题

1. 答案：B

解析：设定和实施行政许可的原则包括：①法定原则；②公开、公平、公正原则；③便民和效率原则；④信赖保护原则。

2. 答案：C

解析：同上。

3. 答案：A

解析：BC 需要药品经营许可证；D 需要药品生产许可证。

4. 答案：A

解析：B 需要药品经营许可证；C 需要医药产品注册证；D 需要医疗机构制剂许可证。

5. 答案：A

解析：BCD 都需要行政许可批准。

6. 答案：C

解析：AB 是刑事责任；D 是行政处分。

7. 答案：D

解析：ABC 为从轻或者减轻处罚的情形。

8. 答案：D

解析：行政复议的受案范围不包括：对行政机关做出的行政处分或其他人事处理决定不服的；对民事纠纷的调解或者其他处理行为不服的。

9. 答案：D

解析：对抽象行政行为不能单独提起行政复议，只能在对具体行政行为提起行政复议时一并提起。

10. 答案：C

解析：对民事纠纷的调解或其他处理行为不服不属于行政复议的受案范围。

11. 答案：A

解析：行政诉讼的不受理范围：①国防、外交等国家行为；②行政法规、规章或者行政机关制定、发布的具有普遍约束力的决定、命令；③行政机关对其工作人员的奖惩、任免等决定；④法律规定由行政机关最终裁决的行政行为；⑤公安、国家安全等机关依照刑事诉讼法的明确授权实施的行为；⑥行政调解行为以及法律规定的仲裁行为；⑦不具有强制力的行政指导行为；⑧驳回当事人对行政行为提起申诉的重复处理行为；⑨对公民、法人或者其他组织权利义务不产生实际影响的行为。

12. 答案：D

解析：同上。

13. 答案：C

解析：同上。

14. 答案：A

解析：同上。

15. 答案：C

解析：公民、法人或者其他组织认为具体行政行为侵犯其合法权益，可以自知道该具体行政行为之日起 60 日内提出行政复议申请。

16. 答案：D

解析：直接向人民法院提起行政诉讼的期限为 6 个月；经过行政复议的，对行政复议结果不服的，可在收到行政复议决定书之日起 15 日内向人民法院起诉。

17. 答案：D

解析：人民法院应当在立案之日 6 个月内作出第一审判决。有特殊情况需要延长的，由高级人民法院批准。

B 型题

[1～2]

答案：DB

解析：没有公布的行政许可规定违反了公开原则；擅自改变已经生效的行政许可没有公信力，得不到公民的信赖，违反了信赖保护原则。

[3～4]

答案：CC

解析：①设定和实施行政许可，应当依照法定的权限、范围、条件和程序。②设定和实施行政许可，应当公开、公平、公正，维护行政相对人的合法权益。③实施行政许可，应当便民，提高办事效率，提供优质服务。④公民、法人或者其他组织依法取得的行政许可受法律保护，行政机关不得擅自改变已经生效的行政许可。

[5～6]

答案：BD

解析：同上。

[7～8]

答案：CA

解析：当违法事实清楚、有法定依据、拟作出数额较小的罚款（对公民处50元以下，对法人或者其他组织处1000元以下的罚款）或者警告时，可以适用简易程序，当场处罚。

行政机关作出责令停产停业、吊销许可证或者执照、较大数额罚款等行政处罚决定之前，应当告知当事人有要求举行听证的权利。

[9～10]

答案：CA

解析：同上。

[11～12]

答案：DA

解析：同上。

[13～14]

答案：BD

解析：同上。

[15～16]

答案：AD

解析：同上。

[17～18]

答案：BD

解析：同上。

[19～20]

答案：BD

解析：同上。

[21～23]

答案：CDA

解析：向上级提出的是行政复议；向法院提出的是行政诉讼；行政机关发给许可证属于行政许可事项。

[24～25]

答案：BD

解析：公民、法人或者其他组织认为具体行政行为侵犯其合法权益的，可以自知道该具体行政行为之日起60日内提出行政复议申请。公民、法人或者其他组织直接向人

民法院提起诉讼，应当自知道或者应当知道作出行政行为之日起6个月内提出。

[26～27]

答案：DA

解析：对于行政复议和行政诉讼都受理的范围，公民、法人或者其他组织可以先向上一级行政机关或者法律、法规规定的行政机关申请复议，申请人不服复议决定的，再向人民法院提起诉讼（收到复议决定书之日起15日内）；公民、法人或者其他组织也可以直接向人民法院提起诉讼（自知道或者应当知道作出行政行为之日起6个月内）。

C型题

[1～3]

1. 答案：B

解析：公民、法人或者其他组织认为具体行政行为侵犯其合法权益的，可以自知道该具体行政行为之日起60日内提出行政复议申请。

2. 答案：A

解析：申请人不服复议决定的，可在收到复议决定书之日起15日内向人民法院提起诉讼。

3. 答案：D

解析：公民、法人或者其他组织直接向人民法院提起诉讼的，应当自知道或者应当知道作出行政行为之日起6个月内提出。

X型题

1. 答案：ABC

解析：药品生产许可，表现形式为颁发《药品生产许可证》和《医疗机构制剂许可证》；药品经营许可，表现形式为颁发《药品经营许可证》；药品上市许可，表现形式为颁发《药品注册证》；进口药品上市许可，表现形式为颁发《进口药品注册证》《医药产品注册证》等；国务院行政

法规确认了执业药师执业许可，表现形式为颁发《执业药师注册证》。

2. 答案：BCD

解析：同上。

3. 答案：ABD

解析：行政处罚听证程序：行政机关作出责令停产停业、吊销许可证或者执照、较大数额罚款等行政处罚决定之前，应当告知当事人有要求举行听证的权利。警告、较小数额罚款适用简易程序。

4. 答案：AD

解析：行政处罚简易程序：违法事实清楚、有法定依据、拟作出数额较小的罚款（对公民处 50 元以下，对法人或者其他组织处 1000 元以下的罚款）或者警告时，可以适用简易程序，当场处罚。

5. 答案：ABCD

解析：同上。

6. 答案：ABD

解析：拘役为刑罚，不是行政处罚。

7. 答案：ABC

解析：行政复议的受案范围不包括：对行政机关作的行政处分或其他人事处理决定不服的；对民事纠纷的调解或者其他处理行为不服的。

8. 答案：AD

解析：组织听证是在作出行政处罚决定之前组织的；对行政处罚决定不服的可以直接向人民法院提起诉讼。

9. 答案：ABCD

解析：行政强制措施的种类包括：①限制公民人身自由；②查封场所、设施或者财物；③扣押财物；④冻结存款、汇款；⑤其他行政强制措施。

10. 答案：ABCD

解析：除选项内容外，还包括代履行和其他强制执行方式。

11. 答案：ABD

解析：当事人不承担行政机关组织听证的费用。

12. 答案：ABD

解析：精神病人在不能辨认或者控制自己行为时有违法行为的，不予行政处罚。

13. 答案：ABC

解析：不满十四周岁的人有违法行为的，属于不予行政处罚的情形；已满十四周岁不满十八周岁的人有违法行为的可以从轻或者减轻处罚。

第四章 药品研制与生产管理

第一节 药品研制与注册管理

A 型题

1. 答案：D

解析：GLP 为药物非临床研究质量管理规范。安全性评价研究必须在通过 GLP 认证的实验室进行。

2. 答案：B

解析：Ⅰ期临床试验是初步的临床药理学及人体安全性评价试验；Ⅱ期临床试验初步评价药物对目标适应证患者的治疗作用和安全性；Ⅲ期临床试验进一步验证药物对目标适应证患者的治疗作用和安全性；Ⅳ期临床试验是新药上市后的应用研究阶段。

3. 答案：C

解析：同上。

4. 答案：C

解析：Ⅲ期临床试验一般应为具有足够样本量的随机盲法对照试验，病例数不得少于 300 例。

5. 答案：B

解析：药物临床试验应当在批准后 3 年内实施。

6. 答案：D

解析：《药品非临床研究质量管理规范》规定档案的保存时间为药物上市后至少 5 年。

7. 答案：A

解析：对已上市药品改变剂型但不改变给药途径，以及增加新适应证的注册申请获得批准后只发给药品批准文号，不发给新药证书（靶向制剂、缓释、控释制剂等特殊剂型除外）。

8. 答案：D

解析：补充申请，是指新药申请、仿制药申请或者进口药品申请经批准后，改变、增加或者取消原批准事项或者内容的注册申请。对已上市药品改变剂型、改变给药途径、增加新适应证的药品注册按照新药申请的程序申报。

9. 答案：C

解析：药品批准文号格式为：国药准字 H（Z、S、J）+4 位年号 +4 位顺序号，其中 H 代表化学药品，Z 代表中药，S 代表生物制品，J 代表进口药品分包装。

10. 答案：D

解析：药品批准文号的有效期为 5 年。有效期届满应当在届满前 6 个月申请再次注册。

11. 答案：D

解析：《进口药品注册证》《医药产品注册证》的有效期为 5 年。有效期届满应当在届满前 6 个月申请再次注册。

12. 答案：D

解析：新药监测期自新药批准之日起计算最长不超过 5 年。

13. 答案：B

解析：设立新药监测期的目的是为保护公众健康的需要，对批准生产的新药的安全性继续进行监测。

14. 答案：D

解析：排除法，D 项在相关规定中未提及。

15. 答案：D

解析：《药品管理法》第 42 条规定，国务院药品监督管理部门对已经批准生产或者进口的药品，应当组织调查；对疗效不确切、不良反应大或者其他原因危害人体健康的药品，应当撤销批准文号或者进口药品注册证书。

16. 答案：A

解析：同上。

17. 答案：C

解析：同上。

18. 答案：B

解析：同上。

19. 答案：D

解析：自用的行为不受约束，但要承担可能的风险。

B 型题

［1～4］

答案：CABD

解析：Ⅰ期临床试验是初步的临床药理学及人体安全性评价试验。目的是观察人体对于新药的耐受程度和药代动力学，为制定给药方案提供依据。Ⅱ期临床试验是治疗作用初步评价阶段。其目的是初步评价药物对目标适应证患者的治疗作用和安全性，也包括为Ⅲ期临床试验研究设计和给药剂量方案的确定提供依据。Ⅲ期临床试验是治疗作用确证阶段。其目的是进一步验证药物对目标适应证患者的治疗作用和安全性，评价利益与风险关系，最终为药物注册申请的审查提供充分依据。Ⅳ

期临床试验是新药上市后的应用研究阶段。目的是考察在广泛使用条件下的药物的疗效和不良反应，评价在普通或者特殊人群中使用的利益与风险关系以及改进给药剂量等。

［5～8］

答案：ADBC

解析：同上。

［9～10］

答案：AC

解析：Ⅰ期临床试验病例数为 20～30 例；Ⅱ期临床试验病例数不少于 100 例；Ⅲ期临床试验病例数不少于 300 例；Ⅳ期临床试验病例数不少于 2000 例。

［11～12］

答案：BD

解析：同上。

［13～15］

答案：ADC

解析：①新药申请是指未曾在中国境内上市销售药品的注册申请；对已上市药品改变剂型、改变给药途径、增加新适应证的药品注册按照新药申请的程序申报；生产国家药品监督管理部门已批准上市的已有国家标准的生物制品按照新药申请的程序申报。

②仿制药申请是指生产国家药品监督管理部门已批准上市的、已有国家标准的药品的注册申请。

③进口药品申请是指在境外生产的药品在中国境内上市销售的注册申请。

④补充申请是指新药申请、仿制药申请或者进口药品申请经批准后，改变、增加或者取消原批准事项或者内容的注册申请。

⑤再注册申请是指药品批准证明文件有效期满后申请人拟继续生产或者进口该

药品的注册申请。

[16~17]

答案：DA

解析：同上。

[18~19]

答案：AD

解析：同上。

[20~21]

答案：AD

解析：同上。

[22~23]

答案：AC

解析：同上。

[24~26]

答案：BCB

解析：进口国外企业生产的药品应取得《进口药品注册证》；进口港澳台地区企业生产的药品应取得《医药产品注册证》。

[27~28]

答案：DC

解析：同上。

[29~31]

答案：CBA

解析：新药证书号的格式为：国药证字 H（Z、S）+4 位年号 +4 位顺序号，H 代表化学药品，Z 代表中药，S 代表生物制品。

[32~35]

答案：DCAB

解析：药品批准文号的格式为：国药准字 H（Z、S、J）+4 位年号 +4 位顺序号，其中 H 代表化学药品，Z 代表中药，S 代表生物制品，J 代表进口药品分包装。H、Z、S、J 分别是化学药品、中药、生物制品、进口药品分包装第一个汉字的第一个拼音字母大写。建议考

生根据拼音准确记忆。

[36~37]

答案：AC

解析：《医药产品注册证》证号的格式为：H（Z、S）C +4 位年号 +4 位顺序号。《进口药品注册证》证号的格式为：H（Z、S）+4 位年号 +4 位顺序号。对于境内分包装用大包装规格的注册证，其证号在原注册证号前加字母 B。

[38~39]

答案：DA

解析：同上。

[40~41]

答案：BC

解析：同上。

[42~43]

答案：CA

解析：同上。

[44~46]

答案：CCC

解析：①国家药品监督管理部门审查批准药物临床试验、生产药品和进口药品。

②国家药品监督管理部门对已批准生产、销售的药品进行再评价。根据药品再评价结果，可以采取责令修改药品说明书，暂停生产、销售和使用的措施；对不良反应大、疗效不确切或者其他原因危害人体健康的药品，应当撤销该药品批准证明文件。

③国家药品监督管理部门根据保护公众健康的要求，可以对药品生产企业生产的新药品种设立不超过 5 年的监测期。

[47~49]

答案：AAA

解析：国家药品监督管理部门审查批准药物临床试验、生产药品和进口药品，

符合规定的发给《药物临床试验批件》、新药证书、药品批准文号、《进口药品注册证》或《医药产品注册证》。

[50～52]

答案：BCB

解析：国家药品监督管理部门设立的新药监测期自批准生产之日起最长不超过5年。药品批准文号、《进口药品注册证》《医药产品注册证》的有效期均为5年。

C 型题

[1～4]

1. 答案：C

解析：Ⅲ期临床试验是治疗作用确证阶段。其目的是进一步验证药物对目标适应证患者的治疗作用和安全性，评价利益与风险关系，最终为药物注册申请的审查提供充分的依据。

2. 答案：D

解析：上述为Ⅲ期临床试验。Ⅰ期临床试验病例数为20～30例；Ⅱ期临床试验病例数不少于100例；Ⅲ期临床试验病例数不少于300例；Ⅳ期临床试验病例数不少于2000例。

3. 答案：A

解析：国家药品监督部门负责新药注册审批，符合规定的发给新药证书和药品批准文号。

4. 答案：D

解析：新药证书和药品批准文号的有效期均为5年。

X 型题

1. 答案：ABCD

解析：生物等效性试验，是指用生物利用度研究的方法，以药代动力学参数为指标，比较同一种药物的相同或者不同剂型的制剂，在相同的试验条件下，其活性成分吸收程度和速度有无统计学差异的人体试验。一般为18～24例。一般仿制药的研制需要进行生物等效性试验。

2. 答案：AD

解析：对新药的临床试验申请，实行一次性审批，不再采取分期申报、分期审评审批。药物临床试验应当在批准后3年内实施。逾期未实施的，原批准证明文件自行废止；仍需进行临床试验的，应当重新申请。

3. 答案：ABC

解析：新药申请是指未曾在中国境内上市销售的药品的注册申请；对已上市药品改变剂型、改变给药途径、增加新适应证的药品注册按照新药申请的程序申报；生产国家药品监督管理部门已批准上市的，已有国家标准的生物制品按照新药申请的程序申报。已上市药品改变生产工艺的注册应该按补充申请的程序申报。

4. 答案：ABC

解析：同上。

5. 答案：AD

解析：BC为按新药程序申请的情形。

6. 答案：ABCD

解析：根据《国务院关于改革药品医疗器械审评审批制度的意见》（国发[2015] 44号），将药品分为新药和仿制药。将新药由现行的"未曾在中国境内上市销售的药品"调整为"未在中国境内外上市销售的药品"。根据物质基础的原创性和新颖性，将新药分为创新药和改良型新药。将仿制药由现行的"仿已有国家标准的药品"调整为"仿与原研药品质量和疗效一致的药品"。

7. 答案：ACD

解析：未在境外生产厂商的生产地区获得上市许可的药品，但经国家食品药品监督管理总局确认该药品安全、有效而且临床需要的，可以批准进口。

8. 答案：AB

解析：AB 按新药程序申请；C 按仿制药的程序申请；D 按进口药品的程序申请。

9. 答案：ABCD

解析：已被撤销批准文号或者进口药品注册证书的药品，不得生产或者进口、销售和使用；已经生产或者进口的，由当地药品监督管理部门监督销毁或者处理。

10. 答案：ABD

解析：已经生产或者进口的，必须在药监部门的监督下进行销毁和处理，不得自行销毁。

第二节 药品生产管理

A 型题

1. 答案：C

解析：C 项内容与生产无关。

2. 答案：C

解析：质量管理负责人和生产管理负责人不得相互兼任。质量管理负责人和质量受权人可以兼任。

3. 答案：C

解析：①开办药品生产企业，应当经省级药品监督管理部门批准并发给《药品生产许可证》；②药品必须按照国家药品标准和国家药品监督管理部门批准的生产工艺进行生产；药品生产企业改变影响药品质量的生产工艺，必须报原批准部门审核批准；③中药饮片必须按照国家药品标准炮制；国家药品标准没有规定的，必须按照省级药品监督管理部门制定的炮制规范炮制；④经省级药品监督管理部门批准，药品生产企业可以接受委托生产药品。

4. 答案：C

解析：麻醉药品、精神药品、药品类易制毒化学品及其复方制剂，医疗用毒性药品，生物制品，多组分生化药品，中药注射剂和原料药、中药提取物不得委托生产。

5. 答案：B

解析：开办药品生产企业，应当经省级药品监督管理部门批准并发给《药品生产许可证》。

6. 答案：C

解析：生产药品所需的原料、辅料必须符合药用要求。

7. 答案：A

解析：新版《药品生产许可证》编号格式为"省份简称 + 四位年号 + 四位顺序号"。

8. 答案：C

解析：大写字母用于归类产品类型（包括药品的类型和非药品的类型），其中药品的类型还需要进一步以小写字母区分其原料药、制剂属性。大写字母有 H（化学药）、Z（中成药）、S（生物制品）、T（按药品管理的体外诊断试剂）、Y（中药饮片）、Q（医用气体）、F（药用辅料）、J（空心胶囊）、C（特殊药品）、X（其他），并按此顺序排列，小写字母 a（原料药）、b（制剂）。

9. 答案：C

解析：批记录应当由质量管理部门负责管理，至少保存至药品有效期后 1 年。

10. 答案：B

解析：《药品委托生产批件》有效期不得超过 3 年。

11. 答案：A

解析：经省级药品监督管理部门批准，

药品生产企业可以接受委托生产药品。

12. 答案：A

解析：麻醉药品、精神药品、药品类易制毒化学品及其复方制剂，医疗用毒性药品，生物制品，多组分生化药品，中药注射剂和原料药，中药提取物不得委托生产。

13. 答案：A

解析：同上。

14. 答案：D

解析：同上。

15. 答案：D

解析：药品召回是指药品生产企业（包括进口药品的境外制药厂商）按照规定的程序收回已上市销售的存在安全隐患的药品。

16. 答案：A

解析：进口药品的境外制药厂商与境内药品生产企业一样也是药品召回的责任主体，履行相同的义务。进口药品需要在境内进行召回的，由进口的企业负责具体实施。

17. 答案：A

解析：对可能具有安全隐患的药品进行调查的主体为药品生产企业，经营和使用单位应当配合调查。

18. 答案：B

解析：召回不彻底只能重新召回或者扩大召回范围。

19. 答案：A

解析：A 项是药品生产企业应当承担的责任。

B 型题

[1～3]

答案：DBA

解析：《药品生产许可证》的有效期为 5 年，有效期届满前 6 个月申请换发。变更许可事项的，应在原许可事项变更 30

日前提出变更申请。

[4～6]

答案：DAC

解析：高致敏性药品（如青霉素）或生物制品（如卡介苗或其他用活性微生物制备而成的药品），必须采用专用和独立的厂房、生产设施和设备；生产 β - 内酰胺类药品、性激素类避孕药品必须使用专用设施（如独立的空气净化系统）和设备，并与其他药品生产区严格分开；生产某些激素类、细胞毒性类、高活性化学药品应当使用专用设施（如独立的空气净化系统）和设备。

[7～9]

答案：DCA

解析：同上。

[10～12]

答案：BAC

解析：根据药品安全隐患的严重程度，药品召回分为三级：①一级召回，使用该药品可能引起严重健康危害的。②二级召回，使用该药品可能引起暂时的或者可逆的健康危害的。③三级召回，使用该药品一般不会引起健康危害，但由于其他原因需要收回的。

[13～15]

答案：BCD

解析：药品生产企业作出药品召回决定后，一级召回在 24 小时内，二级召回在 48 小时内，三级召回在 72 小时内，通知到有关药品经营企业、使用单位停止销售和使用，同时向所在地省级药品监督管理部门报告。

[16～18]

答案：ACD

解析：药品生产企业在启动药品召回后，一级召回在 1 日内，二级召回在 3 日内，三级召回在 7 日内，应当将调查评估报告和召回计划提交给所在地省级药品监督管理部门备案。

[19～21]

答案：ACD

解析：药品生产企业在实施召回的过程中，一级召回每日，二级召回每 3 日，三级召回每 7 日，向所在地省级药品监督管理部门报告药品召回进展情况。

[22～25]

答案：ABCB

解析：药品生产企业作出药品召回决定后，一级召回在 24 小时内，二级召回在 48 小时内，三级召回在 72 小时内，通知到有关药品经营企业、使用单位停止销售和使用，同时向所在地省级药品监督管理部门报告。药品生产企业在实施召回的过程中，一级召回每日，二级召回每 3 日，三级召回每 7 日，向所在地省级药品监督管理部门报告药品召回进展情况。

[26～27]

答案：DA

解析：药品生产企业主动召回；药品监督管理部门责令生产企业召回属于责令召回。

C 型题

[1～3]

1. 答案：D

解析：ABC 为登记事项变更。许可事项变更有企业负责人、生产范围、生产地址的变更。

2. 答案：C

解析：《药品生产许可证》的有效期为 5 年，需要在有效期满前 6 个月进行申请换发。题目为 2010 年 11 月取得《药品生产许可证》，因此应在 2015 年 5 月申请换发。

3. 答案：B

解析：中药饮片的炮制应该按国家标准进行炮制，没有国家标准的按省级药监部门制定的炮制规范炮制。经过省级药监部门批准可以进行委托生产。

[4～8]

4. 答案：D

解析：药品召回的主体是药品生产企业。

5. 答案：A

解析：对造成严重健康危害的药品实施一级召回。本注射液已经造成死亡，应实施一级召回。

6. 答案：B

解析：一级召回应在 24 小时内向所在地省级药监部门报告。

7. 答案：A

解析：一级召回应在 1 日内将调查评估报告和召回计划提交给所在地省级药监部门备案。

8. 答案：A

解析：一级召回需要每日，向所在地省级药监部门报告药品召回进展情况。

X 型题

1. 答案：ABC

解析：开办药品企业与具有新品种没有关系。

2. 答案：ABD

解析：药品必须按照国家药品标准和国家药品监督管理部门批准的生产工艺进行生产，生产记录必须完整准确。药品生产企业改变影响药品质量的生产工艺的，必须报原批准部门审核批准。药品生产企业必须对其生产的药品进行质量检验；不符合国家药品标准或者不按照省级药品监督管理部门制定的中药饮片炮制规范炮制的，不得出厂。

3. 答案：ACD

解析：麻醉药品、精神药品、药品类

易制毒化学品及其复方制剂，医疗用毒性药品，生物制品，多组分生化药品，中药注射剂和原料药，中药提取物不得委托生产；新开办药品生产企业或药品生产企业新建车间或新增生产剂型的，应当按照规定申请药品 GMP 认证。

4. 答案：ABCD

解析：与药品生产质量相关的内容，正确的都选。

5. 答案：ABCD

解析：与药品生产质量相关的内容，正确的都选。

6. 答案：BCD

解析：确认和验证不是一次性的行为。首次确认或验证后，应当根据产品质量回顾分析情况进行再确认或再验证。关键的生产工艺和操作规程应当定期进行再验证，确保其能够达到预期结果。

7. 答案：ACD

解析：法定代表人不属于关键人员。

8. 答案：ABCD

解析：所有选项均有助于防止污染和交叉污染。

9. 答案：ABCD

解析：所有选项均有助于防止污染和交叉污染。

10. 答案：ACD

解析：纯化水可采用循环，注射用水可采用70℃以上保温循环。

11. 答案：ABD

解析：口服或外用的固体、半固体制剂在成型或分装前使用同一台混合设备一次混合所生产的均质产品为一批；口服或外用的液体制剂以灌装（封）前经最后混合的药液所生产的均质产品为一批。

12. 答案：ABD

解析：委托加工不包括部分工序的委托加工行为。

13. 答案：AD

解析：麻醉药品、精神药品、药品类易制毒化学品及其复方制剂，医疗用毒性药品，生物制品，多组分生化药品，中药注射剂和原料药，中药提取物不得委托生产。

14. 答案：BD

解析：同上。

15. 答案：AB

解析：药品监督管理部门对药品可能存在的安全隐患开展调查时，药品生产企业应当予以协助。药品经营企业、使用单位发现其经营、使用的药品存在安全隐患的，应当立即停止销售或者使用该药品，通知药品生产企业或者供货商，并向药品监督管理部门报告。

16. 答案：ACD

解析：药品生产企业或药品监督管理部门进行调查评估，经营企业和使用单位配合调查。

17. 答案：ABD

解析：药品经营企业、使用单位发现其经营、使用的药品存在安全隐患时，应当立即停止销售或者使用该药品，通知药品生产企业或者供货商，并向药品监督管理部门报告。

18. 答案：ABC

解析：发现安全隐患时应当立即停止销售或者使用该药品，通知药品生产企业或者供货商。药品销毁应当在药监部门的监督下进行。

19. 答案：BCD

解析：药品生产企业应当向药品监督管理部门报告药品召回的相关情况。

20. 答案：ACD

解析：发现安全隐患时应当立即停止销售或者使用该药品，通知药品生产企业或者供货商。不能退货，应当由生产企业组织召回。

21. 答案：ABCD

解析：调查评估报告内容包括：①召回药品的具体情况，包括名称、批次等药品信息；②实施召回的原因；③调查评估结果；④召回分级。

22. 答案：ABCD

解析：药品监督管理部门作出责令召回决定，应当将责令召回通知书送达药品生产企业，通知书包括以下内容：①召回药品的具体情况，包括名称、批次等基本信息；②实施召回的原因；③调查评估结果；④召回要求，包括范围和时限等。

第五章 药品经营与使用管理

第一节 药品经营管理

A 型题

1. 答案：B

解析：药品经营企业的开办条件包括：①具有依法经过资格认定的药学技术人员；②具有与所经营药品相适应的营业场所、设备、仓储设施、卫生环境；③具有与所经营药品相适应的质量管理机构或者人员；④具有保证所经营药品质量的规章制度；⑤遵循合理布局和方便群众购药的原则。《药品管理法》要求药品生产企业具有能对所生产药品进行质量管理和质量检验的机构、人员以及必要的仪器设备，而对药品经营企业没有要求。

2. 答案：A

解析：同上。

3. 答案：D

解析：药品生产企业需要执行药品内在质量检验制度。

4. 答案：C

解析：开办经营企业应当遵循合理布局和方便群众购药的原则。

5. 答案：C

解析：药品零售企业不能零售麻醉药品和第一类精神药品。

6. 答案：C

解析：药品批发企业的质量负责人必须具有大学以上学历、执业药师资格和3年以上药品经营管理工作经历；企业负责人必须具有大学专科以上学历或中级以上专业技术职称。

7. 答案：B

解析：零售企业质量负责人应有1年以上（含1年）药品经营质量管理工作的经验。

8. 答案：D

解析：开办药品生产企业、药品批发企业经省级药品监督管理部门审批；开办药品零售企业经县级以上地方药品监督管理部门审批。

9. 答案：B

解析：新开办药品批发企业和药品零售企业，应当自取得《药品经营许可证》之日起30日内，向发给其《药品经营许可证》的药品监督管理部门或者药品监督管理机构申请《药品经营质量管理规范》认证。

10. 答案：A

解析：选择药店与供货商有交集的药品。

11. 答案：C

解析：从事药品零售的企业，应当先核定经营类别，确定经营处方药或非处方药、乙类处方药的资格，再核定具体的经营范围。

12. 答案：B

解析：企业分立、合并、改变经营方式、跨原管辖地迁移的，需要重新办理。

13. 答案：D

解析：许可事项变更包括经营方式、经营范围、注册地址、仓库地址（包括增减仓库）、企业法定代表人或负责人以及质量负责人的变更。

14. 答案：D

解析：同上。

15. 答案：B

解析：注销《药品经营许可证》的情形包括：①《药品经营许可证》有效期届满未换证的；②药品经营企业终止经营药品或者关闭的；③《药品经营许可证》被依法撤销、撤回、吊销、收回、缴销或者宣布无效的；④不可抗力导致《药品经营许可证》的许可事项无法实施的。

16. 答案：B

解析：同上。

17. 答案：D

解析：必须进行现场检查的情形：上一年度新开办的企业；上一年度检查中存在问题的企业；因违反有关法律、法规，受到行政处罚的企业；发证机关认为需要进行现场检查的企业。

18. 答案：C

解析：要向原发证机关申请变更。药品零售企业的发证机关是设区的市级药品监督管理机构或是省级药品监督管理部门直接设置的县级药品监督管理机构。

19. 答案：C

解析：不论是药品批发企业还是药品零售企业，企业负责人是药品质量的主要责任人。

20. 答案：D

解析：从事质量管理的工作人员，应当是药学中专或者医学、生物、化学等相关专业大学专科以上学历或者具有药学初级以上专业技术职称。

21. 答案：A

解析：批发企业直接收购地产中药材

的验收人员应当具备中药学中级以上专业技术职称。

22. 答案：C

解析：药品批发企业质量管理制度的内容包括特殊管理的药品的规定。处方药不属于特殊管理药品。

23. 答案：B

解析：B为药品零售企业营业场所所具有的营业设备。批发企业经营中药材、中药饮片的，应当有专用的库房和养护工作场所；直接收购地产中药材的应当设置中药样品室（柜）。

24. 答案：D

解析：对于首营品种需要索取加盖供货单位公章原印章的药品生产或者进口批准证明文件复印件。

25. 答案：C

解析：冷藏、冷冻药品应当在冷库内待验。

26. 答案：C

解析：储存药品的相对湿度为35%~75%。

27. 答案：C

解析：药品按批号堆码，不同批号的药品不得混垛。

28. 答案：B

解析：外包装及封签完整的原料药、实施批签发管理的生物制品，不需要开箱检查。

29. 答案：B

解析：药品已超过有效期的不得出库。

30. 答案：D

解析：不合格药品的处理过程应当有完整的手续和记录。对不合格药品应当查明并分析原因，及时采取预防措施。

31. 答案：D

解析：实施批签发管理的生物制品可不开箱检查。

32. 答案：A

解析：零售企业的仓库需要配备不合格药品专用存放场所。

33. 答案：B

解析：B 为零售企业营业场所的设施设备。

34. 答案：D

解析：处方药应该在零售企业的经营场所与非处方药分区陈列，并有处方药、非处方药专用标识。

35. 答案：D

解析：D 错在验收不合格的，要向质量管理人员报告，而非质量管理负责人报告。

36. 答案：C

解析：药品退货管理是药品批发企业的质量管理制度。零售药店除药品质量原因外，药品一经售出，不得退换。

37. 答案：A

解析：零售企业中企业法定代表人或者企业负责人需要执业药师资格，另按国家要求配备执业药师，负责处方审核，指导合理用药。

38. 答案：D

解析：第二类精神药品、毒性中药品种和罂粟壳不得陈列。

39. 答案：D

解析：拆零销售的药品集中存放于拆零专柜或者专区。

40. 答案：C

解析：第二类精神药品、毒性中药品种和罂粟壳不得陈列。

41. 答案：D

解析：重点检查拆零药品和易变质、近效期、摆放时间较长的药品及中药饮片。

42. 答案：C

解析：拆零药品需要提供药品说明书原件或者复印件。

43. 答案：C

解析：药学技术人员的工作牌应当标明药学专业技术职称，但不需要在岗时挂牌明示；执业药师在岗时应当挂牌明示。

44. 答案：A

解析：在营业场所的显著位置悬挂《药品经营许可证》、营业执照、执业药师注册证等。

45. 答案：C

解析：拆零药品应提供说明书原件或复印件；处方药不准开架自选；D 及时处理顾客的投诉没做错，但不需向药监部门报告。

46. 答案：C

解析：无医师开具的处方不得销售处方药；非处方药可以开架自选。

47. 答案：C

解析：对有配伍禁忌或者超剂量的处方，应当拒绝调配，但经处方医师更正或者重新签字确认的，可以调配。

48. 答案：D

解析：处方调配后可以保存处方原件或者复印件。

49. 答案：A

解析：除药品质量原因外，药品一经售出，不得退换。

50. 答案：B

解析：药品零售企业销售药品应当开具销售凭证，内容包括药品名称、生产厂商、数量、价格、批号、规格等。

51. 答案：A

解析：初审部门为设区的市级药监部门或省级药监部门直接设置的县级药监机构。初审合格上报省级药监部门进行审查，同意受理的转送省级药品认证机构。

52. 答案：D

解析：城乡集贸市场可以出售中药材，不得出售除中药材以外的药品，因此药品经营企业只能购进未实施批准文号管理的中药材。

53. 答案：C

解析：药品经营企业不得购进和销售医疗机构制剂；不得为他人以本企业的名义经营药品提供场所；不得采用邮售、互联网交易等方式直接向公众销售处方药；同时在药品展示会或博览会上不得以现货方式销售药品。

54. 答案：A

解析：医院制剂只能在本医疗机构使用；在"广交会"上不得以现货方式销售药品；药品经营企业不得在经药监部门核准的地址以外的场所储存或者现货销售药品。

55. 答案：B

解析：销售处方药必须有医师开具的处方；药品生产企业只能销售本企业生产的药品，不得销售本企业受委托生产的或者他人生产的药品；药品经营企业不得改变经营方式。

56. 答案：C

解析：必须有医师开具的处方才能销售处方药；不得购进和销售医疗制剂；只能从城乡集市贸易市场采购中药材。

57. 答案：C

解析：AD 选项明显违法；另有规定，不得购进和销售医疗机构配制的制剂。

58. 答案：A

解析：药品经营企业销售中药材必须标明产地。

59. 答案：D

解析：药品生产企业只能销售本企业生产的药品，不得销售本企业受委托生产的或者他人生产的药品。

60. 答案：C

解析：药品生产、经营企业应当对其销售人员的药品购销行为负责，对其销售人员或设立的办事机构以本企业名义从事的药品购销行为承担法律责任。药品生产、经营企业应当加强对药品销售人员的管理，并对其销售行为作出具体规定。

61. 答案：B

解析：药品生产企业只能销售本企业生产的药品，不得销售本企业受委托生产的或者他人生产的药品。

62. 答案：C

解析：处方药不得开架自选；经营企业不得以搭售、买药品赠药品、买商品赠药品等方式向公众赠送处方药或者甲类非处方药；药品经营企业销售药品，应当开具销售凭证。

63. 答案：D

解析：不需要广告批准文件，需要的是能证明企业、药品合法性的资料。

64. 答案：C

解析：《药品管理法》规定城乡集市贸易市场不得出售中药材以外的药品，因此不能从农贸市场购进中药饮片。

65. 答案：A

解析：药品经营企业购销药品，必须有真实完整的购销记录。购销记录必须注明药品的通用名称、剂型、规格、批号、有效期、生产厂商、购（销）货单位、购（销）货数量、购销价格、购（销）货日期及国家药品监督管理部门规定的其他内容。

66. 答案：B

解析：同上。

67. 答案：C

解析：药品生产企业、药品经营企业销售凭证应保存至超过药品有效期 1 年，但不少于 3 年。

68. 答案：B

解析：提供互联网药品信息服务的网站发布的药品（含医疗器械）广告，必须经药品监督管理部门审查批准。

69. 答案：D

解析：互联网药品信息服务，是指通

过互联网向上网用户提供药品（含医疗器械）信息的服务活动。互联网药品信息服务分为经营性和非经营性两类。

70. 答案：D

解析：《互联网药品信息服务资格证书》《互联网药品交易服务机构资格证书》有效期为5年，有效期届满，应在有效期届满前6个月内，向原发证机关申请换发。

71. 答案：D

解析：提供互联网药品信息服务的网站不得发布麻醉药品、精神药品、医疗用毒性药品、放射性药品、戒毒药品和医疗机构制剂的产品信息。

72. 答案：D

解析：互联网药品交易服务，是指通过互联网提供药品（包括医疗器械、直接接触药品的包装材料和容器）交易服务的电子商务活动。

73. 答案：C

解析：向个人消费者提供互联网药品交易服务的必须为药品连锁零售企业，药品生产企业、药品批发企业不可以。

74. 答案：B

解析：通过自身网站与本企业成员之外的其他企业进行互联网药品交易的药品生产企业和药品批发企业只能交易本企业生产或者本企业经营的药品，不得利用自身网站提供其他互联网药品交易服务。

75. 答案：B

解析：向个人消费者提供互联网药品交易服务的企业只能在网上销售本企业经营的非处方药。

76. 答案：B

解析：国家药品监督管理部门负责对为药品生产企业、药品经营企业和医疗机构之间的互联网药品交易提供服务的企业进行审批。省级药品监督管理部门对本行政区域内通过自身网站与本企业成员之外的其他企业进行互联网药品交易的药品生产企业、药品批发企业进行审批；对向个人消费者提供互联网药品交易服务的药品连锁零售企业进行审批。

77. 答案：D

解析：向个人消费者提供互联网药品交易服务的企业只能在网上销售本企业经营的非处方药。

78. 答案：B

解析：向个人消费者提供互联网药品交易服务的药品连锁零售企业由省级药品监督管理部门负责进行审批。

79. 答案：B

解析：具有执业药师负责网上实时咨询，并有保存完整咨询内容的设施、设备及相关管理制度。

B 型题

[1~3]

答案：DBB

解析：省级药品监督管理部门审批开办药品生产企业、药品批发企业；县级以上地方药品监督管理部门审批开办药品零售企业；省级卫生行政部门审核同意、省级药品监督管理部门批准医疗机构配制制剂。

[4~6]

答案：DBA

解析：《药品经营许可证》有效期为5年，有效期届满，需要继续经营药品的持证企业，应当在许可证有效期届满前6个月，按照国家药品监督管理部门的规定申请换发。药品经营企业变更《药品经营许可证》许可事项的，应当在许可事项发生变更30日前，向原发证机关申请《药品经营许可证》变更登记；未经批准，不得变更许可事项。

[7~8]

答案：AC

解析：企业分立、合并、改变经营方式、跨原管辖地迁移，按照规定重新办理

《药品经营许可证》。BD 不属于许可事项变更。

[9～11]

答案：ACD

解析：药品批发企业负责人应当具有大学专科以上学历或者中级以上专业技术职称。

药品批发企业质量负责人应当具有大学本科以上学历、执业药师资格和 3 年以上药品经营质量管理工作经历。

药品批发企业质量管理部门负责人应当具有执业药师资格和 3 年以上药品经营质量管理工作经历。

药品批发企业应当配备符合以下资格要求的质量管理、验收及养护等岗位人员：①从事质量管理工作的，应当具有药学中专或者医学、生物、化学等相关专业大学专科以上学历或者具有药学初级以上专业技术职称；②从事验收、养护工作的，应当具有药学或者医学、生物、化学等相关专业中专以上学历或者具有药学初级以上专业技术职称；③从事中药材、中药饮片验收工作的，应当具有中药学专业中专以上学历或者具有中药学中级以上专业技术职称；从事中药材、中药饮片养护工作的，应当具有中药学专业中专以上学历或者具有中药学初级以上专业技术职称；直接收购地产中药材的验收人员应当具有中药学中级以上专业技术职称。

从事采购工作的人员应当具有药学或者医学、生物、化学等相关专业中专以上学历；从事销售、储存等工作的人员应当具有高中以上文化程度。

[12～15]

答案：DCCA

解析：同上。

[16～18]

答案：ACB

解析：同上。

[19～21]

答案：ADC

解析：药品零售企业企业法定代表人或者企业负责人应当具备执业药师资格。药品零售企业质量管理、验收、采购人员应当具有药学或者医学、生物、化学等相关专业学历或者具有药学专业技术职称。从事中药饮片质量管理、验收、采购的人员应当具有中药学中专以上学历或者具有中药学专业初级以上专业技术职称。药品零售企业营业员应当具有高中以上文化程度或者符合省级药品监督管理部门规定的条件。中药饮片调剂人员应当具有中药学中专以上学历或者具备中药调剂员资格。

[22～24]

答案：BAD

解析：同上。

[25～28]

答案：DBBA

解析：药品批发企业应当按照验收规定，对每次到货药品进行逐批抽样验收，抽取的样品应当具有代表性：同一批号的药品应当至少检查一个最小包装，但生产企业有特殊质量控制要求或者打开最小包装可能影响药品质量的，可不打开最小包装；破损、污染、渗液、封条损坏等包装异常以及零货、拼箱的，应当开箱检查至最小包装；外包装及封签完整的原料药、实施批签发管理的生物制品，可不开箱检查。

[29～30]

答案：DA

解析：储存药品库房相对湿度 35%～75%。

[31～33]

答案：BAC

解析：合格药品为绿色，不合格药品为红色，待确定药品为黄色。

[34～36]

答案：ADC

解析：准备出库销售的为合格药品应挂绿色标牌；退回的药品要确定质量是否有问题，因此属于待确定药品应挂黄色标牌；已经超过药品有效期的属于不合格药品应挂红色标牌。

[37～40]

答案：ADBD

解析：药品按批号堆码，不同批号的药品不得混垛，垛间距不小于5厘米；与库房内墙、顶、温度调控设备及管道等设施间距不小于30厘米；与地面间距不小于10厘米。

[41～43]

答案：AAA

解析：药品经营企业的各种记录和相关凭证都应当至少保存5年。

[44～45]

答案：BD

解析：第二类精神药品、毒性中药品种和罂粟壳不得陈列。

[46～48]

答案：BCD

解析：中药饮片柜斗谱的书写应当正名正字；装斗前应当复核，防止错斗、串斗；应当定期清斗，防止饮片生虫、发霉、变质；不同批号的饮片装斗前应当清斗并记录。

[49～51]

答案：CAB

解析：中药饮片装斗前应进行复核，防止错斗、串斗；购进首营品种应当审核药品的合法性；拆零药品集中存放于拆零专柜或者专区。

[52～54]

答案：BDA

解析：医疗制剂只能在本医疗机构使用，不得销售；城乡集贸市场只能出售中药材。

[55～56]

答案：DA

解析：药品生产、经营企业不得以搭售、买药品赠药品、买商品赠药品等方式向公众赠送处方药和甲类非处方药；药品生产、经营企业不得采用邮售、互联网交易等方式直接向公众销售处方药。

[57～59]

答案：CCB

解析：药品生产、批发企业销售药品时开具的销售凭证的内容包括：供货单位名称、药品名称、生产厂商、批号、数量、价格。药品零售企业销售药品时开具的销售凭证的内容包括：药品名称、生产厂商、数量、价格、批号。

[60～62]

答案：BCC

解析：同上。

[63～64]

答案：DD

解析：药品生产、经营企业采购药品时的资料和销售凭证应当保存至超过药品有效期1年，但不少于3年。

[65～66]

答案：AB

解析：提供互联网药品信息服务的网站不得发布麻醉药品、精神药品、医疗用毒性药品、放射药品、戒毒药品和医疗制剂的产品信息；药品（含医疗器械）的广告必须经过食品药品监督管理部门的审查批准。

[67～68]

答案：CD

解析：经营性互联网药品信息服务是指通过互联网向上网用户有偿提供药品信息等服务的活动。非经营性互联网药品信息服务是指通过互联网向上网用户无偿提供公开的、共享性药品信息等服务的活动。

[69~71]

答案：DDD

解析：提供互联网药品信息服务的网站发布的药品（含医疗器械）广告，必须经过食品药品监督管理部门审查批准。

[72~73]

答案：DD

解析：《互联网药品信息服务资格证书》和《互联网药品交易服务资格证书》的有效期都为 5 年。

[74~77]

答案：DABB

解析：未取得互联网药品交易服务机构资格证书，擅自从事互联网药品交易服务，或者互联网药品交易服务机构资格证书超出有效期的，（食品）药品监督管理部门责令限期改正，给予警告；情节严重的，移交信息产业主管部门等有关部门依照有关法律、法规规定予以处罚。

国家药品监督管理部门负责对为药品生产企业、药品经营企业和医疗机构之间的互联网药品交易提供服务的企业进行审批。

省级药品监督管理部门对本行政区域内通过自身网站与本企业成员之外的其他企业进行互联网药品交易的药品生产企业、药品批发企业进行审批；对向个人消费者提供互联网药品交易服务的药品连锁零售企业进行审批。

C 型题

[1~2]

1. 答案：B

解析：仓库湿度要求是 35%~75%，3 月 2 日超过了规定要求。

2. 答案：C

解析：应有符合疫苗储存、运输温度要求的设施设备，仅有一个独立冷库是不够的。

[3~4]

3. 答案：A

解析：向个人消费者提供互联网药品交易服务的企业，应当是依法设立的药品连锁零售企业，资料里是单体门店。

4. 答案：A

解析：应有执业药师负责网上实时咨询。

[5~7]

5. 答案：B

解析：企业名称为登记事项，应在工商行政管理部门核准变更后 30 日内，向原发证机关提出变更申请。

6. 答案：C

解析：《药品经营许可证》有效期为 5 年，需在届满前 6 个月申请换发。

7. 答案：B

解析：装修暂停营业不属于应注销该药品零售企业《药品经营许可证》的情形，因此可申请行政复议或者行政诉讼。

X 型题

1. 答案：BD

解析：开办药品经营企业需要药品监督部门批准；药品生产质量管理规范认证是针对生产企业；药品经营企业需要进行 GSP 认证，但要开办企业之后再认证。

2. 答案：ABC

解析：开办药品经营企业应该具有与经营品种、规模相适应的营业场所、设备、仓储设施、卫生环境等，但与经营规模相适应的药品品种与数量不是必须的。

3. 答案：ACD

解析：企业名称的审核应该属于工商管理部门负责。

4. 答案：AB

解析：药品经营方式分为药品批发和药品零售。

5. 答案：ACD

解析：药品经营企业的经营范围：①麻醉药品、精神药品、医疗用毒性药品；②生物制品；③中药材、中药饮片、中成药、化学原料药及其制剂、抗生素原料药及其制剂、生化药品。

6. 答案：BCD

解析：《药品经营许可证》许可事项变更是指经营方式、经营范围、注册地址、仓库地址（包括增减仓库）、企业法定代表人或负责人以及质量负责人的变更。

7. 答案：AB

解析：药品经营企业终止经营药品或者关闭的，由原发证机关注销。暂停营业销售的不在注销收回规定范围内。

8. 答案：ABC

解析：监督检查的内容主要包括：①企业名称、经营地址、仓库地址、企业法定代表人（企业负责人）、质量负责人、经营方式、经营范围、分支机构等重要事项的执行和变动情况；②企业经营设施设备及仓储条件变动情况；③企业实施《药品经营质量管理规范》情况；④发证机关需要审查的其他有关事项。

9. 答案：ACD

解析：同上。

10. 答案：ABC

解析：必须进行现场检查的药品经营企业包括：①上一年度新开办的企业；②上一年度检查中存在问题的企业；③因违反有关法律、法规，受到行政处罚的企业；④发证机关认为需要进行现场检查的企业。

11. 答案：ABCD

解析：与药品质量相关的选项正确的全选。

12. 答案：ABCD

解析：与药品质量相关的选项正确的全选。

13. 答案：ABCD

解析：与药品质量相关的选项正确的全选。

14. 答案：AB

解析：药品批发企业的质量管理部门的职责不得由其他部门及人员履行。

15. 答案：AC

解析：药品零售企业的质量管理岗位和处方审核岗位的职责不得由其他岗位人员代替。

16. 答案：ABCD

解析：企业应当根据相关验证管理制度，形成验证控制文件，包括验证方案、报告、评价、偏差处理和预防措施等。

17. 答案：ABC

解析：D为服务质量管理，不属于药品质量管理的范围。

18. 答案：ABCD

解析：企业的采购活动应当做到"三个确定"和"一个协议"，包括供货单位合法资格的确定、所购入药品合法性的确定、供货单位销售人员合法资格的确定以及与供货单位签订质量保证协议。

19. 答案：ACD

解析：采购首营品种应当审核药品的合法性，索取加盖供货单位公章原印章的药品生产或者进口批准证明文件复印件并予以审核，审核无误的方可采购。

20. 答案：ABCD

解析：企业应当核实、留存供货单位销售人员以下资料：加盖供货单位公章原印章的销售人员身份证复印件；加盖供货单位公章原印章和法定代表人印章或者签名的授权书，授权书应当载明被授权人姓名、身份证号码，以及授权销售的品种、地域、期限；供货单位及供货品种相关资料。

21. 答案：ABCD

解析：企业与供货单位签订的质量保

证协议至少包括以下内容：明确双方质量责任；供货单位应当提供符合规定的资料且对其真实性、有效性负责；供货单位应当按照国家规定开具发票；药品质量符合药品标准等有关要求；药品包装、标签、说明书符合有关规定；药品运输的质量保证及责任；质量保证协议的有效期限。

22. 答案：ABC

解析：同一批号的药品应当至少检查一个最小包装。

23. 答案：ABC

解析：药品与非药品、外用药与其他药品分开存放；中药材和中药饮片分库存放；特殊管理的药品应当按照国家有关规定储存；拆除外包装的零货药品应当集中存放。

24. 答案：ABCD

解析：发现以下情况不得出库，并报告质量管理部门处理：药品包装出现破损、污染、封口不牢、衬垫不实、封条损坏等问题；包装内有异常响动或者液体渗漏；标签脱落、字迹模糊不清，或者标识内容与实物不符；药品已超过有效期；其他异常情况的药品。

25. 答案：ABCD

解析：与质量管理相关正确的全选。

26. 答案：ABCD

解析：与质量管理相关正确的全选。

27. 答案：ABCD

解析：与质量管理相关正确的全选。

28. 答案：ABCD

解析：药品零售操作规程应当包括：药品采购、验收、销售；处方审核、调配、核对；中药饮片处方审核、调配、核对；药品拆零销售；特殊管理的药品和国家有专门管理要求的药品的销售；营业场所药品陈列及检查；营业场所冷藏药品的存放；计算机系统的操作和管理；设置库房的还应当包括储存和养护的操作规程。

29. 答案：AC

解析：处方药不得以开架自选方式陈列和销售。

30. 答案：ABC

解析：第二类精神药品、毒性中药品种和罂粟壳不得陈列。

31. 答案：ABCD

解析：发现有质量疑问的药品应当及时撤柜，停止销售，由质量管理人员确认和处理，并保留相关记录。

32. 答案：BC

解析：购销记录必须注明药品的通用名称而不能是商品名；抗生素为处方药，维生素C为非处方药，应该分区陈列。

33. 答案：ACD

解析：不得销售超过有效期的药品；对有配伍禁忌或者超剂量的处方，应当拒绝调配，但经处方医师更改或者重新签字确认的，可以调配。

34. 答案：AD

解析：甲类非处方药可以开架自选；处方可以保留原件或者复印件。

35. 答案：ABC

解析：对顾客反映的药品质量问题，应认真对待、详细记录、及时处理，未规定坐堂医生解决。

36. 答案：ABCD

解析：不得在经药品监督管理部门核准的地址以外的场所储存或者现货销售药品；不得以展示会、博览会、交易会、订货会、产品宣传会等方式现货销售药品；不得以搭售、买药品赠药品、买商品赠药品等方式向公众赠甲类非处方药和处方药；知道或者应当知道他人从事无证生产、经营药品行为的，不得为其提供药品。

37. 答案：ABC

解析：城乡集市贸易市场可以出售中药材。

38. 答案：ABCD

解析：城乡集贸市场零售药品的条件包括：①交通不便的边远地区城乡集市贸易市场没有药品零售企业；②当地药品零售企业经所在地县（市）药品监督管理机构批准并到工商行政管理部门办理登记注册；③在该城乡集市贸易市场内设点；④在批准经营的药品范围内销售非处方药品。

39. 答案：ABC

解析：药品经营企业购进药品，必须建立并执行进货检查验收制度，验明药品合格证明和其他标识；不符合规定要求的，不得购进。D项未作规定。

40. 答案：BC

解析：零售企业开具的销售凭证包括：药品名称、生产厂商、数量、价格、批号等。

41. 答案：AB

解析：提供互联网药品信息服务的网站发布的药品（含医疗器械）广告，必须经过食品药品监督管理部门审查批准；不得发布麻醉药品、精神药品、医疗用毒性药品、放射性药品、戒毒药品和医疗机构制剂的产品信息。

42. 答案：BD

解析：提供互联网药品信息服务的网站不得发布麻醉药品、精神药品、医疗用毒性药品、放射性药品、戒毒药品和医疗机构制剂的产品信息。

43. 答案：AB

解析：乙销售未经批准进口的国外药品，行为不合法，药品属于假药，应该处以 2～5 倍罚款。交易网站应该审核交易各方的资格证书证明文件和药品批准证明文件并进行备案；向个人消费者提供互联网药品交易服务的企业只能在网上销售本企业经营的非处方药，所以交易网站行为违法。

44. 答案：ACD

解析：凭执业医师的处方销售处方药，不得通过互联网交易直接向公众销售处方药；医疗制剂只能在本机构内使用。

第二节　药品使用管理

A 型题

1. 答案：D

解析：药事管理与药物治疗学委员会委员由具有高级技术职务任职资格的药学、临床医学、护理和医院感染管理、医疗行政管理等人员组成。

2. 答案：D

解析：个人设置的门诊部、诊所等医疗机构不得配备常用药品和急救药品以外的其他药品。

3. 答案：A

解析：医疗机构应当根据本机构性质、任务、规模配备适当数量的临床药师，三级医院临床药师不少于 5 名，二级医院临床药师不少于 3 名。临床药师应当具有高等学校临床药学专业或者药学专业本科毕业以上学历。

4. 答案：B

解析：同上。

5. 答案：B

解析：医疗机构药师的工作职责包括：①负责药品采购供应、处方或者用药医嘱审核、药品调剂、静脉用药集中调配和医院制剂配制，指导病房（区）护士请领、使用与管理药品；②参与临床药物治疗，进行个体化药物治疗方案的设计与实施，开展药学查房，为患者提供药学专业技术服务；③参加查房、会诊、病例讨论和疑难、危重患者的医疗救治，协同医师做好药物使用遴选，对临床药物治疗提出意见或调整建议，与医师共同对药物治疗负责；④开展抗菌药物临床应用监测，实施处方点评与超常预警，促进药物合理使用；⑤开展药品质量监测，药品严重不良反应和药品损害的收集、整理、报告等工作；⑥掌握与临床用药相关的药物信息，提供用药信息与药学咨询服务，向公众宣传合理用药知识；⑦结合临床药物治疗实践，进行药学临床应用研究；⑧开展药物利用评价和药物临床应用研究；⑨参与新药临床试验和新药上市后安全性与有效性监测。

6. 答案：C

解析：医疗机构的药品购进记录应当保存至超过药品有效期 1 年，但不少于 3 年。

7. 答案：A

解析：医疗机构购进药品，必须有真实、完整的药品购进记录，不是购销记录。

8. 答案：B

解析：个人设置的门诊部、诊所等医疗机构不得配备常用药品和急救药品以外的其他药品。

9. 答案：A

解析：医疗机构购进药品应建立并执行进货检查验收制度，并建有真实完整的药品购进记录。

10. 答案：B

解析：药品与非药品分开存放；化学药品、生物制品、中药材、中药饮片、中成药应当分别储存，分类定位存放；易燃、易爆、强腐蚀性等危险性药品应当另设仓库单独储存。

11. 答案：D

解析：医院中涉及的处方主要有两类。①法定处方：主要指《中国药典》等国家药品标准收载的处方，具有法律约束力。②医师处方：指医师为患者诊断、治疗和预防用药所开具的处方。处方还包括医疗机构病区用药医嘱单。

12. 答案：B

解析：前记包括医疗机构名称、患者姓名、性别、年龄、门诊或住院病历号、科别或病区和床位号、临床诊断、开具日期等，可添列特殊要求的项目。麻醉药品和第一类精神药品处方还应当包括患者身份证明编号，代办人姓名、身份证明编号。药品金额为处方后记内容，药品名称和用法用量属于处方正文内容。

13. 答案：D

解析：正文以 Rp 或 R（拉丁文 Recipe "请取"的缩写）标示，分列药品名称、剂型、规格、数量、用法用量。

14. 答案：D

解析：处方书写规则：①患者一般情况、临床诊断填写清晰、完整，并与病历记载相一致；②每张处方限于一名患者的用药；③字迹清楚，不得涂改；如需修改，应当在修改处签名并注明修改日期；④药品名称应当使用规范的中文名称书写，没有中文名称的可以使用规范的英文名称书写；医疗机构或者医师、药师不得自行编制药品缩写名称或者使用代号；书写药品名称、剂量、规格、用法、用量要准确规范，药品用法可用规范的中文、英文、拉丁文或者缩写体书写，但不得使用"遵医嘱""自用"等含糊不清字句；⑤药品用法用量应当按照药品说明书规定的常规用法用量使用，特殊情况需要超剂量使用时，应当注明原因并再次签名；⑥处方医师的签名式样和专用签章应当与院内药学部门留样备查的式样相一致，不得任意改动，否则应当重新登记留样备案。

15. 答案：C

解析：药品用法可用规范的中文、英文、拉丁文或者缩写体书写，但不得使用"遵医嘱""自用"等含糊不清字句。

16. 答案：D

解析：医疗机构或者医师、药师不得自行编制药品缩写名称或者使用代号。

17. 答案：C

解析：普通处方的印刷用纸为白色；急诊处方印刷用纸为淡黄色，右上角标注"急诊"；儿科处方印刷用纸为淡绿色，右上角标注"儿科"；麻醉药品和第一类精神药品处方印刷用纸为淡红色，右上角标注"麻、精一"；第二类精神药品处方印刷用纸为白色，右上角标注"精二"。

18. 答案：C

解析：经注册的执业医师在执业地点取得相应的处方权；医师应当在注册的医疗机构签名留样或者专用签章备案后，方可开具处方。

经注册的执业助理医师在乡、民族乡、镇、村的医疗机构独立从事一般的执业活动，可以在注册的执业地点取得相应的处方权；经注册的执业助理医师在医疗机构开具的处方，应当经所在执业地点执业医师签名或加盖专用签章后方有效。

执业医师经本医疗机构考核合格后取得麻醉药品和第一类精神药品的处方权，方可在本机构开具麻醉药品和第一类精神药品处方，但不得为自己开具该类药品处方。

试用期人员开具处方，应当经所在医疗机构有处方权的执业医师审核、并签名或加盖专用签章后方有效。

19. 答案：C

解析：同上。

20. 答案：B

解析：医疗机构应当对本机构执业医

师和药师进行麻醉药品和精神药品使用知识和规范化管理的培训。执业医师经考核合格后取得麻醉药品和第一类精神药品的处方权；药师经考核合格后取得麻醉药品和第一类精神药品调剂资格。

21. 答案：D

解析：药师应当对处方用药适宜性进行审核：规定必须做皮试的药品，处方医师是否注明过敏试验及结果的判定；处方用药与临床诊断的相符性；剂量、用法的正确性；选用剂型与给药途径的合理性；是否有重复给药现象；是否有潜在临床意义的药物相互作用和配伍禁忌；其他用药不适宜情况。

22. 答案：D

解析：同上。

23. 答案：C

解析：同上。

24. 答案：C

解析：正确处方调剂流程为收方、审查处方、划价收费、调配处方、核对检查、发药。

25. 答案：D

解析：处方点评结果分为合理处方和不合理处方两种，其中不合理处方包括不规范处方、用药不适宜处方、超常处方。

26. 答案：D

解析："四查十对"：查处方，对科别、姓名、年龄；查药品，对药名、剂型、规格、数量；查配伍禁忌，对药品性状、用法用量；查用药合理性，对临床诊断。

27. 答案：D

解析：除麻醉药品、精神药品、医疗用毒性药品和儿科处方药外，医疗机构不得限制门诊就诊人员持处方到零售药店购药。

28. 答案：C

解析：二级及以上医院处方点评工作

小组成员应当具有中级以上药学专业技术职务任职资格。

29. 答案：B

解析：普通处方、急诊处方、儿科处方保存期限为 1 年；医疗用毒性药品、第二类精神药品处方保存期限为 2 年；麻醉药品和第一类精神药品处方保存期限为 3 年。

30. 答案：A

解析：处方保存期满后，经医疗机构主要负责人批准、登记备案，方可销毁。

31. 答案：A

解析：处方在销毁时，必须由两位药学专业技术人员核对销毁，并建立销毁记录，销毁后要及时做好销毁登记，监销人要进行双签字。

32. 答案：B

解析：医疗机构配制的制剂，应当是本单位临床需要而市场上没有供应的品种。

33. 答案：A

解析：医疗机构制剂凭执业医师或者执业助理医师的处方在本单位内部使用。

34. 答案：C

解析：医疗机构制剂凭执业医师或者执业助理医师的处方在本单位内部使用，不得在市场上销售或者变相销售；不得发布医疗机构制剂广告。

35. 答案：D

解析：同上。

36. 答案：B

解析：医疗机构制剂不得在市场上销售或者变相销售；不得发布广告。

37. 答案：D

解析：获得《医疗机构制剂许可证》的医疗机构，如果要进行某种制剂的配制，必须报送有关资料和样品，经所在地省级药品监督管理部门批准，发给制剂批准文号后，方可配制。

38. 答案：D

解析：医疗机构配制制剂，应当严格执行经批准的质量标准，并不得擅自变更工艺、处方、配制地点和委托配制单位。

39. 答案：D

解析：特殊情况下，经国务院或省级药品监督管理部门批准，可在指定的医疗机构之间调剂使用。

40. 答案：A

解析：医疗机构制剂的批准文号格式为：×药制字 H（Z）＋4 位年号＋4 位流水号。其中，×－省、自治区、直辖市简称，H－化学制剂，Z－中药制剂。

41. 答案：D

解析：《医疗机构制剂许可证》有效期为 5 年，有效期届满前 6 个月申请换发。

42. 答案：C

解析：医疗机构制剂批准文号的有效期为 3 年。有效期届满需要继续配制的，申请人应当在有效期届满前 3 个月按照原申请配制程序提出再注册申请。

43. 答案：D

解析：医疗机构配制的制剂，应当是本单位临床需要而市场上没有供应的品种。这里的"市场上没有供应的品种"应当包括：国内尚未批准上市及虽批准上市但某些性质不稳定或有效期短的制剂；市场上不能满足的不同规格、容量的制剂；临床常用而疗效确切的协定处方制剂；其他临床需要的以及科研用的制剂等。

44. 答案：A

解析：不得申报医疗机构制剂：市场上已有供应的品种；含有未经国家食品药品监督管理总局批准的活性成分的品种；除变态反应原外的生物制品；中药注射剂；中药、化学药组成的复方制剂；麻醉药品、精神药品、医疗用毒性药品、放射性药品；其他不符合国家有关规定的制剂。

45. 答案：C

解析：已有供应品种、生物制品不可以申报成为医疗机构制剂。

46. 答案：D

解析：已有供应品种、复方制剂、麻醉药品不可以申报成为医疗机构制剂。

47. 答案：A

解析：B 为中药、化学药复方制剂；C 为中药注射剂；D 为市场已有供应品种，不得作为医疗机构制剂申报。溴化钾苯甲酸钠咖啡因合剂属于临床使用前制备的制剂，市场上没有销售，故选 A。

48. 答案：B

解析：A 为精神药品，C 为中药注射剂，D 为市场已有供应品种。

49. 答案：C

解析：《医疗机构配制许可证》项目内容包括证号、医疗机构名称、医疗机构类别、法定代表人、制剂室负责人、配制范围、注册地址、配制地址、发证机关、发证日期、有效期限。

50. 答案：B

解析：由食品药品监督管理部门核准的许可事项包括制剂室负责人、配制地址、配制范围、有效期限。考生应明确由药监部门核准的许可事项是至关制剂质量的事项，因有效期限不能变更，故许可变更事项比核准事项少了有效期限。许可事项变更项目内容包括制剂室负责人、配制地址、配制范围。

51. 答案：C

解析：医疗机构制剂许可事项变更的项目是制剂室负责人、配制地址、配制范围。

52. 答案：A

解析：医疗制剂不得发布广告。需要同时有《医疗制剂许可证》和医疗制剂批准文号，才能配制医疗制剂。医疗机构制剂一般不得调剂使用，发生灾情、疫情、突发事件或者临床急需而市场没有供应时，需要调剂使用的，必须经省级药监部门或者国家药监部门批准。

53. 答案：C

解析：获得《医疗机构制剂许可证》的医疗机构，如果要进行某种制剂的配制，还必须报送有关资料和样品，经所在地省级药品监督管理部门批准，发给制剂批准文号后，方可配制；不得在市场上销售或者变相销售；医疗机构制剂一般不得调剂使用，发生灾情、疫情、突发事件或者临床急需而市场没有供应时，需要调剂使用的，必须经省级药监部门或者国家药监部门批准；医疗机构配制的制剂，应当是市场上没有供应的品种。

54. 答案：D

解析：制剂配发必须有完整的记录和凭证，内容包括：领用部门、制剂名称、批号、规格、数量等。

55. 答案：B

解析：收回记录应包括：制剂名称、批号、规格、数量、收回部门、收回原因、处理意见及日期等。

56. 答案：B

解析：医疗机构当遵循安全、有效、经济的合理用药原则。

57. 答案：D

解析：临床药师应当全职参与临床药物治疗工作，对患者进行用药教育，指导患者安全用药。

58. 答案：C

解析：医疗机构应当遵循有关药物临床应用指导原则、临床路径、临床诊疗指南和药品说明书等合理使用药物，对医师处方、用药医嘱的适宜性进行审核。

59. 答案：C

解析：抗菌药物分级管理的依据：安

全性、疗效、细菌耐药性、价格。

60. 答案：D

解析：不包括治疗结核病、寄生虫病和各种病毒所致感染性疾病的药物以及具有抗菌作用的中药制剂。

61. 答案：D

解析：①医疗机构应当按照省级卫生行政部门制定的抗菌药物分级管理目录，制定本机构抗菌药物供应目录，并向核发其《医疗机构执业许可证》的卫生行政部门备案，未经备案不得采购。②医疗机构应当优先选用《国家基本药物目录》《国家处方集》和《国家基本医疗保险、工伤保险和生育保险药品目录》收录的抗菌药物品种；基层医疗卫生机构只能选用基本药物（包括各省区市增补品种）中的抗菌药物品种。③医疗机构应当严格控制本机构抗菌药物供应目录的品种数量，调整后的抗菌药物供应目录总品种数不得增加。

62. 答案：C

解析：医疗机构应当按照省级卫生行政部门制定的抗菌药物分级管理目录，制定本机构抗菌药物供应目录。

63. 答案：B

解析：同一通用名称抗菌药物品种，注射剂型和口服剂型各不得超过2种。

64. 答案：D

解析：基层医疗卫生机构只能选用基本药物（包括各省区市增补品种）中的抗菌药物品种。

65. 答案：D

解析：医疗机构应当严格控制临时采购抗菌药物的品种和数量，同一通用名抗菌药物品种启动临时采购程序原则上每年不得超过5例次。

66. 答案：D

解析：医疗机构遴选和新引进抗菌药物品种，应当由临床科室提交申请报告，经药学部门提出意见后，由抗菌药物管理工作组审议。抗菌药物管理工作组三分之二以上成员审议同意，并经药事管理与药物治疗学委员会三分之二以上委员审核同意后方可列入采购供应目录。

67. 答案：C

解析：有高级专业技术职务任职资格的医师，可授予特殊使用级抗菌药物处方权；具有中级以上专业技术职务任职资格的医师，可授予限制使用级抗菌药物处方权；基层医疗机构的药师必须由县级以上地方卫生行政部门组织相关培训、考核，经考核合格的，授予相应的抗菌药物调剂资格；细菌耐药率超过40%的抗菌药物，应当慎重经验用药。

68. 答案：C

解析：非限制使用级抗菌药物经长期临床应用证明安全、有效，对细菌耐药性影响较小，价格相对较低的抗菌药物。

限制使用级抗菌药物经长期临床应用证明安全、有效，对细菌耐药性影响较大，或者价格相对较高的抗菌药物。

特殊使用级抗菌药物包括：①具有明显或者严重不良反应，不宜随意使用的抗菌药物；②需要严格控制使用，避免细菌过快产生耐药的抗菌药物；③疗效、安全性方面的临床资料较少的抗菌药物；④价格昂贵的抗菌药物。

69. 答案：B

解析：非限制使用级抗菌药物在预防感染、治疗轻度或者局部感染应当首选。

限制使用级抗菌药物在严重感染、免疫功能低下合并感染或者病原菌只对限制使用级抗菌药物敏感时可选用。

特殊使用级抗菌药物：①不得在门诊使用；②经抗菌药物管理工作组指定的专业技术人员会诊同意后，由具有相应处方权的医师开具处方；③因抢救生命垂危的患者等紧急情况，医师可以越级使用抗菌药物。

70. 答案：B

解析：越级使用抗菌药物应当详细记录用药指征，并应当于 24 小时内补办越级使用抗菌药物的必要手续。

71. 答案：C

解析：医疗机构应当向卫生行政部门报告，非限制使用级抗菌药物临床应用情况，每年报告一次；限制使用级和特殊使用级抗菌药物临床应用情况，每半年报告一次。

72. 答案：B

解析：抗菌药物临床应用异常情况：使用量异常增长的抗菌药物；半年内使用量始终居于前列的抗菌药物；经常超适应证、超剂量使用的抗菌药物；企业违规销售的抗菌药物；频繁发生严重不良事件的抗菌药物。

73. 答案：B

解析：医师处方权和药师药物调剂资格取消后，在 6 个月内不得恢复其处方权和药物调剂资格。

B 型题

[1~2]

答案：AC

解析：药事管理与药物治疗学委员会（组）贯彻执行医疗卫生及药师管理等有关法律、法规、规章，具体工作由药学部门负责。

[3~5]

答案：ACD

解析：医疗机构药学专业技术人员不得少于本机构卫生专业技术人员的 8%。二级综合医院药剂科药学人员中具有高等医药院校临床药学专业或者药学专业全日制本科毕业以上学历的，应当不低于药学专业技术人员总数的 20%，药学专业技术人员中具有副高级以上药学专业技术职务

任职资格的应当不低于 6%；三级综合医院药学部药学人员中具有高等医药院校临床药学专业或者药学专业全日制本科毕业以上学历的，应当不低于药学专业技术人员的 30%，药学专业技术人员中具有副高级以上药学专业技术职务任职资格的，应当不低于 13%，教学医院应当不低于 15%。

[6~8]

答案：ADC

解析：同上。

[9~10]

答案：AD

解析：购进药品，逐批查验，属于进货查验制度；采取控温、防潮、避光、通风等措施，保证药品质量属于保管、养护管理制度。

[11~13]

答案：BBA

解析：医疗机构的药品购进（验收）记录应当保存至超过药品有效期 1 年，但不少于 3 年；医疗机构购进药品时应当索取、留存供货单位的合法票据，票据保存期不得少于 3 年；医疗机构应当妥善保存首次购进药品加盖供货单位原印章的相关证明文件的复印件，保存期不得少于 5 年。

[14~18]

答案：DADCB

解析：普通处方的印刷用纸为白色；急诊处方的印刷用纸为淡黄色，右上角标注"急诊"；儿科处方的印刷用纸为淡绿色，右上角标注"儿科"；麻醉药品和第一类精神药品处方的印刷用纸为淡红色，右上角标注"麻、精一"；第二类精神药品处方的印刷用纸为白色，右上角标注"精二"。

[19~20]

答案：AB

解析：处方开具当日有效；特殊情况

下需延长有效期的，由开具处方的医师注明有效期限，但有效期最长不得超过3天。

[21~23]

答案：CDD

解析：处方一般不得超过7日用量；急诊处方一般不得超过3日用量；第二类精神药品一般每张处方不得超过7日常用量。

[24~25]

答案：DD

解析：处方一般不得超过7日用量；急诊处方一般不得超过3日用量；对于某些慢性病、老年病或特殊情况，处方用量可适当延长，但医师应当注明理由。

[26~29]

答案：DACB

解析：为门（急）诊一般患者开具的麻醉药品和第一类精神药品注射剂，每张处方为一次常用量；控缓释制剂，每张处方不得超过7日常用量；其他剂型，每张处方不得超过3日常用量。

门（急）诊癌症疼痛患者和中、重度慢性疼痛患者开具的麻醉药品、第一类精神药品注射剂，每张处方不得超过3日常用量；控缓释制剂，每张处方不得超过15日常用量；其他剂型，每张处方不得超过7日常用量。哌醋甲酯用于治疗儿童多动症时，每张处方不得超过15日常用量。

为门（急）诊患者开具的第二类精神药品一般每张处方不得超过7日常用量；对于慢性病或某些特殊情况的患者，处方用量可以适当延长，医师应当注明理由。

为住院患者开具的麻醉药品和第一类精神药品处方应当逐日开具，每张处方为1日常用量。

[30~33]

答案：CCBD

解析：同上。

[34~37]

答案：ADCD

解析：同上。

[38~40]

答案：DAC

解析：同上，注意区分门诊和住院患者。

[41~43]

答案：ACD

解析：盐酸二氢埃托啡处方为一次常用量，仅限于二级以上医院内使用；盐酸哌替啶处方为一次常用量，仅限于医疗机构内使用。

地西泮为第二类精神药品，为门（急）诊患者开具的第二类精神药品一般每张处方不得超过7日常用量。

为门（急）诊癌症疼痛患者和中、重度慢性疼痛患者开具的麻醉药品、第一类精神药品注射剂，每张处方不得超过3日常用量；控缓释制剂，每张处方不得超过15日常用量；其他剂型，每张处方不得超过7日常用量。

[44~46]

答案：ADD

解析：磷酸可待因片、盐酸芬太尼贴剂都为麻醉药品，不属于缓控释制剂，在为门（急）诊癌症疼痛患者和中、重度慢性疼痛患者开具时，每张处方不得超过7日常用量。

[47~50]

答案：CDAB

解析：药师调剂处方时必须做到"四查十对"：①查处方，对科别、姓名、年龄；②查药品，对药名、剂型、规格、数量；③查配伍禁忌，对药品性状、用法用量；④查用药合理性，对临床诊断。

[51~54]

答案：ABDC

解析：药师经处方审核后，认为存

在用药不适宜时，应当告知处方医师，请其确认或者重新开具处方。具体包括：对有配伍禁忌或者超剂量的处方，应当拒绝调配；必要时，经处方医师更正或者重新签字，方可调配。对有严重不合理用药或者用药错误，应当拒绝调剂，及时告知处方医师，并应当记录，按照有关规定报告。

[55~56]

答案：AD

解析：门（急）诊处方的抽样率不应少于总处方量的1‰，且每月点评处方绝对数不应少于100张；病房（区）医嘱单的抽样率（按出院病历数计）不应少于1%，且每月点评出院病历绝对数不应少于30份。

[57~60]

答案：CBAA

解析：普通处方、急诊处方、儿科处方保存期限为1年，医疗用毒性药品、第二类精神药品处方保存期限为2年，麻醉药品和第一类精神药品处方保存期限为3年。

[61~63]

答案：ACB

解析：同上。

[64~65]

答案：AD

解析：医疗机构配制的制剂不得在市场上销售或者变相销售。

[66~68]

答案：DBA

解析：《医疗机构制剂许可证》有效期届满，需要继续配制制剂的，医疗机构应当在许可证有效期届满前6个月，按照国家药品监督管理部门的规定申请换发。医疗机构变更《医疗机构制剂许可证》许可事项的，应当在许可事项发生变更30日前，向原审核、批准机关申请《医疗机构制剂许可证》变更登记。原审核、批准机关应当自收到申请之日起15日内做出准予变更或中不予变更的决定。

[69~71]

答案：CAB

解析：具有高级专业技术职务任职资格的医师，可授予特殊使用级抗菌药物处方权；具有中级以上专业技术职务任职资格的医师，可授予限制使用级抗菌药物处方权；具有初级专业技术职务任职资格的医师，在乡、民族乡、镇、村的医疗机构独立从事一般执业活动的执业助理医师以及乡村医生，可授予非限制使用级抗菌药物处方权。

[72~73]

答案：AB

解析：二级以上医院应当定期对医师和药师进行抗菌药物临床应用知识和规范化管理的培训。医师经本机构培训并考核合格后，方可获得相应的处方权。其他医疗机构依法享有处方权的医师、乡村医生和从事处方调剂工作的药师，由县级以上地方卫生行政部门组织相关培训、考核。经考核合格的，授予相应的抗菌药物处方权或者抗菌药物调剂资格。

[74~77]

答案：CCAB

解析：非限制使用级抗菌药物经长期临床应用证明安全、有效，对细菌耐药性影响较小，价格相对较低的抗菌药物。限制使用级抗菌药物经长期临床应用证明安全、有效，对细菌耐药性影响较大，或者价格相对较高的抗菌药物。特殊使用级抗菌药物主要包括以下几类：具有明显或者严重不良反应，不宜随意使用的抗菌药物；需要严格控制使用，避免细菌过快产生耐药的抗菌药物；疗效、安全性方面的临床资料较少的抗菌药物；价格昂贵的抗菌药物。

[78~80]

答案：ACB

解析：预防感染、治疗轻度或者局部感染应当首选非限制使用级抗菌药物；严重感染、免疫功能低下合并感染或者病原菌只对限制使用级抗菌药物敏感时，方可选用限制使用级抗菌药物；特殊使用级抗菌药物不得在门诊使用，临床应用特殊使用级抗菌药物应当严格掌握用药指征，经抗菌药物管理工作组指定的专业技术人员会诊同意后，由具有相应处方权的医师开具处方。

[81~84]

答案：CCBC

解析：同上。

[85~87]

答案：BADC

解析：①主要目标细菌耐药率超过30%的抗菌药物，应当及时将预警信息通报本机构医务人员；②主要目标细菌耐药率超过40%的抗菌药物，应当慎重经验用药；③主要目标细菌耐药率超过50%的抗菌药物，应当参照药敏试验结果选用；④主要目标细菌耐药率超过75%的抗菌药物，应当暂停针对此目标细菌的临床应用，根据追踪细菌耐药监测结果，再决定是否恢复临床应用。

[89~91]

答案：ABC

解析：医疗机构遴选和新引进抗菌药物品种，抗菌药物管理工作组三分之二以上成员审议同意，并经药事管理与药物治疗学委员会三分之二以上委员审核同意后方可列入采购供应目录。临床科室、药学部门、抗菌药物管理工作组可以提出清退或者更换意见。清退意见经抗菌药物管理工作组二分之一以上成员同意后执行，并报药事管理与药物治疗学委员会备案，更换意见经药事管理与药物治疗学委员会讨论通过后执行。

C型题

[1~3]

1. 答案：D

解析：医疗机构购进药品，应当查验供货单位的《药品生产许可证》或者《药品经营许可证》和《营业执照》，以及所销售药品的批准证明文件等相关证明文件，并核实销售人员持有的授权书原件和身份证原件。

2. 答案：D

解析：医疗机构购进药品，要妥善保存首次购进药品加盖供货单位原印章的前述证明文件的复印件，保存期不得少于5年。

3. 答案：D

解析：购进、验收记录必须保存至超过药品有效期1年，但不得少于3年。

[4~6]

4. 答案：C

解析：可待因片为麻醉药品的一般制剂，处方印刷用纸应为淡红色。

5. 答案：C

解析：为门（急）诊癌症疼痛患者和中、重度慢性疼痛患者开具的麻醉药品注射剂，每张处方不得超过3日常用量；控缓释制剂，每张处方不得超过15日常用量；其他剂型，每张处方不得超过7日常用量。

6. 答案：C

解析：麻醉药品的处方应保存3年。

[7~9]

7. 答案：D

解析：安定片为地西泮制剂，属于第二类精神药品，处方的印刷用纸为白色，右上角标注"精二"。

8. 答案：C

解析：第二类精神药品处方不超过 7 日常用量。

9. 答案：B

解析：第二类精神药品处方保存 2 年。

[10～13]

10. 答案：B

解析：为 8 个月男孩开具处方为儿科处方，处方的印刷用纸为淡绿色，右上角标注"儿科"。

11. 答案：C

解析：青霉素不属于特殊管理药品，为一般处方，不得超过 7 日用量。

12. 答案：C

解析：该处方为儿科处方，不可以外配。

13. 答案：A

解析：儿科处方应保存 1 年。

[14～16]

14. 答案：C

解析：哌醋甲酯片为第一类精神药品，处方的印刷用纸为淡红色，右上角标注"麻、精一"。

15. 答案：D

解析：哌醋甲酯用于治疗儿童多动症时，每张处方不得超过 15 日常用量。

16. 答案：C

解析：第一类精神药品处方应保存 3 年。

X 型题

1. 答案：AD

解析：采购属于医院药师的工作职责。药事管理与药物治疗学委员会（组）的职责包括：贯彻执行医疗卫生及药事管理等有关法律、法规、规章；审核制定本机构药事管理和药学工作规章制度，并监督实施；制定本机构药品处方集和基本用药供

应目录；推动药物治疗相关临床诊疗指南和药物临床应用指导原则的制定与实施，监测、评估本机构药物使用情况，提出干预和改进措施，指导临床合理用药；分析、评估用药风险和药品不良反应、药品损害事件，并提供咨询与指导；建立药品遴选制度，审核本机构临床科室申请的新购入药品、调整药品品种或者供应企业和申报医院制剂等事宜；监督、指导麻醉药品、精神药品、医疗用毒性药品及放射性药品的临床使用与规范化管理；对医务人员进行有关药事管理法律法规、规章制度和合理用药知识教育培训；向公众宣传安全用药知识。

2. 答案：ABCD

解析：同上。

3. 答案：ABC

解析：D 项错误。二级以上医院应当设立药事管理与药物治疗学委员会；其他医疗机构应当成立药事管理与药物治疗学委员组。

4. 答案：AC

解析：二级以上医院药学部门负责人应当具有高等学校药学专业或者临床药学专业本科以上学历，及本专业高级技术职务任职资格。

5. 答案：BD

解析：除诊所、卫生所、医务室、卫生保健所、卫生站以外的其他医疗机构药学部门负责人应当具有高等学校药学专业专科以上或者中等学校药学专业毕业学历，及药师以上专业技术职务任职资格。

6. 答案：BCD

解析：参与临床药物治疗，进行个体化药物治疗方案的设计与实施。

7. 答案：ABD

解析：只有医师具有处方权。

8. 答案：ABC

解析：参与临床药物治疗，进行个体化药物治疗方案的设计与实施。

9. 答案：AD

解析：个人设置的门诊部、诊所等医疗机构不得配备常用药品和急救药品以外的其他药品。

10. 答案：ABC

解析：要核实销售人员持有的授权书原件和身份证原件。

11. 答案：ABCD

解析：各省（区、市）卫生计生行政部门、中医药管理部门根据本地区临床急（抢）救用药需求现状，按照急（抢）救必需、安全有效、中西药并重、个人和医保可承受等原则，组织专家合理确定本省（区、市）各级医疗机构的急（抢）救药品遴选标准和范围。

12. 答案：AB

解析：修改处方，需要医师签名。

13. 答案：AD

解析：医疗机构或者医师、药师不得自行编制药品缩写名称或者使用代号；药品用法可用规范的中文、英文、拉丁文或者缩写体书写，但不得使用"遵医嘱"、"自用"等含糊不清字句。

14. 答案：BC

解析：处方一般不得超过7日用量；急诊处方一般不得超过3日用量；对于某些慢性病、老年病或特殊情况，处方用量可适当延长，但医师应当注明理由。

15. 答案：BCD

解析：盐酸二氢埃托啡处方为一次常用量，仅限于二级以上医院内使用。

16. 答案：ABC

解析：医师开具处方应当使用经药品监督管理部门批准并公布的药品通用名称、新活性化合物的专利药品名称和复方制剂药品名称；医师开具院内制剂处方时应当使用经省级卫生行政部门审核、药品监督管理部门批准的名称；医师可以使用由国家卫生行政部门公布的药品习惯名称开具处方。

17. 答案：BCD

解析：药师对处方用药适宜性进行审核的内容包括：①规定必须做皮试的药品，处方医师是否注明过敏试验及结果的判定；②处方用药与临床诊断的相符性；③剂量、用法的正确性；④选用剂型与给药途径的合理性；⑤是否有重复给药现象；⑥是否有潜在临床意义的药物相互作用和配伍禁忌；⑦其他用药不适宜情况。

18. 答案：ABCD

解析：同上。

19. 答案：AD

解析：处方的前记、正文、后记的审核和是否有执业医师签名属于形式审核，不属于用药适宜性审核。

20. 答案：ABD

解析：①药师对处方用药适宜性进行审核的内容包括选用剂型与给药途径的合理性。②药师对于不规范处方或者不能判定其合法性的处方，不得调剂。③医疗机构购进同一通用名称药品的品种，注射剂型和口服剂型各不得超过2种，处方组成类同的复方制剂1～2种。④医院每种药品采购的剂型原则上不超过3种，每种剂型对应的规格原则上不超过2种。

21. 答案：ABCD

解析：药师应当审核处方是否有潜在临床意义的药物相互作用和配伍禁忌；处方用药与临床诊断的相符性。医院每种药品采购的剂型原则上不超过3种；每种剂型对应的规格原则上不超过2种。具有药师以上专业技术职务任职资格的人员负责处方审核、评估、核对、发药；药士从事处方调配工作。

22. 答案：ABCD

解析：AC 为不规范处方；B 为用药不适宜处方；医师不得为自己开具麻醉药品处方。

23. 答案：ABCD

解析：药师应当认真逐项检查处方前记、正文和后记书写是否清晰、完整，并确认处方的合法性，对于不规范处方或者不能判定其合法性的处方，不得调剂。

药师经处方审核后，认为存在用药不适宜时，应当告知处方医师，请其确认或者重新开具处方。具体包括：对有配伍禁忌或者超剂量的处方，应当拒绝调配；必要时，经处方医师更正或者重新签字，方可调配。对有严重不合理用药或者用药错误，应当拒绝调剂，及时告知处方医师，并应当记录，按照有关规定报告。

24. 答案：AC

解析：除麻醉药品、精神药品、医疗用毒性药品和儿科处方外，医疗机构不得限制门诊就诊人员持处方到药品零售企业购药。

25. 答案：ABCD

解析：专项处方点评是对特定药物或特定疾病药物（如国家基本药物、血液制品、中药注射剂、肠外营养制剂、抗菌药物、辅助治疗药物、激素等临床使用及超说明书用药、肿瘤患者和围手术期用药等）使用情况进行的处方点评。

26. 答案：BCD

解析：取得药学专业技术职务任职资格的人员方可从事处方调剂工作。

27. 答案：ABD

解析：普通处方、急诊处方、儿科处方保存期限为 1 年；医疗用毒性药品、第二类精神药品处方保存期限为 2 年；麻醉药品和第一类精神药品处方保存期限为 3 年。

28. 答案：ABC

解析：处方保存期满后，经医疗机构主要负责人批准、登记备案，方可销毁。

29. 答案：BD

解析：医疗机构配制的制剂不得在市场上销售或者变相销售；质量检验一般由医疗机构的药检室负责，检验合格后，凭医师处方使用。

30. 答案：BCD

解析：医疗机构配制制剂，须经所在地省级卫生行政部门审核同意，由省级药品监督管理部门批准，验收合格的，发给《医疗机构制剂许可证》，并获得要进行配制制剂的医疗机构制剂批准文号，方可配制。

31. 答案：ABC

解析：医疗机构配制的制剂不得发布广告。

32. 答案：AC

解析：医疗机构配制制剂，应当严格执行经批准的质量标准，并不得擅自变更工艺、处方、配制地点和委托配制单位。

33. 答案：BCD

解析：《医疗机构制剂许可证》变更包括许可变更和登记变更，许可事项变更是指制剂室负责人、配制地址、配制范围的变更；登记事项变更是指医疗机构名称、医疗机构类别、法定代表人、注册地址等事项的变更。

34. 答案：ABC

解析：变更生产、进口药品已获批准证明文件属于药品注册补充申请，由国家药监部门负责。

35. 答案：ACD

解析：由（食品）药品监督管理部门核准的许可事项为：制剂室负责人、配制地址、配制范围、有效期限。许可事项的变更不包括有效期限。

36. 答案：AC

解析：不得作为医疗机构制剂申报的有：市场上已有供应的品种；含有未经国家食品药品监督管理总局批准的活性成分的品种；除变态反应原外的生物制品；中药注射剂；中药、化学药组成的复方制剂；麻醉药品、精神药品、医疗用毒性药品、放射性药品；其他不符合国家有关规定的制剂。

37. 答案：AD

解析：医疗机构配制的制剂可以在指定的医疗机构之间调剂使用的条件包括：①发生灾情、疫情、突发事件；②临床急需而市场没有供应；③经国家或者省级药品监督管理部门批准；④在规定期限内。

38. 答案：ABD

解析：医疗机构应当遵循安全、有效、经济的合理用药原则。

39. 答案：ACD

解析：医疗机构应当对以下抗菌药物临床应用异常情况开展调查，并根据不同情况做出处理：①使用量异常增长的抗菌药物；②半年内使用量始终居于前列的抗菌药物；③经常超适应证、超剂量使用的抗菌药物；④企业违规销售的抗菌药物；⑤频繁发生严重不良事件的抗菌药物。

40. 答案：BCD

解析：二级以上医院应当配备临床药师。

41. 答案：ABCD

解析：抗菌药物临床应用实行分级管理。根据安全性、疗效、细菌耐药性、价格等因素，将抗菌药物分为三级。

42. 答案：CD

解析：医疗机构应当按照省级卫生行政部门制定的抗菌药物分级管理目录，制定本机构的抗菌药物供应目录，并向核发其《医疗机构执业许可证》的卫生行政部门备案。医疗机构抗菌药物供应目录包括采购抗菌药物的品种、品规。未经备案的抗菌药物品种、品规，医疗机构不得采购。

43. 答案：ABC

解析：医疗机构应当按照国家药品监督管理部门批准并公布的药品通用名称购进抗菌药物，优先选用《国家基本药物目录》《国家处方集》和《国家基本医疗保险、工伤保险和生育保险药品目录》收录的抗菌药物品种。基层医疗卫生机构只能选用基本药物（包括各省区市增补品种）中的抗菌药物品种。

44. 答案：ABC

解析：药师未按照规定审核抗菌药物处方与用药医嘱，造成严重后果的，或者发现处方不适宜、超常处方等情况未进行干预且无正当理由的，医疗机构应当取消其药物调剂资格。

45. 答案：ABC

解析：医师出现下列情形之一的，医疗机构应当取消其处方权：抗菌药物考核不合格的；限制处方权后，仍出现超常处方且无正当理由的；未按照规定开具抗菌药物处方，造成严重后果的；未按照规定使用抗菌药物，造成严重后果的；开具抗菌药物处方牟取不正当利益的。

46. 答案：ABD

解析：《抗菌药物临床应用管理办法》第30条规定："医疗机构应当开展抗菌药物临床应用监测工作，分析本机构及临床各专业科室抗菌药物使用情况，评估抗菌

药物使用适宜性；对抗菌药物使用趋势进行分析，对抗菌药物不合理使用情况及时

采取有效干预措施。"

第三节　处方药和非处方药分类管理

A 型题

1. 答案：B

解析：药品分类管理是根据药品安全有效、使用方便的原则，依其品种、规格、适应证、剂量及给药途径不同，对药品分别按处方药与非处方药进行管理。

2. 答案：D

解析：处方药只准在专业性医药报刊上进行广告宣传；非处方药每个销售基本单元包装必须附有标签和说明书；非处方药的标签和说明书必须经国家药品监督管理部门批准；非处方药根据药品的安全性分为甲、乙两类。

3. 答案：C

解析：非处方药是指由国务院药品监督管理部门公布的，不需要凭执业医师和执业助理医师处方，消费者可以自行判断、购买和使用的药品。

4. 答案：C

解析：国家根据药品的安全性，又将非处方药分为甲、乙两类，乙类非处方药更安全。

5. 答案：B

解析：非处方药的标签和说明书必须经国家药品监督管理部门批准。非处方药标签和说明书除符合规定外，用语应当科学、易懂，便于消费者自行判断、选择和使用。

6. 答案：C

解析：非处方药每个销售基本单元包装必须附有标签和说明书。

7. 答案：B

解析：非处方药不需要凭执业医师和执业助理医师处方，消费者可以自行判断、购买和使用的药品；处方药需要凭医师的处方购买；批发企业不面向消费者销售药品。

8. 答案：D

解析：经营非处方药企业的指南性标识为绿色专有标识。

9. 答案：D

解析：药品的使用说明书和大包装可以单色印刷；标签和其他包装必须按照国家药品监督管理总局公布的色标要求印刷。

10. 答案：D

解析：非处方药专有标识图案分为红色和绿色，红色专有标识用于甲类非处方药药品；绿色专有标识用于乙类非处方药药品和用作指南性标志。使用非处方药专有标识时，必须按照国家药品监督管理总局公布的坐标比例和色标要求使用。未印有非处方药专有标识的非处方药药品一律不准出厂。非处方药专有标识的使用范围包括药品标签、使用说明书、内包装、外包装、经营非处方药药品的企业指南性标志。

11. 答案：D

解析：单色印刷时，非处方药专有标识下方必须标示"甲类"或"乙类"字样。

12. 答案：D

解析：药品的使用说明书和大包装可以单色印刷。单色印刷时，非处方药专有标识下方必须标示"甲类"或"乙类"

字样。

13. 答案：A

解析：国家药品监督管理部门负责制定公布非处方药专有标识。

14. 答案：D

解析：非处方药的标签和说明书必须经国家药品监督管理部门批准。处方药只准在专业性医药报刊上进行广告宣传；非处方药经审批可以在大众传播媒介进行广告宣传。

15. 答案：C

解析：处方药只准在专业性医药报刊上进行广告宣传；非处方药经审批可以在大众传播媒介进行广告宣传。根据药品的安全性，非处方药分为甲、乙两类。

16. 答案：C

解析：消费者只能自主选购非处方药；处方药只准在专业性医药报刊上进行广告宣传；非处方药每个销售基本单元包装必须附有标签和说明书。

17. 答案：B

解析："双跨"药品不管是作为处方药还是非处方药管理，应当具有相同的商品名，并且其商品名称不得扩大或暗示药品作为处方药、非处方药的疗效。

18. 答案：B

解析：非处方药目录的遴选原则：应用安全、疗效确切、质量稳定、使用方便。

19. 答案：D

解析：不可以转换为非处方药的情形：①监测期内的药品；②用于急救和其他患者不宜自我治疗疾病的药品；③消费者不便自我使用的药物剂型；④用药期间需要专业人员进行医学监护和指导的药品；⑤需要在特殊条件下保存的药品；⑥作用于全身的抗菌药、激素（避孕药除外）；⑦含毒性中药材，且不能证明其安全性的药品；⑧原料

药、药用辅料、中药材、饮片；⑨国家规定的医疗用毒性药品、麻醉药品、精神药品和放射性药品，以及其他特殊管理的药品；⑩其他不符合非处方药要求的药品。

20. 答案：C

解析：同上。

21. 答案：C

解析：同上。

22. 答案：B

解析：不应作为乙类非处方药的情形有：①儿童用药（有儿童用法用量的均包括在内，维生素、矿物质类除外）；②化学药品含抗菌药物、激素等成分的；③中成药含毒性药材（包括大毒和有毒）和重金属的口服制剂、含大毒药材的外用制剂；④严重不良反应发生率达万分之一以上；⑤中成药组方中包括无国家或省级药品标准药材的（药食同源的除外）；⑥中西药复方制剂；⑦辅助用药。

23. 答案：B

解析：同上。

24. 答案：B

解析：零售药店不得经营的九大类药品：麻醉药品、放射性药品、一类精神药品、终止妊娠药品、蛋白同化制剂、肽类激素（胰岛素除外）、药品类易制毒化学品、疫苗，以及我国法律法规规定的其他药品零售企业不得经营的药品。

25. 答案：C

解析：同上。

26. 答案：D

解析：同上。

27. 答案：C

解析：同上。

28. 答案：B

解析：对于曲马多口服复方制剂以及单位剂量麻黄碱类药物含量大于30mg（不

含 30mg）的含麻黄碱类复方制剂，一律列入必须凭处方销售的药品范围，无医师处方严禁销售。药品零售企业销售上述药品应当查验购买者的身份证，并对其姓名和身份证号码予以登记。除处方药按处方剂量销售外，一次销售不得超过 2 个最小包装。药品零售企业不得开架销售上述药品，应当设置专柜由专人管理、专册登记。药品零售企业发现超过正常医疗需求，大量、多次购买上述药品的，应当立即向当地食品药品监管部门和公安机关报告。

29. 答案：A

解析：同上。

30. 答案：D

解析：零售药店中的处方药与非处方药应当分柜摆放；不得采用有奖销售、附赠药品或礼品销售等销售方式；处方药不得开架销售。

31. 答案：D

解析：执业药师或药师必须对医师处方进行审核、签字后依据处方正确调配、销售药品。

B 型题

[1~2]

答案：AA

解析：国家药品监督管理部门负责非处方药目录及非处方药的标签和说明书的审批。

[3~5]

答案：DCC

解析：非处方药是指由国务院药品监督管理部门公布的，不需要凭执业医师和执业助理医师处方，消费者可以自行判断、购买和使用的药品；且非处方药有专有标识。处方药是指凭执业医师和执业助理医师处方方可购买、调配和使用的药品。

[6~7]

答案：BA

解析：非处方药绿色专有标识图案用于乙类非处方药及经营非处方药药品企业的指南性标志；非处方药红色专有标识图案用于甲类非处方药。

[8~10]

答案：ACB

解析：非处方药红色专有标识图案用于甲类非处方药；非处方药绿色专有标识图案用于乙类非处方药及经营非处方药药品企业的指南性标志。非处方药专有标识应与药品标签、使用说明书、内包装、外包装一体化印刷。

[11~12]

答案：BC

解析：使用非处方药专有标识时，药品的使用说明书和大包装可以单色印刷；标签和其他包装必须按照国家药品监督管理总局公布的色标要求印刷。

[13~15]

答案：ADB

解析：零售药店中的处方药与非处方药应当分柜摆放，不得采用有奖销售、附赠药品或礼品销售等销售方式；处方药不得开架销售。

[16~18]

答案：DBA

解析：零售药店中的处方药与非处方药应当分柜摆放，不得采用有奖销售、附赠药品或礼品销售等销售方式；处方药不得开架销售；非处方药是经过临床较长时间验证、疗效肯定、服用方便、被实践证明消费者可以在药师指导下自主选择的药品。

C 型题

[1~4]

1. 答案：B

解析：选择不在交集内的药品。

2. 答案：B

解析：零售药店不得经营的九大类药品：麻醉药品、放射性药品、一类精神药品、终止妊娠药品、蛋白同化制剂、肽类激素（胰岛素除外）、药品类易制毒化学品、疫苗，以及我国法律法规规定的其他药品零售企业不得经营的药品。

3. 答案：B

解析：其他3项药品均为不可零售药品。

4. 答案：C

解析：医疗机构制剂只能在本医疗机构使用，不能上市销售。

X 型题

1. 答案：ABC

解析：非处方药的目录是由国家药监部门批准的，各省可调整的是《基本医疗保险目录》中的乙类目录。

2. 答案：ABC

解析：经营非处方药的企业指南性标志是绿色的。

3. 答案：ABC

解析：药品分类管理是根据药品安全有效、使用方便的原则，依其品种、规格、适应证、剂量及给药途径不同，对药品分别按照处方药与非处方药进行管理。

4. 答案：ABCD

解析：实行药品分类管理，一方面是加强处方药的销售控制，防止消费者因自我行为不当导致药物滥用并危及健康；另一方面，通过规范非处方药的管理，引导消费者科学、合理地进行自我药疗，保证公众用药安全有效、方便及时。

5. 答案：ABC

解析：非处方药的安全性评价包括三方面的内容：一是指作为处方药品时的安全性；二是当药品成为非处方药后广泛使用时出现滥用、误用情况下的安全性；三是当处于消费者进行自我诊断、自我药疗情况下的药品安全性。

6. 答案：ABCD

解析：非处方药的有效性应具有如下特点：①用药对象明确，适应证或功能主治明确；②绝大多数适用对象正确使用后能产生预期的作用；③用法用量明确；④不需要与其他药物联合使用（辅助治疗药品除外）；⑤疗效确切，用药后的效果明显或明确，患者一般可以自我感知。

7. 答案：ABC

解析：处方药只能在国务院卫生行政部门和国家药品监督管理部门共同制定的专业性医药报刊上进行广告宣传，不得在大众媒介上发布广告或者以其他方式进行以公众为对象的广告宣传。不得通过邮售和互联网交易等方式向公众销售处方药。

8. 答案：ABCD

解析：零售药店不得经营的九大类药品：麻醉药品、放射性药品、一类精神药品、终止妊娠药品、蛋白同化制剂、肽类激素（胰岛素除外）、药品类易制毒化学品、疫苗以及我国法律法规规定的其他药品零售企业不得经营的药品。

9. 答案：ABD

解析：零售药店中的处方药与非处方药应当分柜摆放，不得采用有奖销售、附赠药品或礼品销售等销售方式；处方药不得开架销售。

10. 答案：BC

解析：同上。

11. 答案：ACD

解析：药品生产、批发企业应当按规定向零售企业和医疗机构销售处方药、非处方药，不得直接向病患者推荐、销售处方药。

12. 答案：ACD

解析：超市设柜台只能销售乙类非处方药；药品零售连锁企业需要经过所在地省级药监部门批准才能向个人消费者提供互联网交易服务；药品生产企业在交易会上不得以现货方式出售药品。

13. 答案：AB

解析：零售药店必须配备驻店执业药师或药师以上药学技术人员，对处方需要留存 2 年以上备查，处方药和非处方药分柜摆放；生产企业配备质量受权人。

14. 答案：AB

解析：处方药必须有处方才能销售，不能自主选择；批发企业面向的是零售企业和医疗机构。

15. 答案：BC

解析：处方药、非处方药应当分柜摆放。处方必须留存 2 年以上备查。

16. 答案：ABCD

解析：处方药、非处方药应当分柜摆放；乙类非处方药患者可自选不需要处方；对有配伍禁忌或超剂量的处方，应当拒绝调配、销售；执业药师或药师必须对处方进行审核、签字。

17. 答案：ABD

解析：执业药师或药师必须对医师处方进行审核、签字后，依据处方正确调配、销售药品；对处方不得擅自更改或代用；对有配伍禁忌或超剂量的处方，应当拒绝调配、销售，必要时，经处方医师更正或重新签字，方可调配、销售。

第四节 医疗保障用药管理

A 型题

1. 答案：D

解析："医保"目录和"新农合"药品目录是以国家基本药物目录为基础的。

2. 答案：D

解析：纳入《药品目录》的药品，应是临床必需、安全有效、价格合理、使用方便、市场能够保证供应的药品，并具备下列条件之一：《中华人民共和国药典》（现行版）收载的药品；符合国家药品监督管理部门颁发标准的药品；国家药品监督管理部门批准正式进口的药品。

3. 答案：D

解析：以下药品不能纳入基本医疗保险用药范围：主要起营养滋补作用的药品；部分可以入药的动物及动物脏器，干（水）果类；用中药材和中药饮片泡制的各类酒制剂；各类药品中的果味制剂、口服泡腾剂；血液制品、蛋白类制品（特殊适应证与急救、抢救除外）；劳动保障部规定基本医疗保险基金不予支付的其他药品。

4. 答案：B

解析："甲药目录"和"乙类目录"由国家制定，但各地可根据当地经济水平、医疗需求和用药习惯，可适当调整"乙类目录"。

5. 答案：D

解析：国家《药品目录》原则上每两年调整一次，各省、自治区、直辖市《药品目录》进行相应调整。

6. 答案：D

解析：经办机构、各类医药机构双方签订的服务协议，应报同级社会保险行政部门备案。

B 型题

[1~3]

答案：ADC

解析：非处方药遴选的主要原则是应用安全、疗效确切、质量稳定、使用方便；国家基本药物遴选的主要原则是防治必需、安全有效、价格合理、使用方便、中西药并重、基本保障、临床首选、基层能够配备；医疗保险药品目录遴选药品的主要原则是临床必需、安全有效、价格合理、使用方便、市场能够保障供应。

[4~7]

答案：CBDA

解析：西药、中成药予以支付；中药饮片不予支付。血液制品、蛋白类制品（特殊适应证与急救、抢救需要）才能纳入医保用药；口服泡腾剂不能纳入医保用药。

[8~9]

答案：BC

解析："甲类目录"由国家统一制定，各地不得更改；各省、自治区、直辖市可以根据当地经济水平、医疗需求和用药习惯适当调整"乙类目录"。

[10~13]

答案：AADC

解析：西药和中成药列基本医疗保险基金准予支付的药品目录；中药饮片列基本医疗保险基金不予支付的药品目录。

不能纳入基本医疗保险用药的范围：①主要起营养滋补作用的药品；②部分可以入药的动物及动物脏器，干（水）果类；③用中药材和中药饮片泡制的各类酒制剂；④各类药品中的果味制剂、口服泡腾剂；⑤血液制品、蛋白类制品（特殊适应证与急救、抢救除外）。

[14~15]

答案：BD

解析：同上。

[16~18]

答案：CBC

解析："甲类目录"的药品是临床治疗必需、使用广泛、疗效好、同类药品中价格低的药品。"甲类目录"由国家统一制定，各地不得调整。"乙类目录"的药品是可供临床治疗选择使用、疗效好、同类药品中比"甲类目录"药品价格略高的药品。"乙类目录"由国家制定，各省、自治区、直辖市可根据当地经济水平、医疗需求和用药习惯，适当进行调整。

基本医疗保险用药费用的支付原则：①使用"甲类目录"的药品所发生的费用，按基本医疗保险的规定支付；②使用"乙类目录"的药品所发生的费用，先由参保人员自付一定比例，再按基本医疗保险的规定支付；③使用中药饮片所发生的费用，除基本医疗保险基金不予支付的药品外，均按基本医疗保险的规定支付。

X 型题

1. 答案：ABD

解析：《药品目录》遴选药品的主要原则是临床必需、安全有效、价格合理、使用方便、市场能够保障供应。

2. 答案：ACD

解析：不能纳入基本医疗保险用药的范围：①主要起营养滋补作用的药品；②部分可以入药的动物及动物脏器，干（水）果类；③用中药材和中药饮片泡制的各类酒制剂；④各类药品中的果味制剂、口服泡腾剂；⑤血液制品、蛋白类制品（特殊适应证与急救、抢救除外）。

3. 答案：BD

解析：同上。

4. 答案：ABD

解析：A 为中药材和中药饮片泡制的酒制剂；B 为口服泡腾剂；D 为部分可以入药的动物及动物脏器，这些都不能纳入基本医疗保险用药范围。

第五节　药品不良反应报告与监测管理

A 型题

1. 答案：B

解析：药品不良反应是指合格药品在正常用法用量下出现的与用药目的无关的有害反应。

2. 答案：C

解析：同上。

3. 答案：A

解析：药品不良反应报告和监测，是指药品不良反应的发现、报告、评价和控制的过程。

4. 答案：A

解析：不良反应报告制度的法定报告主体为药品生产企业（包括进口药品的境外制药厂商）、药品经营企业、医疗机构。

5. 答案：B

解析：同上。

6. 答案：A

解析：同上。

7. 答案：C

解析：生产企业最需对不良反应负责；经营企业和医疗机构配备专（兼）职人员。

8. 答案：D

解析：国家食品药品监督管理部门主管全国药品不良反应报告和监测工作。

9. 答案：C

解析：新药监测期内的国产药品和进口药品自首次获准进口之日起 5 年内，报告所有不良反应；其他国产药品和首次获准进口 5 年以上的进口药品，报告新的和严重的不良反应。

10. 答案：A

解析：《医疗机构制剂配制质量管理规范（试行）》第 65 条：制剂使用过程中发现的不良反应，应按《药品不良反应监测管理办法》的规定予以记录，填表上报，保留病历和有关检验、检查报告单等原始记录至少 1 年备查。

11. 答案：A

解析：药品生产、经营企业和医疗机构获知或者发现药品群体不良事件后，应当立即通过电话或者传真等方式报所在地的县级药品监督管理部门、卫生行政部门和药品不良反应监测机构，必要时可以越级报告。

12. 答案：C

解析：药品生产企业获知药品群体不良事件后应当立即开展调查，在 7 日内完成调查报告，报所在地省级药品监督管理部门和药品不良反应监测机构。

13. 答案：D

解析：药品生产企业应当对获知的死亡病例进行调查，并在 15 日内完成调查报告，报药品生产企业所在地的省级药品不良反应监测机构。

14. 答案：D

解析：进口药品和国产药品在境外发生的严重药品不良反应（包括自发报告系统收集的、上市后临床研究发现的、文献报道的），药品生产企业应当自获知之日起 30 日内报送国家药品不良反应监测中心。

15. 答案：A

解析：进口药品和国产药品在境外因药品不良反应被暂停销售、使用或者撤市的，药品生产企业应当在获知后 24 小时内书面报国家食品药品监督管理部门和国家药品不良反应监测中心。

16. 答案：B

解析：对新药监测期内的药品和首次进口5年内的药品，药品生产企业应当开展重点监测，并按要求对监测数据进行汇总、分析、评价和报告，故A、C应当开展主动监测。

对本企业生产的其他药品，药品生产企业应当根据安全性情况主动开展重点监测；省级以上药品监督管理部门根据药品临床使用和不良反应监测情况可以要求药品生产企业对特定药品进行重点监测，故D应当开展重点监测。

17. 答案：C

解析：A型不良反应是由于药物的药理作用增强所致，常与剂量有关，多数可预测，停药或减量后症状很快减轻或消失，发生率较高而死亡率较低。通常表现为副作用、毒性反应、过度作用、继发反应、首剂效应、后遗效应、停药综合征等。B型不良反应通常表现为特异体质反应、变态反应等。

B型题

[1~3]

答案：DDC

解析：严重药品不良反应是指因使用药品引起以下损害情形之一的反应：①导致死亡；②危及生命；③致癌、致畸、致出生缺陷；④导致显著的或者永久的人体伤残或者器官功能的损伤；⑤导致住院或者住院时间延长；⑥导致其他重要医学事件，如不进行治疗可能出现上述所列情况的。

新的药品不良反应是指药品说明书中未载明的不良反应。说明书中已有描述，但不良反应发生的性质、程度、后果或者频率与说明书描述不一致或者更严重的，按照新的药品不良反应处理。

[4~5]

答案：AD

解析：同上。

[6~9]

答案：DBDB

解析：新药监测期内的国产药品应当报告该药品的所有不良反应；其他国产药品，报告新的和严重的不良反应。

进口药品自首次获准进口之日起5年内，报告该进口药品的所有不良反应；满5年的，报告新的和严重的不良反应。

[10~11]

答案：AC

解析：同上。

[12~13]

答案：AC

解析：药品生产、经营企业和医疗机构发现或者获知新的、严重的药品不良反应应当在15日内报告，其中死亡病例须立即报告；其他药品不良反应应当在30日内报告。药品生产、经营企业和医疗机构获知或者发现药品群体不良事件后，应当立即通过电话或者传真等方式报所在地的县级药品监督管理部门、卫生行政部门和药品不良反应监测机构，必要时可以越级报告。

[14~15]

答案：AD

解析：同上。

[16~17]

答案：AD

解析：设立新药监测期的国产药品，应当自取得批准证明文件之日起每满1年提交一次定期安全性更新报告，直至首次再注册，之后每5年报告一次；其他国产药品，每5年报告一次。

国家药品不良反应监测中心应当对收到的定期安全性更新报告进行汇总、分析和评价，于每年 7 月 1 日前将上一年度国产药品和进口药品的定期安全性更新报告统计情况和分析评价结果报国家食品药品监督管理部门和卫生行政部门。

[18~20]

答案：ACB

解析：A 型不良反应通常表现为副作用、毒性反应、过度作用、继发反应、首剂效应、后遗效应、停药综合征等。B 型不良反应通常表现为特异体质反应、变态反应等。C 型不良反应通常与致癌、致畸以及长期用药后致心血管疾病、纤溶系统变化等有关。

[21~23]

答案：CAB

解析：同上。

[24~25]

答案：CA

解析：同上。

C 型题

[1~4]

1. 答案：A

解析：发现死亡病例应该立即报告。

2. 答案：C

解析：死亡病例调查报告应该在 15 日内上报。

3. 答案：B

解析：过敏性休克应该属于变态反应，是 B 型药品不良反应。

4. 答案：C

解析：新药监测期内的国产药品应该报告该药的所有不良反应。

[5~7]

5. 答案：A

解析：药品生产、经营企业和医疗机构获知或者发现药品群体不良事件后，应当立即通过电话或者传真等方式报所在地的县级药品监督管理部门、卫生行政部门和药品不良反应监测机构。

6. 答案：D

解析：药品生产企业获知药品群体不良事件后应当立即开展调查，在 7 日内完成调查报告，报所在地省级药品监督管理部门和药品不良反应监测机构。

7. 答案：C

解析：导致住院治疗的属于严重不良反应。

X 型题

1. 答案：BCD

解析：新药监测期已满的药品报告新的和严重的不良反应。新的药品不良反应是指药品说明书中未载明的不良反应。严重的药品不良反应，是指因使用药品引起以下损害情形之一的反应：①导致死亡；②危及生命；③致癌、致畸、致出生缺陷；④导致显著的或者永久的人体伤残或者器官功能的损伤；⑤导致住院或者住院时间延长；⑥导致其他重要医学事件，如不进行治疗可能出现上述所列情况的。

2. 答案：AC

解析：同上。

3. 答案：AB

解析：进口满 5 年的药品报告新的和严重的不良反应。

4. 答案：AC

解析：个人发现新的或者严重的药品不良反应，可以向经治医师报告，也可以向药品生产、经营企业或者当地的药品不良反应监测机构报告，必要时提供相关的病历资料。

5. 答案：ACD

解析：药品生产、经营企业和医疗机构获知或者发现药品不良反应后应当详细记录、分析和处理，填写《药品不良反应/事件报告表》并报告。

6. 答案：AD

解析：药品生产企业应当对新药监测期内的药品和首次进口5年内的药品，开展重点监测。

7. 答案：ABD

解析：药品生产企业应当对收集到的药品不良反应报告和监测资料进行分析、评价，并主动开展药品安全性研究。对已确认发生严重不良反应的药品，应当通过各种有效途径将药品不良反应、合理用药信息及时告知医务人员、患者和公众；采取修改标签和说明书，暂停生产、销售、使用和召回等措施，减少和防止药品不良反应的重复发生。对不良反应大的药品，应当主动申请注销其批准证明文件。

8. 答案：AB

解析：国家食品药品监督管理部门根据药品分析评价结果，可以要求企业开展药品安全性、有效性的相关研究；必要时，应当采取责令修改药品说明书，暂停生产、销售、使用和召回药品等措施；对不良反应大的药品，应当撤销药品批准证明文件，并将有关措施及时通报卫生和计划生育委员会。

第六章　中药管理

第一节　中药与中药创新发展

A 型题

1. 答案：B

解析：狭义饮片是指切制成一定形状的药材，如片、块、丝、段等。

B 型题

[1 ~ 3]

答案：CAB

解析：中药材是指药用植物、动物、矿物的药用部分采收后经产地初加工形成的原料药材。"成药"是根据疗效确切、应用范围广泛的处方、验方或秘方，具备一定质量规格，批量生产供应的药物。"饮片"是指在中医药理论指导下，根据辨证施治和调剂、制剂的需要，对中药材进行特殊加工炮制后的制成品。

[4 ~ 6]

答案：CAD

解析：中药材资源监测站点和技术信息服务网络覆盖 80% 以上的县级中药材产区；中药生产企业使用产地确定的中药材原料比例达到 50%；全国中药材质量监督抽检覆盖率达到 100%。

第二节　中药材管理

A 型题

1. 答案：C

解析：《中药材生产质量管理规范》是中药材生产和质量管理的基本准则，适用于中药材生产企业生产中药材（含植物、动物药）的全过程。

2. 答案：C

解析：地道药材应按传统方法进行加工。

3. 答案：C

解析：鲜用药材可采用冷藏、砂藏、罐贮、生物保鲜等适宜的保鲜方法，尽可能不使用保鲜剂和防腐剂。

4. 答案：B

解析：乡村中医药技术人员不得自种、自采、自用下列中草药：①国家规定需特殊管理的医疗用毒性中草药；②国家规定需特殊管理的麻醉药品原植物；③国家规定需特殊管理的濒稀野生植物药材。

5. 答案：B

解析：自种、自采、自用中草药的人员应同时具备以下条件：①熟悉中草药知识和栽培技术，具有中草药辨识能力；②熟练掌握中医基本理论、技能和自种自采中草药的性味功用、临床疗效、用法用量、配伍禁忌、毒副反应、注意事项等。

乡村中医药技术人员自种、自采、自用的中草药，只限于其所在的村医疗机构内使用，不得上市流通，不得加工成中药制剂。

6. 答案：C

解析：非首次进口药材申请，不再进行质量标准审核，由国家食品药品监督管理部门直接审批。

7. 答案：A

解析：中国食品药品检定研究院完成首次进口药材质量标准复核和样品检验，并将检验报告和复核意见报送国家食品药品监督管理部门。

8. 答案：C

解析：《进口药材批件》分一次性有效批件和多次使用批件。一次性有效批件的有效期为 1 年，多次使用批件的有效期为 2 年。国家食品药品监督管理部门对濒危物种药材或者首次进口药材的进口申请，颁发一次性有效批件。

9. 答案：D

解析：国家重点保护的野生药材物种分为三级管理：一级保护野生药材物种，系指濒临灭绝状态的稀有珍贵野生药材物种。二级保护野生药材物种，系指分布区域缩小，资源处于衰竭状态的重要野生药材物种。三级保护野生药材物种，系指资源严重减少的主要常用野生药材物种。

10. 答案：B

解析：同上。

B 型题

[1～3]

答案：DAA

解析：资源处于衰竭状态的是二级保护野生药材物种，选甘草；禁止采猎一级保护野生药材物种，选羚羊角；一级保护野生药材物种属于自然淘汰的，其药用部分由各级药材公司负责经营管理，但不得出口，选羚羊角。

[4～6]

答案：CDA

解析：一级保护野生药材物种系指濒临灭绝状态的稀有珍贵野生药材物种。二级保护野生药材物种系指分布区域缩小，资源处于衰竭状态的重要野生药材物种。三级保护野生药材物种系指资源严重减少的主要常用野生药材物种。

[7～10]

答案：ACBA

解析：同上。禁止采猎一级保护野生药材物种。

[11～13]

答案：BAC

解析：国家重点保护的野生药材物种分为三级管理：①一级保护的野生药材物种是指濒临灭绝状态的稀有珍贵野生药材物种，包括 4 种中药材：虎骨、豹骨、羚羊角、鹿茸（梅花鹿）。②二级保护的野生药材物种是指分布区域缩小、资源处于衰竭状态的重要野生药材物种，包括 17 种中药材：鹿茸（马鹿）、麝香、熊胆、穿山甲、蟾酥、哈蟆油、金钱白花蛇、乌梢蛇、蕲蛇、蛤蚧、甘草、黄连、人参、杜仲、厚朴、黄柏、血竭。③三级保护的野生药材物种是指资源严重减少的主要常用野生药材物种，包括 22 种中药材：川贝母、伊贝母、刺五加、黄芩、天冬、猪苓、龙胆、防风、远志、胡黄连、肉苁蓉、秦艽、细辛、紫草、五味子、蔓荆子、诃子、山茱萸、石斛、阿魏、连翘、羌活。

[14～16]

答案：ABA

解析：同上。

[17～19]

答案：BCD

解析：同上。

[20～23]

答案：BADC

解析：同上。

[24～27]

答案：CADB

解析：同上。上述选项中只有蟾酥有毒。

[28～30]

答案：ABD

解析：同上。

[31～34]

答案：AACD

解析：同上。一级保护野生药材物种禁止采猎；属于自然淘汰的，其药用部分由各级药材公司负责经营管理，但不得出口。

[35～38]

答案：DCBA

解析：《药品经营质量管理规范》缩写GSP；《药物临床试验质量管理规范》缩写GCP；《药物非临床研究质量管理规范》缩写GLP；《中药材生产质量管理规范》缩写GAP。

[39～42]

答案：DACB

解析：实验室试验属于临床前研究，要符合GLP；药品生产要符合GMP；药品的购进、储运、销售属于药品经营要符合GSP；中药材生产要符合GAP。

X型题

1. 答案：ABD

解析：国家重点保护的野生药材物种分为三级管理：①一级保护的野生药材物种是指濒临灭绝状态的稀有珍贵野生药材物种，包括4种中药材：虎骨、豹骨、羚羊角、鹿茸（梅花鹿）。②二级保护的野生药材物种是指分布区域缩小、资源处于衰竭状态的重要野生药材物种，包括17种中药材：鹿茸（马鹿）、麝香、熊胆、穿山甲、蟾酥、哈蟆油、金钱白花蛇、乌梢蛇、蕲蛇、蛤蚧、甘草、黄连、人参、杜仲、厚朴、黄柏、血竭。③三级保护的野生药材物种是指资源严重减少的主要常用野生药材物种，包括22种中药材：川贝母、伊贝母、刺五加、黄芩、天冬、猪苓、龙胆、防风、远志、胡黄连、肉苁蓉、秦艽、细辛、紫草、五味子、蔓荆子、诃子、山茱萸、石斛、阿魏、连翘、羌活。

2. 答案：CD

解析：同上。

3. 答案：ACD

解析：同上。

4. 答案：ABC

解析：同上。

5. 答案：ABC

解析：同上。

6. 答案：AB

解析：同上。

7. 答案：ABD

解析：一级保护的野生药材物种是指濒临灭绝状态的稀有珍贵野生药材物种。一级保护野生药材物种禁止采猎；属于自然淘汰的，其药用部分由各级药材公司负责经营管理，但不得出口。

8. 答案：BCD

解析：二级保护野生药材物种系指分布区域缩小、资源处于衰竭状态的重要野生药材物种。不得在禁止采猎期、禁止采猎区采猎二、三级保护野生药材物种，并不得使用禁用工具进行采猎。二、三级保护野生药材物种的药用部分，除国家另有规定外，实行限量出口。

9. 答案：BCD

解析：2016年2月3日，国务院印发《关于取消13项国务院部门行政许可事项的决定》，规定取消GAP认证。

10. 答案：ABCD

解析：GAP核心是药材质量要求的八字方针，真实（具有地道性，种质鉴定清楚），优质（有效成分或活性成分要达到药用标准），可控（生产过程环境因素的可控制性），稳定（有效成分达到药典要求，且含量波动在一定范围内）。

11. 答案：BCD

解析：严禁销售假劣中药材；严禁未经批准以任何名义或方式经营中药饮片、中成药和其他药品；严禁销售国家规定的

27 种毒性药材；严禁非法销售国家规定的 42 种濒危药材；严禁从事饮片分包装、改换标签等活动；严禁从中药材市场或其他不具备饮片生产经营资质的单位或个人采购中药饮片，确保中药饮片安全。

12. 答案：ABCD

解析：同上。

第三节 中药饮片管理

A 型题

1. 答案：D

解析：生产中药饮片必须持有《药品生产许可证》《药品 GMP 证书》；必须以中药材为起始原料，使用符合药用标准的中药材，并应尽量固定药材产地；必须严格执行国家药品标准和地方中药饮片炮制规范、工艺规程。严禁生产企业外购中药饮片半成品或成品进行分包装或改换包装标签等行为。

批发零售中药饮片必须持有《药品经营许可证》《药品 GSP 证书》，必须从持有《药品 GMP 证书》的生产企业或持有《药品 GSP 证书》的经营企业采购。严禁经营企业从事饮片分包装、改换标签等活动；严禁从中药材市场或其他不具备饮片生产经营资质的单位或个人采购中药饮片。

2. 答案：B

解析：同上。

3. 答案：D

解析：中药饮片不属于"制剂"。

4. 答案：B

解析：严禁生产企业外购中药饮片半成品或成品进行分包装或改换包装标签等行为。严禁经营企业从事饮片分包装、改换标签等活动；严禁从中药材市场或其他不具备饮片生产经营资质的单位或个人采

购中药饮片。

5. 答案：B

解析：中药饮片包装必须印有或贴有标签。中药饮片的标签必须注明品名、规格、产地、生产企业、产品批号、生产日期，实施批准文号管理的中药饮片还必须注明批准文号。

6. 答案：A

解析：同上。

7. 答案：D

解析：中药饮片的标签必须注明品名、规格、产地、生产企业、产品批号、生产日期，实施批准文号管理的中药饮片还必须注明药品批准文号。

8. 答案：D

解析：同上。

9. 答案：C

解析：中药饮片必须按照国家药品标准炮制；国家药品标准没有规定的，必须按照省级药品监督管理部门制定的炮制规范炮制。

10. 答案：D

解析：生产中药饮片，应当选用与药品质量相适应的包装材料和容器；包装不符合规定的中药饮片，不得销售。

11. 答案：A

解析：医疗机构如加工少量自用特殊

规格饮片，应将品种、数量、加工理由和特殊性等情况向所在地市级以上食品药品监管部门备案。

12. 答案：C

解析：负责中药饮片临方炮制工作的，应当是具有3年以上炮制经验的中药学专业技术人员。

13. 答案：B

解析：每张处方不得超过3日用量。

14. 答案：B

解析：中药饮片调配每剂重量误差应当在±5%以内。

15. 答案：D

解析：对存在"十八反""十九畏"、妊娠禁忌、超过常用剂量等可能引起用药安全问题的处方，应当由处方医生确认（"双签字"）或重新开具处方后方可调配。

B 型题

[1～4]

答案：CDDA

解析：批发企业从事中药材、中药饮片验收工作的，应当具有中药学专业中专以上学历或者具有中药学中级以上专业技术职称；从事中药材、中药饮片养护工作的，应当具有中药学专业中专以上学历或者具有中药学初级以上专业技术职称；直接收购地产中药材的验收人员，应当具有中药学中级以上专业技术职称。零售企业从事中药饮片质量管理、验收、采购人员，应当具有中药学中专以上学历或者具有中药学专业初级以上专业技术职称；中药饮片调剂人员应当具有中药学中专以上学历或者具备中药调剂员资格。

[5～7]

答案：CBA

解析：三级医院应当至少配备一名副主任中药师以上专业技术人员；二级医院应当至少配备一名主管中药师以上专业技术人员；一级医院应当至少配备一名中药师或相当于中药师以上专业技术水平的人员。

[8～11]

答案：DABA

解析：只有医疗机构制剂是省级药监部门批准发给药品批准文号；生物制品批签发是指国家对疫苗类制品、血液制品、用于血源筛查的体外生物诊断试剂以及国家药品监督管理局规定的其他生物制品，每批制品出厂销售前或者进口时实行强制性审查、检验和批准的制度。

中药饮片包装必须印有或贴有标签。中药饮片的标签必须注明品名、规格、产地、生产企业、产品批号、生产日期，实施批准文号管理的中药饮片还必须注明批准文号。不得委托生产的药品包括麻醉药品、精神药品、药品类易制毒化学品及其复方制剂、医疗用毒性药品、生物制品、多组分生化药品、中药注射剂和原料药、中药提取物。

X 型题

1. 答案：AC

解析：严禁生产企业外购中药饮片半成品或成品进行分包装或改换包装标签等行为。严禁经营企业从事饮片分包装、改换标签等活动；严禁从中药材市场或其他不具备饮片生产经营资质的单位或个人采购中药饮片。严禁医疗机构从中药材市场或其他没有资质的单位和个人，违法采购中药饮片调剂使用。

2. 答案：ABCD

解析：同上。

3. 答案：ACD

解析：生产中药饮片，应当选用与药品质量相适应的包装材料和容器；包装不符合规定的中药饮片，不得销售。中药饮片的标签必须注明品名、规格、产地、生产企业、产品批号、生产日期，实施批准文号管理的中药饮片还必须注明批准文号。

4. 答案：CD

解析：不实施批准文号管理的中药材可以从集贸市场或中药材市场购买；中药饮片的炮制，必须按照国家药品标准炮制，国家药品标准没有规定的，必须按照省、自治区、直辖市药品监督管理部门制定的炮制规范炮制。

5. 答案：ABC

解析：毒性中药饮片必须按照国家有关规定，实行专人、专库（柜）、专账、专用衡器，双人双锁保管。不需要自动报警装置。

第四节　中成药管理

A 型题

1. 答案：B

解析：申请专利的中药品种，依照专利法的规定办理，不适用中药品种保护。

2. 答案：D

解析：A 错在中药品种保护范围为中成药、天然药物的提取物及其制剂和中药人工制成品，不包括中药材；B 错在申请专利的中药品种，依照专利法的规定办理，不适用中药品种保护；C 属于申请中药二级保护品种。

3. 答案：B

解析：符合下列条件之一的中药品种，可以申请一级保护：①对特定疾病有特殊疗效的；②相当于国家一级保护野生药材物种的人工制成品；③用于预防和治疗特殊疾病的。

4. 答案：B

解析：符合下列条件之一的中药品种可以申请二级保护：①符合一级保护的品种或者已经解除一级保护的品种；②对特定疾病有显著疗效的；③从天然药物中提取的有效物质及特殊制剂。

5. 答案：B

解析：从天然药物中提取的有效物质及特殊制剂可以申请中药二级保护品种，保护期为 7 年。

B 型题

[1~3]

答案：ACA

解析：中药一级保护品种的申请条件包括：①对特定疾病有特殊疗效的；②用于预防和治疗特殊疾病的；③相当于国家一级保护野生药材物种的人工制成品。中药一级保护品种的保护期限分别为 30 年、20 年、10 年，保护期满前 6 个月，生产企业申报延长的保护期限，不得超过第一次批准的保护期限。

中药二级保护品种的申请条件包括：①对特定疾病有显著疗效的；②符合一级保护的品种或者已经解除一级保护的品种；③从天然药物中提取的有效物质及特殊制剂。中药二级保护品种的保护期限为 7 年，保护期满后可以延长保护期限，时间为 7 年。

[4~6]

答案：ADA

解析：同上。

[7~8]

答案：CA

解析：同上。

[9~10]

答案：CD

解析：同上。

[11～12]

答案：DB

解析：同上。

[13～15]

答案：DBC

解析：医疗制剂只限在本机构使用，不得在市场上销售或变相销售；在销售前必须经检验机构检验的有国家药品监督管理部门规定的生物制品、首次在中国销售的药品、国务院规定的其他药品；《药品管理法》明确规定国家实行中药品种实施品种保护。

第七章　特殊管理的药品管理

第一节　麻醉药品和精神药品的管理

A 型题

1. 答案：A

解析：国家对包括麻醉药品、精神药品、医疗用毒性药品、放射性药品、药品类易制毒化学品、含特殊药品复方制剂、兴奋剂、疫苗等，实行特殊管理。

2. 答案：C

解析：麻醉药品目录、精神药品目录由国家药品监督管理部门会同国家公安部门、国家卫生主管部门制定、调整并公布。国家公安部门负责对造成麻醉药品药用原植物、麻醉药品和精神药品流入非法渠道的行为进行查处。

3. 答案：A

解析：定点生产企业生产的麻醉药品和第一类精神药品原料药只能按照计划销售给制剂生产企业和经批准购用的其他单位；小包装原料药可以销售给全国性批发企业和区域性批发企业。

4. 答案：C

解析：国务院药品监督管理部门应当根据麻醉药品和第一类精神药品的需求总量，确定麻醉药品和第一类精神药品的定点批发企业布局，并应当根据年度需求总量对布局进行调整、公布。

5. 答案：D

解析：跨省、自治区、直辖市从事麻醉药品和第一类精神药品批发业务的药品经营企业称为全国性批发企业，应当经国

务院药品监督管理部门批准，并予以公布。

在本省、自治区、直辖市行政区域内从事麻醉药品和第一类精神药品批发业务的药品经营企业称为区域性批发企业，应当经所在地省级药品监督管理部门批准。

6. 答案：B

解析：全国性批发企业向取得麻醉药品和第一类精神药品使用资格的医疗机构销售麻醉药品和第一类精神药品，须经医疗机构所在地省级药品监督管理部门批准。

7. 答案：B

解析：麻醉药品和第一类精神药品的原料药不由批发企业经营；区域性批发企业需经省级药监部门批准才能从定点生产企业直接购进麻醉药品；由于特殊地理位置的原因，区域性批发企业需要就近向其他省、自治区、直辖市行政区域内取得麻醉药品和第一类精神药品使用资格的医疗机构销售麻醉药品和第一类精神药品的，应当经企业所在地省级药品监督管理部门批准。

8. 答案：C

解析：零售药店可以零售第二类精神药品。

9. 答案：D

解析：麻醉药品和精神药品定点批发企业应具备的条件：①符合《药品管理法》规定的药品经营企业的开办条件；②

有符合规定的麻醉药品和精神药品储存条件；③有通过网络实施企业安全管理和向药品监督管理部门报告经营信息的能力；④单位及其工作人员2年内没有违反有关禁毒的法律、行政法规规定的行为；⑤符合国家药品监督管理部门公布的定点批发企业布局。⑥麻醉药品和第一类精神药品的定点批发企业，还应当具有保证供应责任区域内医疗机构所需麻醉药品和第一类精神药品的能力，并具有保证麻醉药品和第一类精神药品安全经营的管理制度。故D正确。

区域性批发企业审批及供药责任区域由所在地省级药品监督管理部门审批、明确，一般只在本省、自治区、直辖市行政区域内从事麻醉药品和第一类精神药品、第二类精神药品批发业务。故AC错误。

区域性批发企业供药方式：①区域性批发企业可以向本省、自治区、直辖市行政区域内取得麻醉药品和第一类精神药品使用资格的医疗机构销售麻醉药品和第一类精神药品；②由于特殊地理位置的原因，需要就近向其他省、自治区、直辖市行政区域内取得麻醉药品和第一类精神药品使用资格的医疗机构销售的，应当经企业所在地省级药品监督管理部门批准。故B错误。

考生复习时应总结比较全国性批发企业和区域性批发企业的审批、购销渠道、供药方式。

10. 答案：D

解析：同上。

11. 答案：B

解析：同上。

12. 答案：B

解析：全国性批发企业和区域性批发企业向医疗机构销售麻醉药品和第一类精神药品，应当将药品送至医疗机构。医疗机构不得自行提货。

13. 答案：A

解析：由于特殊地理位置的原因，需要就近向其他省、自治区、直辖市行政区域内取得麻醉药品和第一类精神药品使用资格的医疗机构销售的，应当经企业所在地省级药品监督管理部门批准。

14. 答案：B

解析：专门从事第二类精神药品批发业务的药品经营企业，应当经所在地省级药品监督管理部门批准，并予以公布。

15. 答案：D

解析：麻醉药品和第一类精神药品不得零售；实行统一进货、统一配送、统一管理的药品零售连锁企业经批准可以从事第二类精神药品零售业务；第二类精神药品凭执业医师开具的处方按规定剂量零售。

16. 答案：B

解析：经所在地设区的市级药品监督管理部门批准的药品零售连锁企业可以从事第二类精神药品零售业务。第二类精神药品的零售要求包括：①应当凭执业医师出具的处方，按规定剂量销售，并将处方保存2年备查；②禁止超剂量或者无处方销售；③不得向未成年人销售。

17. 答案：B

解析：经所在地设区的市级药品监督管理部门批准，实行统一进货、统一配送、统一管理的药品零售连锁企业可以从事第二类精神药品零售业务。

18. 答案：B

解析：申请《印鉴卡》的必备条件包括：①有与使用麻醉药品和第一类精神药品相关的诊疗科目；②具有经过麻醉药品和第一类精神药品培训的、专职从事麻醉药品和第一类精神药品管理的药学专业技术人员；③有获得麻醉药品和第一类精神药品处方资格的执业医师；④有保证麻醉药品和第一类精神药品安全储存的设施和管理制度。

19. 答案：C

解析：同上。

20. 答案：C

解析：《印鉴卡》有效期为3年。《印鉴卡》有效期满前3个月，医疗机构应当向市级卫生行政部门重新提出申请。

21. 答案：B

解析：同上。

22. 答案：B

解析：医疗机构需要使用麻醉药品和第一类精神药品的，应当经所在地设区的市级卫生主管部门批准，取得《麻醉药品、第一类精神药品购用印鉴卡》。

23. 答案：B

解析：省级卫生主管部门应当将取得《印鉴卡》的医疗机构名单向本行政区域内的定点批发企业通报。

24. 答案：D

解析：《麻醉药品、第一类精神药品购用印鉴卡》中医疗机构名称、地址、医疗机构法人代表（负责人）、医疗管理部门负责人、药学部门负责人、采购人员等项目发生变更时，医疗机构应当在变更发生之日起3日内到市级卫生行政部门办理变更手续。《印鉴卡》的审批主体、变更受理主体均为市级卫生行政部门。

25. 答案：C

解析：同上。

26. 答案：B

解析：同上。

27. 答案：C

解析：医疗机构应当凭《印鉴卡》向本省、自治区、直辖市行政区域内的定点批发企业购买麻醉药品和第一类精神药品。

28. 答案：A

解析：医疗机构抢救患者急需麻醉药品和第一类精神药品而本医疗机构无法提供时，可以从其他医疗机构或者定点批发企业紧急借用；抢救工作结束后，应当及时将借用情况报所在地设区的市级药品监督管理部门和卫生主管部门备案。

29. 答案：C

解析：同上。

30. 答案：D

解析：第二类精神药品经营企业，应当在药品库房中设立独立的专库或者专柜储存第二类精神药品，并建立专用账册，实行专人管理。专用账册的保存期限应当自药品有效期期满之日起不少于5年。

31. 答案：C

解析：定点生产企业、全国性批发企业和区域性批发企业应当设置储存麻醉药品和第一类精神药品的专库。麻醉药品和第一类精神药品的使用单位应当设立专库或者专柜储存麻醉药品和第一类精神药品。

32. 答案：B

解析：托运人办理麻醉药品和第一类精神药品运输手续，应当将运输证明副本交付承运人；承运人应当查验、收存运输证明副本，并检查货物包装，没有运输证明或者货物包装不符合规定的，承运单位不得承运；承运人在运输过程中应当携带运输证明副本，以备查验。

33. 答案：C

解析：邮寄麻醉药品和精神药品，寄件人应当向指定的邮政营业机构提交所在地设区的市级药品监督管理部门出具的准予邮寄证明。考生应准确记忆邮寄证明和运输证明均由设区的市级药监部门出具。

34. 答案：A

解析：运输第二类精神药品无须办理运输证明。

35. 答案：C

解析：生产企业和批发企业在发货前都应向所在地省级药监部门报送运输信息；跨省运输的省药监部门向收货地的省药监部门通报；不跨省的设区的市级药监部门向收货地设区的市级药监部门通报。

B 型题

[1~2]

答案：BB

解析：特殊管理药品为麻、精、毒、放 4 类药品。福尔可定为麻醉药品，其标签必须有麻醉药品专用标志；其他药不属于特殊管理药品。

[3~5]

答案：ACC

解析：麻醉药品和精神药品的年度生产计划，是由国务院药品监督管理部门根据麻醉药品和精神药品的需求总量制定。

麻醉药品药用原植物年度种植计划，是由国务院药品监督管理部门和国务院农业主管部门根据麻醉药品年度生产计划，共同制定。

麻醉药品药用原植物种植企业由国务院药品监督管理部门和国务院农业主管部门共同确定，其他单位和个人不得种植麻醉药品药用原植物。

[6~8]

答案：ABB

解析：国务院药品监督管理部门负责全国麻醉药品和精神药品的监督管理工作；麻醉药品、精神药品的生产，由省级食品药品监督管理部门审批。

[9~12]

答案：ABBC

解析：跨省、自治区、直辖市从事麻醉药品和第一类精神药品批发业务的药品经营企业称为全国性批发企业，应当经国务院药品监督管理部门批准，并予以公布。

在本省、自治区、直辖市行政区域内从事麻醉药品和第一类精神药品批发业务的药品经营企业称为区域性批发企业，应当经所在地省级药品监督管理部门批准。

专门从事第二类精神药品批发业务的药品经营企业，应当经所在地省级药品监督管理部门批准，并予以公布。

经所在地设区的市级药品监督管理部门批准，实行统一进货、统一配送、统一管理的药品零售连锁企业可以从事第二类精神药品的零售业务。

[13~15]

答案：ACB

解析：同上。

[16~17]

答案：DA

解析：氯硝西泮片为第二类精神药品；酒石酸麦角胺片为易制毒化学品。

[18~21]

答案：DBAC

解析：我国生产使用的麻醉药品包括可卡因、罂粟浓缩物、二氢埃托啡、地芬诺酯、芬太尼、氢可酮、氢吗啡酮、美沙酮、吗啡（包括吗啡阿托品注射液）、阿片（包括复方樟脑酊、阿桔片）、羟考酮、哌替啶、瑞芬太尼、舒芬太尼、蒂巴因、可待因、右丙氧芬、双氢可待因、乙基吗啡、福尔可定、布桂嗪、罂粟壳。

我国生产使用的第一类精神药品包括哌醋甲酯、司可巴比妥、丁丙诺啡、γ-羟丁酸、氯胺酮、马吲哚、三唑仑。

我国生产使用的第二类精神药品包括异戊巴比妥、格鲁米特、喷他佐辛、戊巴比妥、阿普唑仑、巴比妥、氯氮草、氯硝西泮、地西泮、艾司唑仑、氟西泮、劳拉西泮、甲丙氨酯、咪达唑仑、硝西泮、奥沙西泮、匹莫林、苯巴比妥、唑吡坦、丁丙诺啡透皮贴剂、布托啡诺及其注射剂、咖啡因、安钠咖、地佐辛及其注射剂、麦角胺咖啡因片、氨酚氢可酮片、曲马多、扎来普隆、佐匹克隆。

药品类易制毒化学品包括：①麦角酸；②麦角胺；③麦角新碱；④麻黄素、伪麻黄素、消旋麻黄素、去甲麻黄素、甲基麻黄素、麻黄浸膏、麻黄浸膏粉。

[22～25]

答案：BCDA

解析：同上。

[26～29]

答案：BCAD

解析：同上。

[30～33]

答案：BCDA

解析：同上。

[34～37]

答案：DACB

解析：同上。

[38～41]

答案：DCBA

解析：同上。

[42～45]

答案：CBDA

解析：同上。

[46～49]

答案：BADC

解析：芬太尼是麻醉药品；三唑仑是第一类精神药品；地西泮是第二类精神药品。第二类精神药品共有地西泮、氟西泮、硝西泮、劳拉西泮、氯硝西泮、奥沙西泮6类西泮类药物。

[50～53]

答案：DABC

解析：可卡因是麻醉药品；司可巴妥是第一类精神药品；异戊巴比妥是第二类精神药品。巴比妥类药物只有司可巴妥是第一类精神药品；苯巴比妥、巴比妥、异戊巴比妥、戊巴比妥是第二类精神药品。

[54～57]

答案：DBAC

解析：氢可酮属于麻醉药品；哌醋甲酯属于第一类精神药品；氨酚氢可酮片属于第二类精神药品；麦角酸属于药品类易制毒化学品。

[58～61]

答案：ACDB

解析：舒芬太尼属于麻醉药品；哌醋甲酯属于第一类精神药品；麦角胺咖啡因片属于第二类精神药品；麦角胺属于药品类易制毒化学品。

[62～65]

答案：CDBA

解析：美沙酮属于麻醉药品；三唑仑属于第一类精神药品；阿普唑仑属于第二类精神药品；麦角酸属于药品类易制毒化学品。

[66～69]

答案：CDBA

解析：复方樟脑酊属于麻醉药品；马吲哚属于第一类精神药品；曲马多属于第二类精神药品；麻黄素属于药品类易制毒化学品。

[70～73]

答案：DBCA

解析：芬太尼属于麻醉药品；γ-羟丁酸属于第一类精神药品；苯巴比妥属于第二类精神药品；去甲麻黄素属于药品类易制毒化学品。

[74～77]

答案：DABC

解析：布桂嗪属于麻醉药品；司可巴妥属于第一类精神药品；曲马多属于第二类精神药品；甲基麻黄素属于药品类易制毒化学品。

[78～81]

答案：CCCC

解析：全国性批发企业：①经国家药品监督管理部门批准，向区域性批发企业销售麻醉药品和第一类精神药品；②向取得麻醉药品和第一类精神药品使用资格的医疗机构销售麻醉药品和第一类精神药品，应当经医疗机构所在地省级药品监督管理部门批准；③应当从定点生产企业购进麻醉药品和第一类精神药品。

区域性批发企业：①经所在地省级药品监督管理部门审批，向本省、自治区、直辖市行政区域内取得麻醉药品和第一类精神药品使用资格的医疗机构销售麻醉药品和第一类精神药品；②由于特殊地理位置的原因，需要就近向其他省、自治区、直辖市行政区域内取得麻醉药品和第一类精神药品使用资格的医疗机构销售的，应当经企业所在地省级药品监督管理部门批准；③区域性批发企业之间因医疗急需、运输困难等特殊情况需要调剂麻醉药品和第一类精神药品的，应当在调剂后2日内将调剂情况分别报所在地省级药品监督管理部门备案；④可以从全国性批发企业购进麻醉药品和第一类精神药品；⑤经所在地省级药品监督管理部门批准，可以从定点生产企业购进麻醉药品和第一类精神药品制剂。

[82～83]

答案：DC

解析：同上。

[84～85]

答案：CD

解析：同上。

[86～88]

答案：DCB

解析：跨省、自治区、直辖市从事麻醉药品和第一类精神药品批发业务的药品经营企业称为全国性批发企业，应当经国务院药品监督管理部门批准，并予以公布。在本省、自治区、直辖市行政区域内从事麻醉药品和第一类精神药品批发业务的药品经营企业称为区域性批发企业，应当经所在地省级药品监督管理部门批准，并予以公布。

[89～90]

答案：AC

解析：第二类精神药品和部分医疗用毒性药品可以零售。

[91～94]

答案：ADDD

解析：药品生产企业需要以麻醉药品和第一类精神药品为原料生产普通药品的，应当向所在地省级药品监督管理部门报送年度需求计划，由省级药品监督管理部门汇总报国务院药品监督管理部门批准后，向定点生产企业购买。

药品生产企业需要以第二类精神药品为原料生产普通药品的，应当将年度需求计划报所在地省级药品监督管理部门，并向定点批发企业或者定点生产企业购买。

食品、食品添加剂、化妆品、油漆等非药品生产企业需要使用咖啡因作为原料的，应当经所在地省级药品监督管理部门批准，向定点批发企业或者定点生产企业购买。

科学研究、教学单位需要使用麻醉药品和精神药品开展实验、教学活动的，应当经所在地省级药品监督管理部门批准，向定点批发企业或者定点生产企业购买。

[95～98]

答案：AACC

解析：同上。

[99～102]

答案：BAAB

解析：医疗机构需要使用麻醉药品和

第一类精神药品的，应当经所在地设区的市级卫生主管部门批准，取得《麻醉药品、第一类精神药品购用印鉴卡》。

设区的市级卫生主管部门发给医疗机构《印鉴卡》时，应当将取得《印鉴卡》的医疗机构情况抄送所在地设区的市级药品监督管理部门，并报省级卫生主管部门备案。

省级卫生主管部门应当将取得《印鉴卡》的医疗机构名单向本行政区域内的定点批发企业通报。

当《印鉴卡》中医疗机构名称、地址、医疗机构法人代表（负责人）、医疗管理部门负责人、药学部门负责人、采购人员等项目发生变更时，医疗机构应当在变更发生之日起 3 日内到市级卫生行政部门办理变更手续。

［103～105］

答案：ADB

解析：麻醉药品只能凭专用处方在本医疗机构使用；医疗机构配制的制剂凭医师处方只能在本医疗机构使用；处方药凭医师处方才能在零售药店购买。

［106～109］

答案：BCDC

解析：麻醉药品和第一类精神药品处方至少保存 3 年。精神药品处方至少保存 2 年。麻醉药品和第一类精神药品、第二类精神药品专用账册的保存期限应当自药品有效期期满之日起不少于 5 年。《麻醉药品、第一类精神药品购用印鉴卡》有效期为 3 年。

［110～111］

答案：CD

解析：同上。

［112～113］

答案：DB

解析：麻醉药品和第一类精神药品、第二类精神药品的专用账册的保存期限应当自药品有效期期满之日起不少于 5 年。麻醉药品和第一类精神药品运输证明的有效期为 1 年（不跨年度）。

［114～117］

答案：CAAB

解析：《麻醉药品、第一类精神药品购用印鉴卡》有效期为 3 年。麻醉药品和第一类精神药品运输证明有效期为 1 年（不跨年度）。麻醉药品和精神药品邮寄证明保存 1 年备查。第二类精神药品处方保存 2 年。

［118～120］

答案：ABB

解析：托运或自行运输麻醉药品和第一类精神药品的单位，应当向所在地设区的市级药品监督管理部门申请领取《麻醉药品、第一类精神药品运输证明》（简称运输证明）。托运单位办理麻醉药品和第一类精神药品运输手续时，应当将运输证明副本交付承运单位。运输证明副本应随货同行以备查验，在运输途中承运单位必须妥善保管运输证明副本，不得遗失。

C 型题

［1～5］

1. 答案：B

解析：单位及其工作人员 2 年内没有违反有关禁毒的法律、行政法规规定的行为。

2. 答案：B

解析：区域性批发企业由省级药监部门批准。

3. 答案：B

解析：由于特殊地理位置的原因，就近向其他省行政区域内取得麻醉药品和第一类精神药品使用资格的医疗机构销售的，应当经所在地省级药品监督管理部门批准。

4. 答案：B

解析：区域性批发企业之间因医疗急需、运输困难等特殊情况需要向其他区域性批发企业调剂麻醉药品和第一类精神药品的，应当在调剂后 2 日内将调剂情况向所在地省级药品监督管理部门备案。

5. 答案：B

解析：区域性批发企业从定点生产企业购进麻醉药品和第一类精神药品制剂，须经所在地省级药品监督管理部门批准。

[6～8]

6. 答案：C

解析：经所在地设区的市级药品监督管理部门批准，实行统一进货、统一配送、统一管理的药品零售连锁企业可以从事第二类精神药品零售业务。

7. 答案：B

解析：第二类精神药品处方保存 2 年。

8. 答案：A

解析：第二类精神药品零售企业应当凭执业医师开具的处方，按规定剂量销售第二类精神药品，并将处方保存 2 年备查；零售第二类精神药品时，处方应经执业药师或其他依法经过资格认定的药学技术人员复核；第二类精神药品一般每张处方不得超过 7 日常用量，禁止超剂量或者无处方销售第二类精神药品；第二类精神药品零售企业不得向未成年人销售第二类精神药品。

X 型题

1. 答案：ABC

解析：国家根据麻醉药品和精神药品的医疗、国家储备和企业生产所需原料的需要确定需求总量。

2. 答案：AB

解析：定点生产企业只能将麻醉药品和第一类精神药品制剂销售给全国性批发企业、区域性批发企业以及经批准购用的

其他单位。

3. 答案：ABD

解析：定点生产企业只能将第二类精神药品原料药销售给全国性批发企业、区域性批发企业、专门从事第二类精神药品批发业务的企业、第二类精神药品制剂生产企业以及经备案的其他需用第二类精神药品原料药的企业。

4. 答案：ABCD

解析：定点生产企业只能将第二类精神药品制剂销售给全国性批发企业、区域性批发企业、专门从事第二类精神药品批发业务的企业、第二类精神药品零售连锁企业、医疗机构或经批准购用的其他单位。

5. 答案：BD

解析：定点生产企业生产的麻醉药品和第一类精神药品原料药只能按照计划销售给制剂生产企业和经批准购用的其他单位，小包装原料药可以销售给全国性批发企业和区域性批发企业。因此全国性批发企业不可以经营麻醉药品和第一类精神药品原料药。

从事麻醉药品和第一类精神药品批发业务的全国性批发企业、区域性批发企业，可以从事第二类精神药品批发业务，《药品经营许可证》经营范围中加注（第二类精神药品原料药或第二类精神药品制剂）。

区域性批发企业从定点生产企业购进麻醉药品和第一类精神药品制剂，须经所在地省级药品监督管理部门批准。

由于特殊地理位置的原因，区域性批发企业需要就近向其他省、自治区、直辖市行政区域内取得麻醉药品和第一类精神药品使用资格的医疗机构销售麻醉药品和第一类精神药品的，应当经企业所在地省级药品监督管理部门批准。

6. 答案：ABC

解析：全国性批发企业在确保责任区内区域性批发企业供药的基础上，可以在全国范围内向其他区域性批发企业销售麻醉药品和第一类精神药品，不能向零售企业销售麻醉和第一类精神药品。零售企业禁止销售麻醉药品和第一类精神药品。

7. 答案：ABC

解析：由于特殊地理位置的原因，区域性批发企业需要就近向其他省、自治区、直辖市行政区域内取得麻醉药品和第一类精神药品使用资格的医疗机构销售麻醉药品和第一类精神药品的，应当经企业所在地省级药品监督管理部门批准。

8. 答案：ABCD

解析：第二类精神药品零售企业应当凭执业医师开具的处方，按规定剂量销售第二类精神药品，并将处方保存 2 年备查；处方应经执业药师或其他依法经过资格认定的药学技术人员复核；第二类精神药品一般每张处方不得超过 7 日常用量，禁止超剂量或者无处方销售第二类精神药品；不得向未成年人销售第二类精神药品。

9. 答案：ABC

解析：同上。

10. 答案：AB

解析：同上。

11. 答案：ABCD

解析：区域性批发企业之间因医疗急需、运输困难等特殊情况需要调剂麻醉药品和第一类精神药品的，应当在调剂后 2 日内将调剂情况分别报所在地省级药品监督管理部门备案。医疗机构抢救患者急需麻醉药品和第一类精神药品而本医疗机构无法提供时，可以从其他医疗机构或者定点批发企业紧急借用，抢救工作结束后，应当及时将借用情况报所在地设区的市级药品监督管理部门和卫生主管部门备案。

国家对麻醉药品和精神药品实行定点生产制度。国家对麻醉药品和精神药品实行定点经营制度。国家根据麻醉药品和精神药品的医疗、国家储备和企业生产所需原料的需要确定需求总量；对麻醉药品药用原植物的种植、麻醉药品和精神药品的生产实行总量控制。

12. 答案：ABD

解析：医疗机构向设区的市级卫生行政部门提出办理《印鉴卡》，应当具备下列条件：①有与使用麻醉药品和第一类精神药品相关的诊疗科目；②具有经过麻醉药品和第一类精神药品培训的、专职从事麻醉药品和第一类精神药品管理的药学专业技术人员；③有获得麻醉药品和第一类精神药品处方资格的执业医师；④有保证麻醉药品和第一类精神药品安全储存的设施和管理制度。

13. 答案：BCD

解析：医疗机构抢救患者急需麻醉药品和第一类精神药品而本医疗机构无法提供时，可以从其他医疗机构或者定点批发企业紧急借用，抢救工作结束后，应当及时将借用情况报所在地设区的市级药品监督管理部门和卫生主管部门备案。

14. 答案：ABC

解析：第二类精神药品经营企业应当在药品库房中设立独立的专库或者专柜储存第二类精神药品，建立专用账册，实行专人管理。

15. 答案：ABCD

解析：麻醉药品和第一类精神药品的使用单位应当设立专库或者专柜储存麻醉药品和第一类精神药品。专库应当设有防盗设施并安装报警装置；专柜应当使用保险柜。专库和专柜应当实行双人双锁管理。麻醉药品和第一类精神药品的使用单位建立储存麻醉药品和第一类精神药品的专用账册。

16. 答案：ABD

解析：麻醉药品和第一类精神药品不得零售。承运人在运输过程中应当携带运输证明副本，以备查验。邮寄麻醉药品和精神药品，寄件人应当向指定的邮政营业机构提交所在地设区的市级药品监督管理部门出具的准予邮寄证明。医疗机构抢救患者急需麻醉药品和第一类精神药品而本医疗机构无法提供时，可以从其他医疗机构或者定点批发企业紧急借用。

17. 答案：ABD

解析：药品零售连锁企业经批准可以从事第二类精神药品零售业务。

18. 答案：ABD

解析：科学研究、教学单位需要使用麻醉药品和精神药品开展实验、教学活动的，应当经所在地省级药品监督管理部门批准，向定点批发企业或者定点生产企业购买。

第二节　医疗用毒性药品的管理

A 型题

1. 答案：B

解析：蟾酥属于二级保护野生药材。

2. 答案：C

解析：毒性药品中中药种类共 27 种：砒石（红砒、白砒）、砒霜、水银、生马钱子、生川乌、生草乌、生白附子、生附子、生半夏、生南星、生巴豆、斑蝥、青娘虫、红娘子、生甘遂、生狼毒、生藤黄、生千金子、生天仙子、闹羊花、雪上一枝蒿、白降丹、蟾酥、洋金花、红粉、轻粉、雄黄。

3. 答案：C

解析：同上。

4. 答案：D

解析：阿桔片属于麻醉药品。

5. 答案：B

解析：福尔可定为麻醉药品。

6. 答案：A

解析：美沙酮为麻醉药品。

7. 答案：A

解析：毒性药品年度生产、收购、供应和配制计划，由省级药品监督管理部门根据医疗需要制定并下达。

8. 答案：A

解析：同上。

9. 答案：B

解析：药品生产企业必须由医药专业人员负责生产、配制和质量检验，并建立严格的管理制度，严防毒性药品与其他药品混杂；每次配料，必须经 2 人以上复核无误，并详细记录每次生产所用原料和成品数；必须严格执行生产工艺操作规程，投料应在本企业药品检验人员的监督下准确投料，并建立完整的生产记录，保存 5 年备查。

毒性药品的收购、经营，由药品监督管理部门指定的药品经营企业承担。科研和教学单位所需的毒性药品，必须持本单位的证明信，经单位所在地县级以上药品监督管理部门批准后，供应单位方能发售。

毒性药品的包装容器上必须印有毒药标志。在运输毒性药品的过程中，应当采取有效措施，防止发生事故。

医疗机构供应和调配毒性药品，须凭执业医师签名的正式处方。调配处方时，必须认真负责，计量准确，按医嘱注明要求，并由配方人员及具有药师以上技术职称的复核人员签名盖章后方可发出。对处方未注明"生用"的毒性中药，应当付炮制品。如发现处方有疑问时，须经原处方医生重新审定后再行调配。每次处方剂量不得超过 2 日极量。处方一次有效，取药后处方保存 2 年备查。

10. 答案：D

解析：为医疗用毒性药品及其制剂建立完整的生产记录，保存 5 年备查。

11. 答案：C

解析：医疗单位调配毒性药品，每次处方剂量不得超过 2 日极量。处方一次有效，取药后处方保存 2 年备查。

12. 答案：B

解析：每次处方量不得超过 2 日极量。

13. 答案：C

解析：发现处方有疑问时，需经原处方医生重新审定后再进行调配。

14. 答案：C

解析：每次处方剂量不得超过 2 日极量；调配毒性药品，应凭执业医师签名的正式处方，如果是具有毒性药品经营资格的零售药店，供应和调配毒性药品时，须凭盖有执业医师所在的医疗机构公章的正式处方；对处方注明"生用"的毒性药品应当付生品。

15. 答案：B

解析：对处方未注明"生用"的毒性中药，应当付炮制品；取药后处方保存 2 年备查；每次处方量不得超过 2 日极量。

16. 答案：C

解析：同上。

17. 答案：D

解析：具有毒性药品经营资格的零售药店，供应和调配毒性药品时，须凭盖有执业医师所在的医疗机构公章的正式处方，不得超过 2 日极量。

B 型题

[1~2]

答案：DB

解析：医疗用毒性药品及其制剂的生产记录，保存 5 年备查。毒性药品处方一次有效，取药后处方保存 2 年备查。

X 型题

1. 答案：AC

解析：加工炮制毒性中药，必须按照国家药品标准进行炮制；国家药品标准没有规定的，必须按照省级药品监督管理部门制定的炮制规范进行炮制。

2. 答案：ABCD

解析：收购、经营、加工、使用毒性药品的单位必须建立健全保管、验收、领发、核对等制度，严防收假、发错，严禁与其他药品混杂，专库或专柜加锁并由专人保管，做到双人双锁管理，专账记录。

3. 答案：ABCD

解析：同上。

4. 答案：AD

解析：毒性药品处方一次有效，取药后处方保存 2 年备查。

第三节 药品类易制毒化学品的管理

A 型题

1. 答案：D

解析：麦角胺咖啡因片为第二类精神药品。

2. 答案：A

解析：药品类易制毒化学品生产企业应当将药品类易制毒化学品单方制剂（如盐酸麻黄碱片、盐酸麻黄碱注射液、盐酸麻黄碱滴鼻液等）和小包装麻黄素销售给麻醉药品全国性批发企业和区域性批发企业经销。

3. 答案：D

解析：教学科研单位只能凭《购用证明》从麻醉药品全国性批发企业、区域性批发企业和药品类易制毒化学品经营企业购买药品类易制毒化学品。

X 型题

1. 答案：ABCD

解析：药品类易制毒化学品品种目录（2010 版）所列物质有：①麦角酸；②麦角胺；③麦角新碱；④麻黄素、伪麻黄素、消旋麻黄素、去甲麻黄素、甲基麻黄素、麻黄浸膏、麻黄浸膏粉等麻黄素类物质。（麻黄素也称为麻黄碱）

2. 答案：ACD

解析：同上。罂粟浓缩物属于麻醉药品。

第四节　含特殊药品复方制剂的管理

A 型题

1. 答案：A

解析：含麻黄碱类复方制剂不得委托生产。境内企业不得接受境外厂商委托生产含麻黄碱类复方制剂。

2. 答案：D

解析：除个人合法购买外，禁止使用现金进行含麻黄碱类复方制剂交易。

3. 答案：C

解析：药品零售企业销售含麻黄碱类复方制剂，除处方药按处方剂量销售外，一次销售不得超过 2 个最小包装。

4. 答案：D

解析：地芬诺酯是麻醉药品，不允许零售；含地芬诺酯的复方制剂按含特殊药品复方制剂来管理，可以零售，列入必须凭处方销售的处方药来管理。

X 型题

1. 答案：ABC

解析：①口服固体制剂每剂量单位：含可待因≤15mg 的复方制剂；含双氢可待因≤10mg 的复方制剂；含羟考酮≤5mg 的复方制剂。②含可待因复方口服液体制剂。③复方地芬诺酯片。④复方甘草片、复方甘草口服溶液。⑤含麻黄碱类复方制剂。⑥其他含麻醉药品口服复方制剂。⑦含曲马多口服复方制剂。

2. 答案：ABCD

解析：同上。

3. 答案：ABD

解析：自 2015 年 5 月 1 日起，不具备第二类精神药品经营资质的企业不得再购进含可待因复方口服液体制剂。

4. 答案：ABC

解析：复方甘草片、复方地芬诺酯片专册登记内容包括药品名称、规格、销售数量、生产企业、生产批号。

第五节　兴奋剂的管理

A 型题

1. 答案：B

解析：A 为麻醉药品不能零售；C 不属于兴奋剂；D 不能零售。

2. 答案：B

解析：兴奋剂目录所列品种从药物作用方面来讲，主要涉及心血管、呼吸、神经、内分泌、泌尿等系统用药。

3. 答案：C

解析：同上。

4. 答案：B

解析：医疗机构只能凭依法享有处方权的执业医师开具的处方向患者提供蛋白同化制剂、肽类激素。处方应当保存2年。

5. 答案：B

解析：严禁药品零售企业销售胰岛素以外的蛋白同化制剂或其他肽类激素。

X型题

1. 答案：ABCD

解析：目前兴奋剂种类已达到七大类，包括：刺激剂、麻醉止痛剂、蛋白同化制剂、肽类激素及类似物、β受体阻滞剂、利尿剂、血液兴奋剂等。

2. 答案：ABCD

解析：《2016年兴奋剂目录》中品种类别分布如下：①蛋白同化制剂品种78个；②肽类激素品种41个；③麻醉药品品种13个；④刺激剂（含精神药品）品种71个；⑤药品类易制毒化学品品种3个；⑥医疗用毒性药品品种1个；⑦其他品种（β受体阻滞剂、利尿剂等）60个。

第六节 疫苗的管理

A型题

1. 答案：B

解析：第一类疫苗，是指政府免费向公民提供，公民应当依照政府的规定受种的疫苗，包括：①国家免疫规划确定的疫苗；②省、自治区、直辖市人民政府在执行国家免疫规划时增加的疫苗；③县级以上人民政府或者其卫生主管部门组织的应急接种或者群体性预防接种所使用的疫苗。

第二类疫苗，是指由公民自费并且自愿受种的其他疫苗。建议考生比较记忆第一类疫苗和第二类疫苗的管理要求。

2. 答案：B

解析：同上。

3. 答案：C

解析：疫苗生产企业、疫苗批发企业应当在其供应的纳入国家免疫规划疫苗的最小外包装的显著位置，标明"免费"字样以及国务院卫生主管部门规定的"免疫规划"专用标识。

4. 答案：C

解析：药品批发企业申请从事疫苗经营活动的，须向省级药品监督管理部门提交申请，提交申请时企业应当具备下列条件并提供相应的证明资料：①具有从事疫苗管理的专业技术人员；②具有保证疫苗质量的冷藏设施、设备和冷藏运输工具；③具有符合疫苗储存、运输管理规范的管理制度。

5. 答案：D

解析：同上。

6. 答案：B

解析：药品批发企业从事疫苗经营活动，应当具有保证疫苗质量的冷藏设施、设备和冷藏运输工具。

县级疾病预防控制机构可以向接种单位供应第二类疫苗；设区的市级以上疾病预防控制机构不得直接向接种单位供应第二类疫苗。

疫苗生产企业或者疫苗批发企业应当按照政府采购合同约定，向省级疾病预防控制机构、指定的其他疾病预防控制机构供应第一类疫苗。

第二类疫苗是指由公民自费并且自愿受种的其他疫苗。

7. 答案：B

解析：第一类疫苗最小外包装需要标注"免费"字样；疫苗生产企业或者疫苗批发

企业应当按照政府采购合同约定，向省级疾病预防控制机构、指定的其他疾病预防控制机构供应第一类疫苗；县级疾病预防控制机构可以向接种单位供应第二类疫苗。

8. 答案：A

解析：疫苗生产企业可以将本企业生产的第二类疫苗，销售给疾病预防控制机构、接种单位、疫苗批发企业。

疫苗批发企业可以向疾病预防控制机构、接种单位、其他疫苗批发企业销售第二类疫苗。

县级疾病预防控制机构可以向接种单位供应第二类疫苗；设区的市级以上疾病预防控制机构不得直接向接种单位供应第二类疫苗。

9. 答案：B

解析：疫苗生产企业或者疫苗批发企业应当按照政府采购合同的约定，向省级疾病预防控制机构或者其指定的其他疾病预防控制机构供应第一类疫苗，不得向其他单位或者个人供应。

10. 答案：A

解析：疫苗生产企业、疫苗批发企业在销售疫苗时，应当提供由药品检验机构依法签发的生物制品每批检验合格或者审核批准证明复印件，并加盖企业印章。B错在应为"或者"而不是"和"。

11. 答案：B

解析：疫苗生产企业、疫苗批发企业应当依照药品管理法和国务院药品监督管理部门的规定，建立真实、完整的购销记录，并保存至超过疫苗有效期2年备查。

12. 答案：D

解析：问题疫苗应该由药品监督管理部门处理，不能退回生产企业。

B 型题

[1～3]

答案：DAC

解析：国家为应对疫情发生所需的药品实行药品储备制度；国家对第二类精神药品实行特殊管理制度；国家对处方药和非处方药实行分类管理制度。

[4～5]

答案：AA

解析：凡纳入国家免疫规划的疫苗制品的最小外包装上，须标明"免费"字样以及"免疫规划"专用标识；国家免疫规划的疫苗属于第一类疫苗。

[6～8]

答案：CDD

解析：只有第二类精神药品零售药店可以经营；只有疫苗需要冷藏设备；接种第一类疫苗是免费的，其费用由政府承担。

[9～11]

答案：DCD

解析：疫苗生产企业或者疫苗批发企业应当按照政府采购合同的约定，向省级疾病预防控制机构或者其指定的其他疾病预防控制机构供应第一类疫苗，不得向其他单位或者个人供应。疫苗生产企业或者疫苗批发企业可以向疾病预防控制机构、接种单位、疫苗批发企业销售本企业生产的第二类疫苗。药品零售企业不得从事疫苗经营活动。

[12～13]

答案：AA

解析：同上。

[14～16]

答案：BBB

解析：疾病预防控制机构、接种单位在接收或者购进疫苗时，应当向疫苗生产企业、疫苗批发企业索取规定的证明文件，并保存至超过疫苗有效期2年备查。

疾病预防控制机构应当依照国务院卫生主管部门的规定，建立真实、完整的购进、分发、供应记录，并保存至超过疫苗有效期2年备查。

疫苗生产企业、疫苗批发企业应当依照药品管理法和国务院药品监督管理部门的规定，建立真实、完整的购销记录，并保存至超过疫苗有效期2年备查。

[17～19]

答案：CAB

解析：疾病预防控制机构、接种单位、疫苗生产企业、疫苗批发企业发现假劣或者质量可疑的疫苗，应当立即停止接种、分发、供应、销售，并立即向所在地的县级卫生主管部门和药品监督管理部门报告，不得自行处理。

接到报告的卫生主管部门应当立即组织疾病预防控制机构和接种单位采取必要的应急处置措施，同时向上级卫生主管部门报告。

接到报告的药品监督管理部门应当对假劣或者质量可疑的疫苗依法采取查封、扣押等措施。

X 型题

1. 答案：BC

解析：凡纳入国家免疫规划的疫苗制品的最小外包装上，须标明"免费"字样以及"免疫规划"专用标识。

2. 答案：ABD

解析：药品批发企业申请从事疫苗经营活动的条件：①具有从事疫苗管理的专业技术人员；②具有保证疫苗质量的冷藏设施、设备和冷藏运输工具；③具有符合疫苗储存、运输管理规范的管理制度。

3. 答案：ABC

解析：零售药店不得经营疫苗。

4. 答案：ABD

解析：县级疾病预防控制机构可以向接种单位供应第二类疫苗；设区的市级以上疾病预防控制机构不得直接向接种单位供应第二类疫苗。

5. 答案：CD

解析：疾病预防控制机构、接种单位、疫苗生产企业、疫苗批发企业发现假劣或者质量可疑的疫苗，应当立即停止接种、分发、供应、销售，并立即向所在地的县级人民政府卫生主管部门和药品监督管理部门报告，不得自行处理。

第八章 药品标准与药品质量监督检验

第一节 药品标准管理

A 型题

1. 答案：B

解析：药品注册标准不得低于《中国药典》的规定。

B 型题

[1~4]

答案：AACB

解析：《中国药典》是国家药品标准的核心，是具有法律地位的药品标准，拥有最高的权威性；从 1985 年起，每 5 年修订颁布新版药典。国家药品监督管理部门批准给申请人特定药品的标准，生产该药品的生产企业必须执行该注册标准。中药饮片必须按照国家药品标准炮制；国家药品标准没有规定的，必须按照省级药品监督管理部门制定的炮制规范炮制。

X 型题

1. 答案：BD

解析：国家药品标准包括《中国药典》和药品注册标准，以及经国家药品监督管理部门颁布的其他药品标准（局颁标准）。

2. 答案：AB

解析：同上。

第二节 药品说明书和标签管理

A 型题

1. 答案：D

解析：药品包装必须按照规定印有或者贴有标签并附有说明书。

2. 答案：A

解析：药品说明书和标签由国家药品监督管理部门予以核准。药品生产企业印制时，应当按照国家药品监督管理部门规定的格式和要求。

3. 答案：C

解析：药品说明书和标签由国家药品监督管理部门予以核准。药品包装必须按照规定印有或者贴有标签，不得夹带其他任何介绍或者宣传产品、企业的文字、音像及其他资料。药品生产企业生产供上市销售的最小包装必须附有说明书。

4. 答案：C

解析：麻醉药品、精神药品、医疗用毒性药品、放射性药品、外用药品和非处方药品等国家规定有专用标识的，其说明书和标签必须印有规定的标识。

5. 答案：C

解析：注射剂和非处方药还应当列出所用的全部辅料名称。

6. 答案：C

解析：药品商品名称不得与通用名称同行书写，其字体和颜色不得比通用名称更突出和显著，其字体以单字面积计不得大于通用名称所用字体的二分之一。

7. 答案：A

解析：药品标签使用注册商标的，应当印刷在药品标签的边角，含文字的注册商标，其字体以单字面积计不得大于通用名称所用字体的四分之一。

8. 答案：A

解析：同上。

9. 答案：A

解析：药品通用名称应当显著、突出，其字体、字号和颜色必须符合以下要求：①对于横版标签，必须在上三分之一范围内显著位置标出；对于竖版标签，必须在右三分之一范围内显著位置标出；②不得选用草书、篆书等不易识别的字体，不得使用斜体、中空、阴影等形式对字体进行修饰；③字体颜色应当使用黑色或者白色，浅黑、灰黑、亮白、乳白等黑、白色号均可使用，但要与其背景形成强烈反差；④除因包装尺寸的限制而无法同行书写的，不得分行书写。

药品商品名称不得与通用名称同行书写，其字体和颜色不得比通用名称更突出和显著，其字体以单字面积计不得大于通用名称所用字体的二分之一。

药品说明书和标签中禁止使用未经注册的商标以及其他未经国家药品监督管理部门批准的药品名称。药品标签使用注册商标的，应当印刷在药品标签的边角，含文字的，其字体以单字面积计不得大于通用名称所用字体的四分之一。

药品通用名称、商品名的印制，总的原则是通用名比商品名要显著突出，主要体现在大小、字体和颜色上。

10. 答案：B

解析：同上。

11. 答案：A

解析：药品说明书应当列出全部活性成分或者组方中的全部中药药味。注射剂和非处方药还应当列出所用的全部辅料名称。

12. 答案：D

解析：同上。

13. 答案：A

解析：药品的内标签标示的内容包括药品通用名称、适应证或者功能主治、规格、用法用量、生产日期、产品批号、有效期、生产企业。包装尺寸过小无法全部标明上述内容的，至少应当标注药品通用名称、规格、产品批号、有效期等内容。

14. 答案：B

解析：同上。

15. 答案：B

解析：原料药包装的标签应当注明药品名称、贮藏、生产日期、产品批号、有效期、执行标准、批准文号、生产企业，同时还需注明包装数量以及运输注意事项等必要内容。

16. 答案：C

解析：用于运输、储藏包装的标签，至少应当注明药品通用名称、规格、贮藏、生产日期、产品批号、有效期、批准文号、生产企业，也可以根据需要注明包装数量、运输注意事项或者其他标记等必要内容。对贮藏有特殊要求的药品，应当在标签的醒目位置注明。

17. 答案：C

解析：化学药品和治疗用生物制品的【药品名称】按下列顺序列出通用名称、商品名称、英文名称、汉语拼音。

18. 答案：C

解析：【用法用量】应当包括用法和用量两部分。需按疗程用药或者规定用药期限的，必须注明疗程、期限。应当详细列出该药品的用药方法，准确列出用药的剂量、计量方法、用药次数以及疗程期限，并应当特别注意与规格的关系。

19. 答案：B

解析：【注意事项】列出使用时必须注意的问题包括：①需要慎用的情况（如肝、肾功能的问题）；②影响药物疗效的因素（如食物、烟、酒）；③用药过程中需观察的情况（如过敏反应，定期检查血象、肝功能、肾功能）；④用药对于临床检验的影响等。【禁忌】项应当列出禁止应用该药品的人群或者疾病情况。

20. 答案：D

解析：同上。

21. 答案：D

解析：药品标签中的有效期应当按照年、月、日的顺序标注，年份用四位数字表示；月、日各用两位数表示。

22. 答案：A

解析：同上。

23. 答案：C

解析：同上。

24. 答案：B

解析：同上。

B 型题

[1～2]

答案：BA

解析：上市销售药品的最小包装中应附有药品说明书；药品包装必须按照规定印有或者贴有标签并附有说明书。

[3～4]

答案：CB

解析：药品的内标签标示的内容包括药品通用名称、适应证或者功能主治、规格、用法用量、生产日期、产品批号、有效期、生产企业。

药品外标签标示的内容包括药品通用名称、成分、性状、适应证或者功能主治、规格、用法用量、不良反应、禁忌、注意事项、贮藏、生产日期、产品批号、有效期、批准文号、生产企业。适应证或者功能主治、用法用量、不良反应、禁忌、注意事项不能全部注明的，应当标出主要内容并注明"详见说明书"字样。

原料药标签标示的内容包括药品名称、贮藏、生产日期、产品批号、有效期、执行标准、批准文号、生产企业，同时还需注明包装数量以及运输注意事项。

运输、储藏包装标签标示的内容包括药品通用名称、规格、贮藏、生产日期、产品批号、有效期、批准文号、生产企业，也可以根据需要注明包装数量、运输注意事项或者其他标记。

[5～7]

答案：ADC

解析：同上。原料药的标签是药品名称而非药品通用名称，且有执行标准。

[8～9]

答案：BD

解析：同上。

[10～11]

答案：AC

解析：同上。

[12～13]

答案：BD

解析：同上。

[14～15]

答案：BD

解析：同上。

[16～17]

答案：CA

解析：注射剂和非处方药说明书应当列出所用的全部辅料名称。原料药的标签有执行标准。

[18～19]

答案：AD

解析：药品说明书应当列出全部活性成分或者组方中的全部中药药味。原料药的标签有执行标准。

[20~23]

答案：ADCD

解析：【注意事项】下的内容包括：慎用的情况（如肝、肾功能的问题）、影响药物疗效的因素（如食物、烟、酒）、用药过程中需观察的情况（如过敏反应，定期检查血象、肝功能、肾功能）及用药对于临床检验的影响等。

[24~26]

答案：BBB

解析：同上。

[27~28]

答案：AB

解析：如有药物滥用或者药物依赖性的内容应在【注意事项】下列出。

[29~32]

答案：DABD

解析：【禁忌】应当列出该药品不能应用的各种情况；处方中如含有可能引起严重不良反应的成分或辅料，应在【注意事项】下列出。

[33~36]

答案：DCAB

解析：不能应用的人群或者疾病情况在【禁忌】项下；超剂量应用可能发生的毒性反应及处理方法在【药物过量】项下；用药疗程或者规定用药期限在【用法用量】项下；合并用药的注意事项在【药物相互作用】项下。

[37~39]

答案：DBA

解析：过量应用该药品可能发生的毒性反应、剂量及处理方法在【药物过量】项下；影响药物疗效的因素（如食物、烟、酒）的内容在【注意事项】项下；用药的剂量、计量方法、用药次数以及疗程期限在【用法用量】项下。

[40~41]

答案：AB

解析：A 列在【不良反应】项下；B 列在【注意事项】项下；C 列在【药物相互作用】项下；D 列在【禁忌】项下。

[42~44]

答案：DAB

解析：药品标签中的有效期应当按照年、月、日的顺序标注，年份用四位数字表示，月、日用两位数表示。①"有效期至××××年××月""有效期至××××.××"，有效期标注到月为起算月份对应年、月的前一月。②"有效期至××××年××月××日""有效期至××××.××.××""有效期至××××/××/××"，有效期若标注到日，应当为起算日期对应年、月、日的前一天。

[45~46]

答案：BB

解析：同上。

X 型题

1. 答案：ABC

解析：麻醉药品、精神药品、医疗用毒性药品、放射性药品、外用药品和非处方药品等国家规定有专用标识的，其说明书和标签必须印有规定的标识。

2. 答案：ABD

解析：同上。

3. 答案：ABC

解析：哌醋甲酯为第一类精神药品；达克宁栓为外用非处方药；可卡因为麻醉药品，所以都需要印有规定的标识。

4. 答案：ABC

解析：如果是处方药，则必须标注："请仔细阅读说明书并在医师指导下使用"，并印制在说明书标题下方。忠告语不需要字体加粗印刷。

5. 答案：ABCD

解析：非处方药说明书【注意事项】下必须注明"对本品过敏者禁用，过敏体质者慎用""本品性状发生改变时禁止使用""如正在使用其他药品，使用本品前请咨询医师或药师""请将本品放在儿童不能接触的地方"；对于可用于儿童的药品必须注明"儿童必须在成人监护下使用"；处方中含兴奋剂的品种应注明"运动员应在医师指导下使用"；对于是否适用于孕妇、哺乳期妇女、儿童、老人等特殊人群尚不明确的，必须注明相应人群应在医师指导下使用。

6. 答案：AB

解析：药品的内标签应当包含药品通用名称、适应证或者功能主治、规格、用法用量、生产日期、产品批号、有效期、生产企业等内容。包装尺寸过小无法全部标明上述内容的，至少应当标注药品通用名称、规格、产品批号、有效期等内容。

7. 答案：ACD

解析：药品的内标签应当包含药品通用名称、适应证或者功能主治、规格、用法用量、生产日期、产品批号、有效期、生产企业等内容。药品外标签应当注明药品通用名称、成分、性状、适应证或者功

能主治、规格、用法用量、不良反应、禁忌、注意事项、贮藏、生产日期、产品批号、有效期、批准文号、生产企业等内容。

8. 答案：ACD

解析：原料药包装的标签应当注明药品名称、贮藏、生产日期、产品批号、有效期、执行标准、批准文号、生产企业，同时还需注明包装数量以及运输注意事项等必要内容。

9. 答案：ABC

解析：同一药品生产企业生产的同一药品，药品规格和包装规格均相同的，其标签的内容、格式及颜色必须一致；药品规格或者包装规格不同的，其标签应当明显区别或者规格项明显标注。同一药品生产企业生产的同一药品，分别按处方药与非处方药管理的，两者的包装颜色应当明显区别。

10. 答案：AD

解析：药品标签中的有效期应当按照年、月、日的顺序标注，年份用四位数字表示，月、日各用两位数表示。

11. 答案：AB

解析：同上。

第三节　药品质量监督检验和药品质量公告

A 型题

1. 答案：C

解析：《药品管理法》规定下列药品在销售前或者进口时，必须经过指定药品检验机构进行检验，检验不合格的，不得销售或者进口：①国家药品监督管理部门规定的生物制品；②首次在中国销售的药品；③国务院规定的其他药品。

2. 答案：C

解析：国家和省级药品监督管理部门

应当根据药品质量抽查检验结果，定期发布药品质量公告。

3. 答案：A

解析：药品抽查检验不向被抽样的企业或单位收取费用，所需费用由财政列支。

4. 答案：B

解析：如果当事人对药品检验所的检验结果有异议的，可以自收到药品检验结果之日起 7 日内提出复验申请，逾期不再受理复验。

5. 答案：A

解析：复验的样品必须是原药品检验机构的同一样品的留样，除此之外的同品种、同批次的产品不得作为复检的样品。

6. 答案：C

解析：复验申请应向原药品检验所或原药品检验所的上一级药品检验所提出，也可以直接向中国食品药品检定研究院提出，除此以外的其他药品检验所不得受理复验申请。

B 型题

[1~2]

答案：BC

解析：国家的药品检验机构依法对生产、经营和使用的药品质量进行抽查检验，分为评价抽验和监督抽验。国家药品抽验以评价抽验为主，省级药品抽验以监督抽验为主，抽查检验结果由国家和省级药品监督管理部门发布药品质量公告。

药品注册检验包括样品检验和药品标准复核。样品检验是指药品检验所按照申请人申报或者国家药品监督管理部门核定的药品标准对样品进行的检验。药品标准复核是指药品检验所对申报的药品标准中检验方法的可行性、科学性、设定的项目和指标能否控制药品质量等进行的实验室检验和审核工作。药品注册检验由中国食品药品检定研究院或者省级药品检验所承担；进口药品的注册检验由中国食品药品检定研究院组织实施。

指定检验是指国家法律或国家药品监督管理部门规定某些药品在销售前或者进口时，必须经过指定药品检验机构进行检验，检验合格的，才准予销售的强制性药品检验，包括：①国家药品监督管理部门规定的生物制品；②首次在中国销售的药品。

复验是药品抽验当事人对药品检验机构的药品检验结果有异议，按照法律法规的规定向药品检验机构提出的复核检验。复验申请应向原药品检验所或原药品检验所的上一级药品检验所提出，也可以直接向中国食品药品检定研究院提出。

[3~5]

答案：CAA

解析：同上。

[6~8]

答案：DCA

解析：同上。

[9~11]

答案：BAB

解析：同上。

[12~14]

答案：ADC

解析：国家药品监督管理部门规定的生物制品需要经过指定检验合格才能进口或销售；城乡农贸市场只能出售中药材。

X 型题

1. 答案：AC

解析：药品监督检验具有第三方检验的公正性。药品监督检验是代表国家对研制、生产、经营、使用的药品质量进行的检验，具有比生产或验收检验更高的权威性。

2. 答案：AB

解析：国家和省级药品监督管理部门应当根据药品质量抽查检验结果，定期发布药品质量公告。

第九章 药品广告管理与消费者权益保护

第一节 药品广告管理

A 型题

1. 答案：C

解析：药品广告批准文号为"×药广审（视）第 0000000000 号""×药广审（声）第 0000000000 号""×药广审（文）第 0000000000 号"。其中"×"为各省、自治区、直辖市的简称。"0"为由 10 位数字组成，前 6 位代表审查年月，后 4 位代表广告批准序号。"视""声""文"代表用于广告媒介形式的分类代号。

2. 答案：C

解析：同上。

3. 答案：C

解析：省、自治区、直辖市食品药品监督管理部门是药品广告的审查机关，负责本行政区域药品广告的审查工作。

4. 答案：B

解析：县级以上工商管理部门是广告的监督管理部门。

5. 答案：D

解析：禁止发布广告的药品包括：①麻醉药品；②精神药品；③医疗用毒性药品；④放射性药品；⑤药品类易制毒化学品；⑥戒毒治疗的药品；⑦医疗机构配制的制剂；⑧军队特需药品；⑨国家食品药品监督管理总局依法明令停止或者禁止生产、销售和使用的药品；⑩批准试生产的药品。哌替啶、美沙酮为麻醉药品；麻黄素为药品类易制毒化学品，不得发布广告。

6. 答案：C

解析：地西泮为第二类精神药品；可待因为麻醉药品；三唑仑片为第一类精神药品，不得发布广告。

7. 答案：C

解析：美沙酮为麻醉药品，不得发布广告。

8. 答案：B

解析：精神药品不得发布广告。

9. 答案：D

解析：氯胺酮为第一类精神药品；可卡因和可待因为麻醉药品，不得发布广告。

10. 答案：B

解析：苯巴比妥、咖啡因为第二类精神药品；舒芬太尼为麻醉药品，不得发布广告。

11. 答案：B

解析：①麻醉药品；②精神药品；③医疗用毒性药品；④放射性药品；⑤药品类易制毒化学品；⑥戒毒治疗的药品；⑦医疗机构配制的制剂；⑧军队特需药品；⑨国家食品药品监督管理总局依法明令停止或者禁止生产、销售和使用的药品；⑩批准试生产的药品，不得发布广告。

12. 答案：B

解析：同上。

13. 答案：A

解析：同上。

14. 答案：B

解析：在广播电台发布的广告可以不用播出广告批准文号。

15. 答案：C

解析："使用 3 个疗程治愈糖尿病"为含有表示功效的断言或保证。

16. 答案：D

解析：药品广告的内容必须真实、合法；药品广告内容涉及药品适应证或者功能主治、药理作用等内容的宣传，应当以国家药品监督管理部门批准的说明书为准，不得进行扩大或者恶意隐瞒的宣传，不得含有说明书以外的理论、观点等内容。

药品广告合理用药宣传不得含有的内容：①含有不科学的表述或者使用不恰当的表现形式，引起公众对所处健康状况和所患疾病产生不必要的担忧和恐惧，或者使公众误解不使用该药品会患某种疾病或加重病情的；②含有免费治疗、免费赠送、有奖销售、以药品作为礼品或者奖品等促销药品内容的；③含有"家庭必备"或者类似内容的；④含有"无效退款""保险公司保险"等保证内容的；⑤含有评比、排序、推荐、指定、选用、获奖等综合性评价内容的。

药品广告不得在未成年人的出版物和广播电视频道、节目、栏目上发布。药品广告不得以儿童为诉求对象，不得以儿童名义介绍药品。

电视台、广播电台不得在 7：00 ~ 22：00 发布含有涉及改善和增强性功能的药品广告。

17. 答案：D

解析：同上。

18. 答案：C

解析：同上。

19. 答案：C

解析：同上。

20. 答案：C

解析：C 项含有表示功效的断言或保证。

21. 答案：D

解析：药品广告中有关功能疗效宣传的禁止性规定：①含有表示功效、安全性的断言或者保证的；②利用国家机关、医药科研单位、学术机构或者专家、学者、医师、患者的名义和形象作证明；③说明治愈率或者有效率的；④与其他药品的功效和安全性进行比较的；⑤违反科学规律，明示或者暗示包治百病、适应所有症状的；⑥含有"安全无毒副作用""毒副作用小"等内容的；含有明示或者暗示中成药为"天然"药品，因而安全性有保证等内容的；⑦含有明示或者暗示该药品为正常生活和治疗病症所必需等内容的；⑧含有明示或暗示服用该药能应付现代紧张生活和升学、考试等需要，能够帮助提高成绩、使精力旺盛、增强竞争力、增高、益智等内容的；⑨其他不科学的用语或者表示，如"最新技术""最高科学""最先进制法"等。⑩利用广告代言人作推荐、证明。用动漫形象表示功效的，法律没有明文禁止。

22. 答案：C

解析：同上。

23. 答案：B

解析：药品广告中必须标明药品的通用名称、忠告语、药品广告批准文号、药品生产批准文号。

24. 答案：B

解析：药品广告必须标明药品生产企业或者药品经营企业名称，不得单独出现"咨询热线""咨询电话"等内容。

25. 答案：A

解析：处方药广告的忠告语是："本广告仅供医学药学专业人士阅读"。非处方药广告的忠告语是："请按药品说明书或在药师指导下购买和使用"。

26. 答案：C

解析：药品广告应当经企业所在地省级药品监督管理部门批准，并发给药品广告批准文号；未取得药品广告批准文号的，不得发布。故 A 错误。

药品广告不得含有不科学地表示功效的断言或者保证的内容，如含有"无效退款""保险公司保险"等保证内容的。故 B 错误。

药品广告的内容必须真实、合法，以国家药品监督管理部门批准的说明书为准，不得含有虚假的内容。故 C 正确。

处方药可以在国家卫生行政部门和国家药品监督管理部门共同指定的医学、药学专业刊物上介绍，但不得在大众传播媒介发布广告或者以其他方式进行以公众为对象的广告宣传。故 D 错误。

27. 答案：D

解析：同上。

28. 答案：B

解析：同上。

29. 答案：C

解析：药品广告的内容必须以批准的说明书为准。

药品广告不得有的内容包括：①表示功效、安全性的断言或者保证；②说明治愈率或者有效率的；③与其他药品的功效和安全性比较的；④利用医药科研单位、学术机构、医疗机构或者专家、医生、患者的名义和形象作证明的。

麻醉药品、精神药品、医疗用毒性药品、放射性药品、医疗机构制剂、试生产的药品、军队特需药品等禁止发布广告。

30. 答案：B

解析：同上。

31. 答案：C

解析：同上。

32. 答案：B

解析：同上。

33. 答案：C

解析：药品广告可以跨省发布，在发布前应当到发布地药品广告审查机关办理备案。

34. 答案：A

解析：处方药可以在国务院卫生行政部门和国务院药品监督管理部门共同指定的医学、药学专业刊物上介绍，但不得在大众传播媒介发布广告或者以其他方式进行以公众为对象的广告宣传；不得以赠送医学、药学专业刊物等形式向公众发布处方药广告；不得在未成年人出版物和广播电视频道、节目、栏目上发布。

35. 答案：C

解析：非处方药广告的忠告语是："请按药品说明书或在药师指导下购买和使用"。

36. 答案：D

解析：对 B 省的杂志社进行处罚，工商行政管理部门是广告的监督管理部门，因此，选择 B 省的工商行政管理部门。

B 型题

[1～2]

答案：AB

解析：药品广告须经企业所在地省、自治区、直辖市人民政府食品药品监督管理部门批准，并发给药品广告批准文号；未取得药品广告批准文号的，不得发布。在药品生产企业所在地和进口药品代理机构所在地以外的省、自治区、直辖市发布药品广告的（以下简称异地发布药品广告），在发布前应当到发布地药品广告审查机关办理备案。

[3～5]

答案：CAB

解析：申请药品广告批准文号，应当

向药品生产企业所在地省级药品监督管理部门提出；申请进口药品广告批准文号，应当向进口药品代理机构所在地省级药品监督管理部门提出；在药品生产企业所在地和进口药品代理机构所在地以外的省、自治区、直辖市发布药品广告的，在发布前应当到发布地省级药品监督管理部门办理备案。

非处方药仅宣传药品名称（含药品通用名称和药品商品名称）的，或者处方药在指定的医学药学专业刊物上仅宣传药品名称（含药品通用名称和药品商品名称）的，无须审查。

[6～7]

答案：AC

解析：同上。

[8～10]

答案：ADC

解析：同上。

[11～12]

答案：CB

解析：药品广告须经企业所在地省级药品监督管理部门批准，并发给药品广告批准文号；未取得药品广告批准文号的，不得发布。

处方药可以在国家卫生行政部门和国家药品监督管理部门共同指定的医学、药学专业刊物上介绍，但不得在大众传播媒介发布广告或者以其他方式进行以公众为对象的广告宣传。

[13～14]

答案：CA

解析：同上。

[15～16]

答案：AC

解析：处方药可以在卫生行政部门和国家药品监督管理部门共同指定的医学、药学专业刊物上发布广告，但不得在大众传播媒介发布广告或者以其他方式进行以公众为对象的广告宣传（非处方药可以）。处方药广告的忠告语："本广告仅供医学药学专业人士阅读"；非处方药忠告语："请按药品说明书或在药师指导下购买和使用"。A为非处方药，可在大众传播媒介发布广告；C为处方药，广告中应注明忠告语"本广告仅供医学药学专业人士阅读"。

麻醉药品、精神药品、医疗用毒性药品、放射性药品、药品类易制毒化学品、戒毒治疗的药品、医疗机构制剂、军队特需药品、国家药品监督管理部门依法明令停止或者禁止生产、销售和使用的药品、批准试生产的药品不得发布药品广告。B为麻醉药品；D为第二类精神药品，均不得发布广告。

[17～18]

答案：AD

解析：A为非处方药，可以在大众传播媒介发布广告；D为处方药，要在广告中注明"本广告仅供医学药学专业人士阅读"。B为第二类精神药品，C为麻醉药品，均不得发布广告。

[19～20]

答案：CB

解析：放射性药品不得发布广告；印有"请按药品说明书使用或在药师指导下购买和使用"的广告忠告语为非处方药。

[21～22]

答案：CB

解析：对提供虚假材料申请药品广告审批，被药品广告审查机关在受理审查中发现的，1年内不受理该企业该品种的广告审批申请。对任意扩大产品适应证（功能主治）范围、绝对化夸大药品疗效、严重欺骗和误导消费者的违法广告，省以上药品监督管理部门一经发现，应当采取行政强制措施，暂停该药品在辖区内的销售，同时责令违法发布药品广告的企业在当地相应的媒体发布更正启事。

[23 ~ 24]

答案：AC

解析：对提供虚假材料申请药品广告审批，取得药品广告批准文号的，药品广告审查机关在发现后应当撤销该药品广告批准文号，并 3 年内不受理该企业该品种的广告审批申请。篡改经批准的药品广告内容进行虚假宣传的，由药品监督管理部门责令立即停止该药品广告的发布，撤销该品种药品广告批准文号，1 年内不受理该品种的广告审批申请。

C 型题

[1 ~ 2]

1. 答案：B

解析：药品广告批准文号为"×药广审（视）第 0000000000 号""×药广审（声）第 0000000000 号""×药广审（文）第 0000000000 号"。其中"×"为各省、自治区、直辖市的简称。"0"为由 10 位数字组成，前 6 位代表审查年月，后 4 位代表广告批准序号。"视""声""文"代表用于广告媒介形式的分类代号。

2. 答案：C

解析：广告宣称"九大医院权威认证，安全，一天起效，三十天痊愈"属于典型的表示功效、安全性的断言和保证。

[3 ~ 5]

3. 答案：A

解析：药品广告须经企业所在地省、自治区、直辖市人民政府食品药品监督管理部门批准，并发给药品广告批准文号。

4. 答案：B

解析：在药品生产企业所在地和进口药品代理机构所在地以外的省、自治区、直辖市发布药品广告的，在发布前应当到发布地药品广告审查机关办理备案。

5. 答案：A

解析：篡改经批准的药品广告内容进行虚假宣传的，由药品监督管理部门责令立即停止该药品广告的发布，撤销该品种药品广告批准文号，1 年内不受理该品种的广告审批申请。

X 型题

1. 答案：BCD

解析：药品广告批准文号的申请人必须是具有合法资格的药品生产企业或者药品经营企业。药品经营企业作为申请人的，必须征得药品生产企业的同意。

申请药品广告批准文号，应当向药品生产企业所在地的药品广告审查机关提出。申请进口药品广告批准文号，应当向进口药品代理机构所在地的药品广告审查机关提出。

2. 答案：AD

解析：非处方药仅宣传药品名称（含药品通用名称和药品商品名称）的，或者处方药在指定的医学、药学专业刊物上仅宣传药品名称（含药品通用名称和药品商品名称）的，无须审查。"视""声""文"代表用于广告媒介形式的分类代号。

3. 答案：BC

解析：芬太尼、布桂嗪为麻醉药品，不得发布广告。

4. 答案：ABCD

解析：只有非处方药可以在电视广告上宣传，上述药品都不是非处方药。

5. 答案：ABCD

解析：以上表述药品广告都不得含有。

6. 答案：ABCD

解析：以上表述药品广告都不得含有。

7. 答案：ABCD

解析：以上表述药品广告都不得含有。

8. 答案：ABCD

解析：以上表述药品广告都不得含有。

9. 答案：BD

解析：处方药只能在指定的医学、药学专业刊物上发表；药品广告需要经所在地省级药品监督管理部门批准，发给药品广告批准文号。

10. 答案：ABD

解析：药品广告中必须标明药品的通用名称、忠告语、药品广告批准文号、药品生产批准文号；必须标明药品生产企业或者药品经营企业，不得单独出现"咨询热线""咨询电话"等内容。

11. 答案：BCD

解析：B 错在更改适应证要审批；C 错在不得以患者的名义或者形象做证明；D 错在医疗制剂不能发布广告。

第二节　反不正当竞争法

A 型题

1. 答案：C

解析：公开竞争对手的药品经营信息属于侵犯商业秘密。

2. 答案：C

解析：有下列情形之一的，不属于不正当竞争行为：销售鲜活商品；处理有效期限即将到期的商品或者其他积压的商品；季节性降价；因清偿债务、转产、歇业降价销售商品。

3. 答案：B

解析：同上。

4. 答案：D

解析：明示方式，如实入账不属于商业贿赂。

B 型题

[1~3]

答案：BBD

解析：违背购买者的意愿搭售商品或者附加其他不合理的条件属于限制竞争行为；投标者和招标者相互勾结，以排挤竞争对手的公平竞争属于限制竞争行为；经营者捏造、散布虚伪事实，损害竞争对手的商业信誉、商品声誉属于诋毁商誉行为。

[4~7]

答案：CABD

解析：药品经营者散布谎称竞争对手生产的药品为假药属于诋毁商誉行为；药品经营者利用广告声称药品包治百病属于虚假宣传行为；药品生产者假冒他人的注册商标属于混淆行为；药品生产者以不正当手段获取同行的商业秘密属于侵犯商业秘密行为。

C 型题

[1~2]

1. 答案：A

解析：假冒商标属于混淆行为。

2. 答案：A

解析：只针对该企业的该品种，不是所有品种。

X 型题

1. 答案：ACD

解析：明示方式，如实入账不属于商业贿赂。

2. 答案：CD

解析：明示方式，如实入账不属于商业贿赂。

3. 答案：BC

解析：经营者不得采用财物或者其他手段进行贿赂以销售或者购买商品。在账外暗中给予对方单位或者个人回扣的，以行贿论处；对方单位或者个人在账外暗中收受回扣的，以受贿论处。A 有记录未如实入账，属于商业贿赂行为。

4. 答案：ABC

解析：假借各种名义不属于明示方式，为商业贿赂行为。给予中间人劳务报酬不属于商业贿赂。

5. 答案：ABD

解析：混淆行为包括：①假冒他人的注册商标；②擅自使用知名商品特有的名称、包装、装潢，或者使用与知名商品近似的名称、包装、装潢，造成和他人的知名商品相混淆，使购买者误认为是该知名商品；③擅自使用他人的企业名称或者姓名，引人误认为是他人的商品；④在商品上伪造或者冒用认证标志、名优标志等质量标志，伪造产地，对商品质量作引人误解的虚假表示。

6. 答案：ABC

解析：同上。

7. 答案：ABC

解析：同上。

8. 答案：ACD

解析：低价倾销行为是以排挤竞争对手为目的，以低于成本的价格销售商品。除外情形包括：①销售鲜活商品；②处理有效期限即将到期的商品或者其他积压的商品；③季节性降价；④因清偿债务、转产、歇业降价销售商品。C 以折扣销售药品不构成低价倾销行为；A 因歇业降价销售鹿茸不构成低价倾销行为。

侵犯商业秘密行为包括：①以盗窃、利诱、胁迫或者其他不正当手段获取权利人的商业秘密；②披露、使用或者允许他人使用以前项手段获取的权利人的商业秘密；③违反约定或者违反权利人有关保守商业秘密的要求，披露、使用或者允许他人使用其所掌握的商业秘密；④第三人明知或应知上述违法行为，获取、使用或者披露他人的商业秘密。D 宣传中药材产地不构成侵犯商业秘密行为；B 公开竞争对手的保健食品经营信息构成侵犯商业秘密的行为。

第三节 消费者权益保护

A 型题

1. 答案：B

解析：安全保障权是指消费者在购买、使用商品和接受服务时享有人身、财产安全不受损害的权利；有权要求经营者提供的商品和服务，符合保障人身、财产安全的要求。故 D 正确。

真情知悉权是指消费者享有知悉其购买、使用的商品或者接受的服务的真实情况的权利。消费者有权根据商品或者服务的不同情况，要求经营者提供商品的价格、产地、生产者、用途、性能、规格、等级、主要成分、生产日期、有效期限、检验合格证明、使用方法说明书、售后服务，或者服务的内容、规格、费用等有关情况。

故 C 正确。

自主选择权是指消费者享有自主选择商品或者服务的权利。故 A 正确。

B 项没有提及，故选 B。消费者的权利主要包括：安全保障权、真情知悉权、自主选择权、公平交易权、获取赔偿权、结社权、知识获取权、受尊重权、监督批评权。

2. 答案：C

解析：同上。

3. 答案：A

解析：同上。

4. 答案：A

解析：提供生产工艺不属于消费者的权利。B 属于自主选择权；C 属于安全保障权；D 属于公平交易权。

5. 答案：D

解析：消费者的权利主要包括：安全保障权、真情知悉权、自主选择权、公平交易权、获取赔偿权、结社权、知识获取权、受尊重权、监督批评权。

6. 答案：D

解析：A 为获取赔偿权；B 为受尊重权；C 为公平交易权。

7. 答案：C

解析：药店应当保证其提供的商品或者服务符合保障人身、财产安全的要求。侵犯了消费者的安全保障权。

8. 答案：B

解析：保证安全义务是指经营者应当保证其提供的商品或者服务符合保障人身、财产安全的要求。对可能危及人身、财产安全的商品和服务，应当向消费者作出真实的说明和明确的警示，并说明和标明正确使用商品或者接受服务的方法以及防止危害发生的方法。经营者发现其提供的商品或者服务存在缺陷，有危及人身、财产安全危险的，应当立即向有关行政部门报告和告知消费者，并采取停止销售、警示、召回、无害化处理、销毁、停止生产或者服务等措施。

出具凭证义务是指经营者提供商品或者服务，应当向消费者出具发票等购货凭证或者服务单据。

提供信息义务是指经营者向消费者提供有关商品或者服务的质量、性能、用途、有效期限等信息，应当真实、全面，不得作虚假或者引人误解的宣传。

B 型题

[1~2]

答案：BC

解析：不符合标准的药品有可能对消费者造成伤害，侵犯了消费者的安全保障

权；数量短缺，且拒不赔偿，此行为侵犯了消费者的获取赔偿权。

[3~4]

答案：BC

解析：未按消费者的要求提供产地信息，侵犯了消费者的真情知悉权；药价格明显不合理，侵犯了消费者的公平交易权。

[5~7]

答案：BAA

解析：短斤缺两，该行为侵犯了消费者的公平交易权；超过有效期的咳嗽药，该行为侵犯了消费者的安全保障权；霉变的花旗参饮片，该行为侵犯了消费者的安全保障权。

[8~9]

答案：DC

解析：保证其提供的商品或者服务的实际质量与表明的质量状况相符，属于经营者保证质量的义务；接受服务时，有权获得质量保障、价格合理、计量正确等公平交易条件，属于消费者公平交易的权利。

[10~11]

答案：BC

解析：经营者以产品说明书表明商品质量状况的应保证其与提供商品的实际质量状况相符，属于经营者保证质量的义务；经营者提供的服务，按国家规定，承担包修、包换、包退责任的按约定履行，不得无理拒绝，属于经营者履行"三包"或其他责任的义务。

[12~13]

答案：CD

解析：消费者和经营者发生消费者权益争议的，可以通过下列途径解决：①与经营者协商和解；②请求消费者协会或者依法成立的其他调解组织调解；③向有关行政部门投诉；④提请仲裁；⑤向人民法院提起诉讼。司法审判具有权威性、强制

性，是解决各种争议的最后手段。

X 型题

1. 答案：ABD

解析：技术不成熟，影响患者的测试结果，侵犯了消费者的安全保障权；拒绝说明原因侵犯了真情知悉权；拒不赔偿侵犯了获取赔偿的权利。

2. 答案：ACD

解析：消费者有权根据商品或者服务的不同情况，要求经营者提供商品的价格、产地、生产者、用途、性能、规格、等级、主要成分、生产日期、有效期限、检验合格证明、使用方法说明书、售后服务，或者服务的内容、规格、费用等有关情况。

3. 答案：ACD

解析：经营者在经营活动中使用格式条款的，应当以显著方式提请消费者注意商品或者服务的数量和质量、价款或者费用、履行期限和方式、安全注意事项和风险警示。

第十章 药品安全法律责任

第一节 药品安全法律责任概述

A 型题

1. 答案：B

解析：行政处罚包括警告、罚款、没收非法财物、没收违法所得、责令停产停业、暂扣或吊销有关许可证等。

B 型题

[1～3]

答案：CCA

解析：行政处罚包括警告、罚款、没收非法财物、没收违法所得、责令停产停业、暂扣或吊销有关许可证等。药品安全民事责任主要是产品责任，即生产者、销售者因生产、销售缺陷产品致使他人遭受人身伤害、财产损失，而应承担的赔偿损失、消除危险、停止侵害等责任的特殊侵权民事责任。

[4～7]

答案：DCAB

解析：行为人违反了药品管理法律法规，侵犯了国家的药品管理制度，侵犯了不特定多数人的健康权利，构成犯罪时，由司法机关依照《刑法》的规定，对其依法追究刑事责任，其中主刑包括管制、拘役、有期徒刑、无期徒刑和死刑；附加刑有罚金、剥夺政治权利、没收财产。

行政处罚指药品监督管理部门在职权范围内对违反药品法律法规但尚未构成犯罪的行政相对人所实施的行政制裁，其种类主要有警告、罚款、没收非法财物、没收违法所得、责令停产停业、暂扣或吊销有关许可证。

行政处分指有管辖权的国家机关或企事业单位依据行政隶属关系对违法失职人员给予的一种行政制裁，其种类主要有警告、记过、记大过、降级、撤职、开除。

民事责任主要是产品责任，即生产者、销售者因生产、销售缺陷产品致使他人遭受人身伤害、财产损失，而应承担的赔偿损失、消除危险、停止侵害等责任的特殊侵权民事责任。

[8～11]

答案：DCBB

解析：同上。

X 型题

1. 答案：ACD

解析：行政处罚包括警告、罚款、没收非法财物、没收违法所得、责令停产停业、暂扣或吊销有关许可证等。拘役属于刑罚。

2. 答案：AC

解析：行政处分种类主要有警告、记过、记大过、降级、撤职、开除。

3. 答案：BCD

解析：同上。

第二节 生产、销售假药、劣药的法律责任

A 型题

1. 答案：B

解析：假药的定义：①药品所含成分与国家药品标准规定的成分不符的；②以非药品冒充药品或者以他种药品冒充此种药品的。

按假药论处的情形：①国务院药品监督管理部门规定禁止使用的；②必须批准而未经批准生产、进口，或者必须检验而未经检验即销售的；③变质的；④被污染的；⑤使用必须取得批准文号而未取得批准文号的原料药生产的；⑥所标明的适应证或者功能主治超出规定范围的。

劣药的定义：药品成分的含量不符合国家药品标准的，为劣药。

按劣药论处的情形：①未标明有效期或者更改有效期的；②不注明或者更改生产批号的；③超过有效期的；④直接接触药品的包装材料和容器未经批准的；⑤擅自添加着色剂、防腐剂、香料、矫味剂及辅料的；⑥生产没有国家药品标准的中药饮片，不符合省级药品监督管理部门制定的炮制规范的；⑦医疗机构不按照省级药品监督管理部门批准的标准配制制剂的。

故 B 为按假药论处；A、C 按劣药论处；D 为假药。

2. 答案：D

解析：A、B 为假药；C 为按假药论处；D 为按劣药论处。

3. 答案：D

解析：更改生产日期和批号属于按劣药论处。

4. 答案：A

解析：劣药的定义：药品成分的含量不符合国家药品标准的。B、C 为假药；D

为虚假宣传。

5. 答案：D

解析：A 为假药；B、C 为按假药论处。

6. 答案：D

解析：A 是减少适应证而不是超出规定范围，不算假药；B 为按劣药论处；C 为假药。

7. 答案：C

解析：A、B、D 为按劣药论处。

8. 答案：B

解析：A 为劣药；C、D 为按劣药论处。

9. 答案：D

解析：A、B、C 为按劣药论处。

10. 答案：D

解析：属于生产、销售、使用劣药，应追究药品生产、经营企业以及该医院的责任。

11. 答案：C

解析：从事生产、销售假药的企业或者其他单位，其直接负责的主管人员和其他直接责任人员 10 年内不得从事药品生产、经营活动。

12. 答案：B

解析：未经批准生产、进口，或者依照本法必须检验而未经检验即销售的药品属于按假药论处，因此属于销售假药罪。

13. 答案：B

解析：药品含量明显低于国家药品标准的属于劣药，因此甲药厂属于生产、销售劣药罪。

14. 答案：C

解析：生产、销售假药，具有下列情形之一的，应当认定为"对人体健康造成严重危害"：①造成轻伤或者重伤的；②造

成轻度残疾或者中度残疾的；③造成器官组织损伤导致一般功能障碍或者严重功能障碍的；④其他对人体健康造成严重危害的情形。

15. 答案：C

解析：同上。

16. 答案：D

解析：生产、销售假药，具有下列情形之一的，应当认定为有"其他严重情节"：①造成较大突发公共卫生事件的；②生产、销售金额 20 万元以上不满 50 万元的；③生产、销售金额 10 万元以上不满 20 万元，并具有应当酌情从重处罚情形之一的；④根据生产、销售的时间、数量、假药种类等，应当认定为情节严重的。

17. 答案：D

解析：最高人民法院、最高人民检察院《关于办理危害药品安全刑事案件适用法律若干问题的解释》还规定了应当酌情从重处罚的 7 种情形，并规定对犯生产、销售假药罪的，一般应当依法判处生产、销售金额 2 倍以上的罚金。应当酌情从重处罚的情形包括：①生产、销售的假药以孕产妇、婴幼儿、儿童或者危重病人为主要使用对象的；②生产、销售的假药属于麻醉药品、精神药品、医疗用毒性药品、放射性药品、避孕药品、血液制品、疫苗的；③生产、销售的假药属于注射剂药品、急救药品的；④医疗机构、医疗机构工作人员生产、销售假药的；⑤在自然灾害、事故灾难、公共卫生事件、社会安全事件等突发事件期间，生产、销售用于应对突发事件的假药的；⑥两年内曾因危害药品安全违法犯罪活动受过行政处罚或者刑事处罚的；⑦其他应当酌情从重处罚的情形。

18. 答案：D

解析：生产、销售劣药，致人死亡，或者具有下列情形之一的，应当认定为

"后果特别严重"：①致人重度残疾的；②造成 3 人以上重伤、中度残疾或者器官组织损伤导致严重功能障碍的；③造成 5 人以上轻度残疾或者器官组织损伤导致一般功能障碍的；④造成 10 人以上轻伤的；⑤造成重大、特别重大突发公共卫生事件的。

19. 答案：A

解析：其他选项属于"后果特别严重"。

20. 答案：C

解析：擅自委托或者接受委托生产药品的，对委托方和受托方均依照生产、销售假药的法律责任给予处罚。

21. 答案：C

解析：故意销售假药，余某作为负责人犯销售假药罪。

B 型题

[1～3]

答案：BCA

解析：假药的定义：①药品所含成分与国家药品标准规定的成分不符的；②以非药品冒充药品或者以他种药品冒充此种药品的。

按假药论处的情形：①国家药品监督管理部门规定禁止使用的；②必须批准而未经批准生产、进口，或者必须检验而未经检验即销售的；③变质的；④被污染的；⑤使用必须取得批准文号而未取得批准文号的原料药生产的；⑥所标明的适应证或者功能主治超出规定范围的。

劣药的定义：药品成分的含量不符合国家药品标准的，为劣药。

按劣药论处的情形：①未标明有效期或者更改有效期的；②不注明或者更改生产批号的；③超过有效期的；④直接接触药品的包装材料和容器未经批准的；⑤擅自添加着色剂、防腐剂、香料、矫味剂及

辅料的，⑥其他不符合药品质量标准的；⑦生产没有国家药品标准的中药饮片，不符合省级药品监督管理部门制定的炮制规范的；⑧医疗机构不按照省级药品监督管理部门批准的标准配制制剂的。

[4~5]

答案：DB

解析：同上。A、C为按劣药论处。

[6~9]

答案：DBBC

解析：同上。

[10~13]

答案：DDBA

解析：同上。

[14~15]

答案：BC

解析：生产、销售假药的法律责任：①没收违法生产、销售的药品；②没收违法所得；③并处违法生产、销售药品货值金额2倍以上5倍以下的罚款；④有药品批准证明文件的予以撤销，并责令停产、停业整顿；⑤情节严重的，吊销《药品生产许可证》《药品经营许可证》或者《医疗机构制剂许可证》；⑥构成犯罪的，依法追究刑事责任。

生产、销售劣药的法律责任：①没收违法生产、销售的药品；②没收违法所得；③并处违法生产、销售药品货值金额1倍以上3倍以下的罚款；④情节严重的，责令停产、停业整顿或者撤销药品批准证明文件、吊销《药品生产许可证》《药品经营许可证》或者《医疗机构制剂许可证》；⑤构成犯罪的，依法追究刑事责任。

[16~17]

答案：CA

解析：同上。

[18~20]

答案：DAB

解析：同上。

[21~22]

答案：DC

解析：生产、销售假药罪，包括3种处罚：①生产、销售假药，处3年以下有期徒刑或者拘役，并处罚金；②对人体健康造成严重危害或者有其他严重情节的，处3年以上10年以下有期徒刑，并处罚金；③致人死亡或者有其他特别严重情节的，处10年以上有期徒刑、无期徒刑或者死刑，并处罚金或者没收财产。

生产、销售劣药罪，包括2种处罚：①生产、销售劣药，对人体健康造成严重危害的，处3年以上10年以下有期徒刑，并处罚金；②后果特别严重的，处10年以上有期徒刑或者无期徒刑，并处罚金或者没收财产。

[23~26]

答案：ABBC

解析：同上。

[27~28]

答案：BD

解析：同上。

[29~30]

答案：CB

解析：同上。更改生产批号的按劣药论处；无证生产的按生产假药论处。

[31~32]

答案：CC

解析：《刑法》第142条规定，生产、销售劣药，对人体健康造成严重危害的，处3年以上10年以下有期徒刑，并处销售金额50%以上2倍以下罚金；后果特别严重的，处10年以上有期徒刑或者无期徒刑，并处销售金额50%以上2倍以下罚金或者没收财产。

[33~34]

答案：CC

解析：生产、销售假药"对人体健康造成严重危害"的情形和生产、销售的劣药"对人体健康造成严重危害"的情形包括：①造成轻伤或者重伤的；②造成轻度残疾、中度残疾；③造成器官组织损伤导致一般功能障碍；④造成器官组织损伤导致严重功能障碍。

生产、销售的劣药"后果特别严重"的情形包括：①致人死亡；②致人重度残疾；③造成3人以上重伤、中度残疾或器官组织损伤导致严重功能障碍；④造成5人以上轻度残疾或者器官组织损伤导致一般功能障碍；⑤造成10人以上轻伤；⑥造成重大、特别重大突发公共卫生事件的。生产、销售假药"其他特别严重情节"情形包括上述②～⑥，以及：⑦生产、销售金额50万元以上的；⑧生产、销售金额20万元以上不满50万元，并具有本解释第一条规定的应当酌定从重处罚情形之一的；⑨根据生产、销售的时间、数量、假药种类等应当认定为情节特别严重的，不包括①致人死亡。因为《刑法》中的表述为"致人死亡或者有其他特别严重情节的，处10年以上有期徒刑、无期徒刑或者死刑，并处罚金或者没收财产"。故最高人民法院、最高人民检察院《关于办理危害药品安全刑事案件适用法律若干问题的解释》中对"生产、销售假药，其他特别严重情节"的解释不包括"致人死亡"。

[35～36]

答案：CD

解析：同上。

[37～38]

答案：CD

解析：同上。

[39～40]

答案：DD

解析：同上。

[41～44]

答案：BBCD

解析：同上。

[45～48]

答案：DBDA

解析：同上。

[49～52]

答案：DBDA

解析：同上。

[53～56]

答案：BABA

解析：同上。

[57～58]

答案：CD

解析：《关于办理危害药品安全刑事案件适用法律若干问题的解释》规定应当酌情从重处罚的7种情形，并规定对犯生产、销售假药罪的，一般应当依法判处生产、销售金额2倍以上的罚金。应当酌情从重处罚的情形包括：①生产、销售的假药以孕产妇、婴幼儿、儿童或者危重病人为主要使用对象的；②生产、销售的假药属于麻醉药品、精神药品、医疗用毒性药品、放射性药品、避孕药品、血液制品、疫苗的；③生产、销售的假药属于注射剂药品、急救药品的；④医疗机构、医疗机构工作人员生产、销售假药的；⑤在自然灾害、事故灾难、公共卫生事件、社会安全事件等突发事件期间，生产、销售用于应对突发事件的假药的；⑥两年内曾因危害药品安全违法犯罪活动受过行政处罚或者刑事处罚的；⑦其他应当酌情从重处罚的情形。

依照处罚较重的规定定罪说明不只是一种违反行为，因此选D。

C型题

[1～4]

1. 答案：D

解析：前3项属于劣药或按劣药论处。

2. 答案：D

解析：涉及儿童用药，要从重处罚。

3. 答案：B

解析：生产、销售金额 50 万以上即属于生产、销售假药的"其他特别严重情节"。

4. 答案：B

解析：单位承担行政责任，"其他特别严重情节"直接负责的主管人员和其他直接责任人员，处 10 年以上有期徒刑、无期徒刑或者死刑，并处罚金或者没收财产。

[5 ~ 7]

5. 答案：A

解析：假药定义：①药品所含成分与国家药品标准规定的成分不符的；②以非药品冒充药品或者以他种药品冒充此种药品的。

6. 答案：D

解析：生产、销售假药的，没收违法生产、销售的药品和违法所得，并处违法生产、销售药品货值金额 2 倍以上 5 倍以下的罚款；有药品批准证明文件的予以撤销，并责令停产、停业整顿；情节严重的，吊销《药品生产许可证》《药品经营许可证》或者《医疗机构制剂许可证》。

7. 答案：A

解析：销售假药的，处 3 年以下有期徒刑或者拘役，并处罚金；对人体健康造成严重危害或者有其他严重情节的，处 3 年以上 10 年以下有期徒刑，并处罚金；致人死亡或者有其他特别严重情节的，处 10 年以上有期徒刑、无期徒刑或者死刑，并处罚金或者没收财产。该诊所的行为未造成严重危害，因此只处 3 年以下有期徒刑或者拘役，并处罚金的刑事责任。

[8 ~ 9]

8. 答案：D

解析：更改生产批号的属于按劣药论处。

9. 答案：D

解析：生产、销售劣药的，没收违法生产、销售的药品和违法所得，并处违法生产、销售药品货值金额 1 倍以上 3 倍以下的罚款；情节严重的，责令停产、停业整顿，或者撤销药品批准证明文件、吊销《药品生产许可证》《药品经营许可证》或者《医疗机构制剂许可证》。由于该企业的行为未发现对消费者造成危害，不属于情节严重情形，所以不用吊销《药品生产许可证》。

X 型题

1. 答案：ACD

解析：B 属于按假药论处。

2. 答案：ABCD

解析：药品成分的含量不符合国家药品标准的，为劣药。有下列情形之一的药品，按劣药论处：①未标明有效期或者更改有效期的；②不注明或者更改生产批号的；③超过有效期的；④直接接触药品的包装材料和容器未经批准的；⑤擅自添加着色剂、防腐剂、香料、矫味剂及辅料的；⑥其他不符合药品标准规定的。

3. 答案：CD

解析：同上。A、B 为按假药论处。

4. 答案：CD

解析：A 为假药；B 为按劣药论处。

5. 答案：AB

解析：甲生产企业未生产此药不负有任何责任。而乙生产企业冒用甲生产企业的名称，属非法行为；其生产的药品成分与国家标准不符，为假药；并致人死亡，应追究其刑事责任。

6. 答案：ACD

解析：直接接触药品的包装材料和容器未经批准的属于按劣药论处，药品监督管理部门应追究其法律责任。

7. 答案：ACD

解析：《药品管理法》规定从重处罚情形：①以麻醉药品、精神药品、医疗用毒性药品、放射性药品冒充其他药品，或者以其他药品冒充上述药品的；②生产、销售以孕产妇、婴幼儿及儿童为主要使用对象的假药、劣药的；③生产、销售的生物制品、血液制品属于假药、劣药的；④生产、销售、使用假药、劣药，造成人员伤害后果的；⑤生产、销售、使用假药、劣药，经处理后重犯的；⑥拒绝、逃避监督检查，或者伪造、销毁、隐匿有关证据材料的，或者擅自动用查封、扣押物品的。

8. 答案：ABCD

解析：同上。

9. 答案：AB

解析：生产、销售假药的，处3年以下有期徒刑或者拘役，并处罚金；对人体健康造成严重危害或者有其他严重情节的，处3年以上10年以下有期徒刑，并处罚金；致人死亡或者有其他特别严重情节的，处10年以上有期徒刑、无期徒刑或者死刑，并处罚金或者没收财产。

10. 答案：ABC

解析：造成重度残疾属于"其他特别严重情节"。

11. 答案：ACD

解析：在自然灾害、事故灾难、公共卫生事件、社会安全事件等突发事件发生时期，生产、销售用于应对突发事件药品的假药的，依法从重处罚。

12. 答案：ABD

解析：根据最高人民检察院、公安部《关于公安机关管辖的刑事案件立案追诉标准的规定（一）》（公通字〔2008〕36号），生产销售假冒、伪劣产品行为的立案标准为：①伪劣产品销售金额5万元以上的；②伪劣产品尚未销售，货值金额15万元以上的；③伪劣产品销售金额不满5万元，但将已销售金额乘以3倍后，与尚未销售的伪劣产品货值金额合计15万元以上的。

第三节　违反药品监督管理规定的法律责任

A 型题

1. 答案：A

解析：兽药不属于药品，该兽药店销售人用药属于无证经营。

2. 答案：A

解析：生产、销售假药的法律责任：①没收违法生产、销售的药品；②没收违法所得；③并处违法生产销售药品货值金额2倍以上5倍以下的罚款；④有药品批准证明文件的予以撤销，并责令停产、停业整顿；⑤情节严重的，吊销《药品生产许可证》《药品经营许可证》或者《医疗机构制剂许可证》；⑥构成犯罪的，依法追究刑事责任。

生产、销售劣药的法律责任：①没收违法生产、销售的药品；②没收违法所得；③并处违法生产、销售药品货值金额1倍以上3倍以下的罚款；④情节严重的，责令停产、停业整顿或者撤销药品批准证明文件、吊销《药品生产许可证》《药品经营许可证》或者《医疗机构制剂许可证》；⑤构成犯罪的，依法追究刑事责任。

药品的生产企业、经营企业或者医疗机构从无《药品生产许可证》《药品经营许可证》的企业购进药品的，法律责任包括：①责令改正；②没收违法购进的药品；③并处违法购进药品货值金额2倍以上5倍以下的罚款；④有违法所得的，没收违法所得；⑤情节严重的，吊销《药品生产许可证》《药品经营许可证》或者医疗机构执业许可证书。

医疗机构将其配制的制剂在市场销售的法律责任包括：①责令改正；②没收违法销售的制剂；③并处违法销售制剂货值金额1倍以上3倍以下的罚款；④有违法所得的，没收违法所得。

3. 答案：A

解析：开办药品经营企业，在国家药品监督管理部门规定的时间内未通过《药品经营质量管理规范》认证，仍进行药品经营的，法律责任包括：①给予警告，责令限期改正；②逾期不改正的，责令停业整顿，并处5000元以上2万元以下的罚款；③情节严重的，吊销《药品经营许可证》。

此题应注意区分处罚的3个层次：①第一层次给予警告，责令限期改正；②第二层次逾期不改正的，责令停业整顿，并处5000元以上2万元以下的罚款；③第三层次情节严重的，吊销《药品经营许可证》。此题考查的是第一层次，故选A。

4. 答案：A

解析：未经批准，擅自在城乡集市贸易市场设点销售药品或者在城乡集市贸易市场设点销售的药品超出批准经营的药品范围的，属于"其他按照无证生产、经营处罚的情形"。

5. 答案：A

解析：个人设置的门诊部、诊所等医疗机构向患者提供的药品超出规定范围和品种的，属于"其他按照无证生产、经营处罚的情形"。

6. 答案：D

解析：提供虚假的证明、文件资料、样品或者采取其他欺骗手段取得《药品生产许可证》《药品经营许可证》《医疗机构制剂许可证》或者药品批准证明文件的，

吊销《药品生产许可证》《药品经营许可证》《医疗机构制剂许可证》或者撤销药品批准证明文件，5年内不受理其申请，并处1万元以上3万元以下的罚款。

B型题

[1～2]

答案：CA

解析：未取得《药品生产许可证》《药品经营许可证》或者《医疗机构制剂许可证》生产药品、经营药品的，依法予以取缔，没收违法生产、销售的药品和违法所得，并处违法生产、销售的药品（包括已售出的和未售出的药品，下同）货值金额2倍以上5倍以下的罚款；构成犯罪的，依法追究刑事责任。

伪造、变造、买卖、出租、出借许可证或者药品批准证明文件的，没收违法所得，并处违法所得1倍以上3倍以下的罚款；没有违法所得的，处2万元以上10万元以下的罚款；情节严重的，并吊销卖方、出租方、出借方的《药品生产许可证》《药品经营许可证》《医疗机构制剂许可证》或者撤销药品批准证明文件；构成犯罪的，追究刑事责任。

[3～4]

答案：AC

解析：同上。

[5～6]

答案：DA

解析：提供虚假的证明、文件资料、样品或者采取其他欺骗手段取得《药品生产许可证》《药品经营许可证》《医疗机构制剂许可证》或者药品批准证明文件的吊销《药品生产许可证》《药品经营许可证》《医疗机构制剂许可证》或者撤销药品批准证明文件，5年内不受理其申请，并处1万元以上3万元以下的罚款。

药品的生产企业、经营企业、药物非

临床安全性评价研究机构、药物临床试验机构未按照规定实施《药品生产质量管理规范》《药品经营质量管理规范》、药物非临床研究质量管理规范、药物临床试验质量管理规范的给予警告，责令限期改正；逾期不改正的，责令停产、停业整顿，并处 5000 元以上 2 万元以下的罚款；情节严重的，吊销《药品生产许可证》《药品经营许可证》和药物临床试验机构的资格。

[7 ~ 8]

答案：DB

解析：药品的生产企业、经营企业或者医疗机构从无《药品生产许可证》《药品经营许可证》的企业购进药品的法律责任：①责令改正；②没收违法购进的药品；③并处违法购进药品货值金额 2 倍以上 5 倍以下的罚款；④有违法所得的，没收违法所得；⑤情节严重的，吊销《药品生产许可证》《药品经营许可证》或者医疗机构执业许可证书。

药品经营企业违反购销记录和销售要求规定的法律责任：①责令改正，给予警告；②情节严重的，吊销《药品经营许可证》。

[9 ~ 10]

答案：AD

解析：医疗机构将其配制的制剂在市场销售的，责令改正，没收违法销售的制剂，并处违法销售制剂货值金额 1 倍以上 3 倍以下的罚款；有违法所得的，没收违法所得。药品生产企业、药品经营企业、医疗机构从无《药品生产许可证》《药品经营许可证》的企业购进药品的，责令改正，没收违法购进的药品，并处违法购进药品货值金额 2 倍以上 5 倍以下的罚款；有违法所得的，没收违法所得；情节严重的，吊销《药品生产许可证》《药品经营许可证》或者医疗机构执业许可证书。

[11 ~ 13]

答案：BBB

解析：其他按照无证生产、经营处罚的情形包括：①未经批准，擅自在城乡集市贸易市场设点销售药品或者在城乡集市贸易市场设点销售的药品超出批准经营的药品范围的；②个人设置的门诊部、诊所等医疗机构向患者提供的药品超出规定的范围和品种的；③药品生产企业、药品经营企业和医疗机构变更药品生产、经营许可事项，应当办理变更登记手续而未办理的，由原发证部门给予警告，责令限期补办变更登记手续；逾期不补办的，宣布其《药品生产许可证》《药品经营许可证》和《医疗机构制剂许可证》无效；仍从事药品生产经营活动的，依照《药品管理法》第 72 条的规定处罚。

[14 ~ 16]

答案：CDB

解析：伪造、变造、买卖、出租、出借许可证或者药品批准证明文件的，没收违法所得，并处违法所得 1 倍以上 3 倍以下的罚款；没有违法所得的，处 2 万元以上 10 万元以下的罚款；情节严重的，并吊销卖方、出租方、出借方的《药品生产许可证》《药品经营许可证》《医疗机构制剂许可证》或者撤销药品批准证明文件；构成犯罪的，追究刑事责任。

提供虚假的证明、文件资料、样品或者采取其他欺骗手段取得《药品生产许可证》《药品经营许可证》《医疗机构制剂许可证》或者药品批准证明文件的，吊销《药品生产许可证》《药品经营许可证》《医疗机构制剂许可证》或者撤销药品批准证明文件，5 年内不受理其申请，并处 1 万元以上 3 万元以下的罚款。

[17 ~ 19]

答案：CBD

解析：同上。

[20~22]

答案：CAC

解析：药品的生产企业、经营企业、医疗机构行贿受贿的处罚部门是工商行政管理部门，但医疗机构的负责人、药品采购人员、医师等医疗机构有关人员受贿的处罚部门是卫生行政部门。建议考生理解记忆，行贿和受贿处罚部门一般为工商行政管理部门；而医疗机构属于卫生行政部门，医疗机构有关人员受贿处罚部门为卫生行政部门或本单位。

[23~25]

答案：BDB

解析：药品生产企业有下列违规情形之一的，由所在地药品监督管理部门给予警告，责令限期改正，可以并处5000元以上3万元以下的罚款：①未按照规定建立药品不良反应报告和监测管理制度，或者无专门机构、专职人员负责本单位药品不良反应报告和监测工作的；②未建立和保存药品不良反应监测档案的；③未按照要求开展药品不良反应或者群体不良事件报告、调查、评价和处理的；④未按照要求提交定期安全性更新报告的；⑤未按照要求开展重点监测的；⑥不配合严重药品不良反应或者群体不良事件相关调查工作的；⑦其他违反《药品不良反应报告和监测管理办法》规定的。

药品经营企业有下列违规情形之一的，由所在地药品监督管理部门给予警告，责令限期改正；逾期不改的，处3万元以下的罚款：①无专职或者兼职人员负责本单位药品不良反应监测工作的；②未按照要求开展药品不良反应或者群体不良事件报告、调查、评价和处理的；③不配合严重药品不良反应或者群体不良事件相关调查工作的。

医疗机构有下列违规情形之一的，由所在地卫生行政部门给予警告，责令限期改正；逾期不改的，处3万元以下的罚款。情节严重并造成严重后果的，由所在地卫生行政部门对相关责任人给予行政处分：①无专职或者兼职人员负责本单位药品不良反应监测工作的；②未按照要求开展药品不良反应或者群体不良事件报告、调查、评价和处理的；③不配合严重药品不良反应和群体不良事件相关调查工作的。

[26~28]

答案：BDB

解析：同上。

[29~31]

答案：BDB

解析：同上。

[32~35]

答案：DDDD

解析：同上。

[36~39]

答案：BDCA

解析：药品生产企业有下列情形之一的，予以警告，责令限期改正；逾期未改正的，处2万元以下罚款：①未按规定建立药品召回制度、药品质量保证体系与药品不良反应监测系统的；②拒绝协助药品监督管理部门开展调查的；③未按照规定提交药品召回的调查评估报告和召回计划、药品召回进展情况和总结报告的；④变更召回计划，未报药品监督管理部门备案的。

药品生产企业存在下列情形之一的，由所在地药品监督管理部门予以警告，责令限期改正，并处3万元以下罚款：①未在规定时间内通知药品经营企业、使用单位停止销售和使用需召回药品的；②未按照药品监督管理部门要求采取改正措施或召回药品的；③药品生产企业对召回药品的处理未做详细的记录，且未向所在地省、自治区、直辖市药品监督管理部门报告的；必须销毁的药品未在药品监督管理部门监督下销毁的。

药品生产企业发现药品存在安全隐患而不主动召回药品的，责令召回药品，并处应召回药品货值金额 3 倍的罚款。

药品生产企业拒绝召回药品的，应处召回药品货值金额 3 倍的罚款；造成严重后果的，由原发证部门撤销药品批准证明文件，直至吊销《药品生产许可证》。

药品经营企业、使用单位发现经营、使用的药品存在安全隐患，未立即停止销售或使用的，责令停止销售和使用，并处 1000 元以上 5 万元以下罚款。

药品经营企业、使用单位拒绝配合药品生产企业或者药品监督管理部门开展有关药品安全隐患调查、拒绝协助药品生产企业召回药品的，予以警告，责令改正，可以并处 2 万元以下罚款。

［40～43］
答案：ABCC
解析：同上。

［44～47］
答案：BCCB
解析：同上。

C 型题

［1～2］
1. 答案：C
解析：未经批准，医疗机构擅自使用其他医疗机构配制的制剂的，依照《药品管理法》第 79 条的规定给予处罚。根据《药品管理法》第 79 条的规定，药品生产企业、药品经营企业、医疗机构从无《药品生产许可证》《药品经营许可证》的企业购进药品的，责令改正，没收违法购进的药品，并处违法购进药品货值金额 2 倍以上 5 倍以下的罚款。

2. 答案：D
解析：医疗机构将其配制的制剂在市场销售的，责令改正，没收违法销售的制剂，并处违法销售制剂货值金额 1 倍以上 3 倍以下的罚款；有违法所得的，没收违法所得。所以罚款 20 万不正确。

X 型题

1. 答案：ABD
解析：药品生产企业、经营企业、药物非临床安全性评价研究机构、药物临床试验机构未按照规定实施《药品生产质量管理规范》《药品经营质量管理规范》《药物非临床研究质量管理规范》《药物临床试验质量管理规范》的，给予警告，责令限期改正；逾期不改正的，责令停产、停业整顿，并处 5000 元以上 2 万元以下的罚款；情节严重的，吊销《药品生产许可证》《药品经营许可证》和药物临床试验机构的资格。

2. 答案：CD
解析：未经批准，擅自在城乡集市贸易市场设点销售药品或者在城乡集市贸易市场设点销售的药品超出批准经营的药品范围的，按无证经营处罚，法律责任包括：①依法予以取缔；②没收违法销售的药品和违法所得；③并处违法销售的药品货值金额 2 倍以上 5 倍以下的罚款；④构成犯罪的依法追究刑事责任。

3. 答案：AD
解析：违反《药品管理法》的规定，提供虚假的证明、文件资料、样品或者采取其他欺骗手段取得《药品生产许可证》《药品经营许可证》《医疗机构制剂许可证》或者药品批准证明文件的，吊销《药品生产许可证》《药品经营许可证》《医疗机构制剂许可证》或者撤销药品批准证明文件，5 年内不受理其申请，并处 1 万元以上 3 万元以下的罚款。

第四节　违反特殊管理药品规定的法律责任

A 型题

1. 答案：B

解析：对违反规定擅自生产、收购、经营毒性药品的单位或者个人，应没收其全部毒性药品，并给予警告或按照非法所得的 5 至 10 倍罚款；情节严重、致人伤残或死亡、构成犯罪的，依法追究刑事责任。

2. 答案：C

解析：以走私制毒物品罪、非法买卖制毒物品罪定罪处罚的，应当以涉案麻黄碱类复方制剂中麻黄碱类物质的含量作为涉案制毒物品的数量。以制造毒品罪定罪处罚的，应当将涉案麻黄碱类复方制剂所含的麻黄碱类物质可以制成的毒品数量作为量刑情节考虑。多次实施的行为未经处理的，涉案制毒物品的数量累计计算。

3. 答案：C

解析：由公安机关、工商行政管理部门对违反药品类易制毒化学品许可、备案要求的法律责任的单位作出行政处罚决定的，食品药品监督管理部门自该行政处罚决定作出之日起 3 年内不予受理其药品类易制毒化学品生产、经营、购买许可的申请。

B 型题

[1~2]

答案：CD

解析：定点批发企业未依照规定储存麻醉药品和精神药品，由药品监督管理部门责令限期改正，给予警告；逾期不改正的，责令停业，并处 2 万元以上 5 万元以下的罚款；情节严重的，取消其定点批发资格。

未取得麻醉药品和第一类精神药品处方资格的执业医师擅自开具麻醉药品和第一类精神药品处方，由县级以上人民政府卫生主管部门给予警告，暂停其执业活动；造成严重后果的，吊销其执业证书；构成犯罪的，依法追究刑事责任。

[3~4]

答案：BA

解析：第二类精神药品零售企业违反储存、销售或者销毁第二类精神药品的规定，由药品监督管理部门责令限期改正，给予警告，并没收违法所得和违法销售的药品；逾期不改正的，责令停业，并处 5000 元以上 2 万元以下的罚款；情节严重的，取消其第二类精神药品零售资格。

取得《印鉴卡》的医疗机构有下列情形之一的，由设区的市级人民政府卫生主管部门责令限期改正，给予警告；逾期不改正的，处 5000 元以上 1 万元以下的罚款；情节严重的，吊销其《印鉴卡》；对直接负责的主管人员和其他直接责任人员，依法给予降级、撤职、开除的处分：①未依照规定购买、储存麻醉药品和第一类精神药品的；②未依照规定保存麻醉药品和精神药品专用处方，或者未依照规定进行处方专册登记的；③未依照规定报告麻醉药品和精神药品的进货、库存、使用数量的；④紧急借用麻醉药品和第一类精神药品后未备案的；⑤未依照规定销毁麻醉药品和精神药品的。

[5~7]

答案：AB

解析：定点批发企业违反销售麻醉药品和精神药品规定，或者违反规定经营麻醉药品原料药和第一类精神药品原料药的，由药品监督管理部门责令限期改正，给予警告，并没收违法所得和违法销售的药品；逾期不改正的，责令停业，并处违法销售药品货值金额 2 倍以上 5 倍以下的罚款；情节严重的，取消其定点批发资格。

定点生产企业有下列情形之一的，由药品监督管理部门责令限期改正，给予警告，并没收违法所得和违法销售的药品；逾期不改正的，责令停产，并处 5 万元以上 10 万元以下的罚款；情节严重的，取消其定点生产资格：①未按照麻醉药品和精神药品年度生产计划安排生产的；②未依照规定向药品监督管理部门报告生产情况的；③未依照规定储存麻醉药品和精神药品，或者未依照规定建立、保存专用账册的；④未依照规定销售麻醉药品和精神药品的；⑤未依照规定销毁麻醉药品和精神药品的。

[7~10]

答案：BDAC

解析：定点批发企业有下列情形之一的，由药品监督管理部门责令限期改正，给予警告；逾期不改正的，责令停业，并处 2 万元以上 5 万元以下的罚款；情节严重的，取消其定点批发资格：①未依照规定购进麻醉药品和第一类精神药品的；②未保证供药责任区域内的麻醉药品和第一类精神药品的供应的；③未对医疗机构履行送货义务的；④未依照规定报告麻醉药品和精神药品的进货、销售、库存数量以及流向的；⑤未依照规定储存麻醉药品和精神药品，或者未依照规定建立、保存专用账册的；⑥未依照规定销毁麻醉药品和精神药品的；⑦区域性批发企业之间违反规定调剂麻醉药品和第一类精神药品，或者因特殊情况调剂麻醉药品和第一类精神药品后未依照规定备案的。

[11~13]

答案：BBB

解析：同上。

[14~17]

答案：ABDC

解析：对于同一种问题处罚力度：生产企业 > 批发企业 > 零售药店 > 医疗机构。

[18~20]

答案：ABD

解析：同上。

[21~23]

答案：ABD

解析：同上。

[24~26]

答案：ACD

解析：违反药品类易制毒化学品许可、备案要求的法律责任的，由公安机关没收非法生产、经营、购买或者运输的易制毒化学品、用于非法生产易制毒化学品的原料以及非法生产、经营、购买或者运输易制毒化学品的设备、工具，处非法生产、经营、购买或者运输的易制毒化学品货值 10 倍以上 20 倍以下的罚款；货值的 20 倍不足 1 万元的，按 1 万元罚款；有违法所得的，没收违法所得；有营业执照的，由工商行政管理部门吊销营业执照；构成犯罪的，依法追究刑事责任。

违反药品类易制毒化学品生产、经营管理规定的法律责任的，由县级以上食品药品监督管理部门给予警告，责令限期改正，处 1 万元以上 5 万元以下的罚款；对违反规定生产、经营、购买的易制毒化学品可以予以没收；逾期不改正的，责令限期停产、停业整顿；逾期整顿不合格的，吊销相应的许可证。

违反备案、报告要求的法律责任的，由县级以上食品药品监督管理部门给予警告，责令限期改正，可以并处 1 万元以上

3 万元以下的罚款。

X 型题

1. 答案：ABCD

解析：将麻黄碱类复方制剂拆除包装、改变形态后进行走私或者非法买卖，或者明知是已拆除包装、改变形态的麻黄碱类复方制剂而进行走私或者非法买卖的，分别以走私制毒物品罪、非法买卖制毒物品罪定罪处罚。

以加工、提炼制毒物品为目的，购买麻黄碱类复方制剂，或者运输、携带、寄递麻黄碱类复方制剂进出境的，分别以非法买卖制毒物品罪、走私制毒物品罪定罪处罚。

以加工、提炼制毒物品制造毒品为目的，购买麻黄碱类复方制剂，或者运输、携带、寄递麻黄碱类复方制剂进出境的，以制造毒品罪定罪处罚。

第十一章 医疗器械、保健食品和化妆品的管理

第一节 医疗器械管理

A 型题

1. 答案：B

解析：国家对医疗器械按照风险程度实行分类管理。第一类是风险程度低，实行常规管理可以保证其安全、有效的医疗器械。第二类是具有中度风险，需要严格控制管理以保证其安全、有效的医疗器械。第三类是具有较高风险，需要采取特别措施严格控制管理以保证其安全、有效的医疗器械。

2. 答案：A

解析：第一类医疗器械实行备案管理；第二类、第三类医疗器械实行注册管理。

3. 答案：A

解析：同上。

4. 答案：D

解析：注册证编号的编排方式为：×1 械注 ×2 × × × ×3 ×4 × ×5 × × × ×6。其中 ×2 为注册形式："准"字适用于境内医疗器械；"进"字适用于进口医疗器械；"许"字适用于香港、澳门、台湾地区的医疗器械。

5. 答案：B

解析：同上。

6. 答案：C

解析：同上。

7. 答案：A

解析：经营第一类医疗器械不需许可和备案；经营第二类医疗器械实行备案管理；经营第三类医疗器械实行许可管理。

8. 答案：B

解析：同上。

9. 答案：C

解析：同上。

10. 答案：C

解析：第二类医疗器械经营备案凭证备案编号的编排方式为：× × 食药监械经营备 × × × × × × × 号。其中：第一位 × 代表备案部门所在地省、自治区、直辖市的简称；第二位 × 代表所在地设区的市级行政区域的简称；第三到六位 × 代表 4 位数备案年份；第七到十位 × 代表 4 位数备案流水号。

11. 答案：D

解析：《医疗器械经营许可证》编号的编排方式为：× × 食药监械经营许 × × × × × × 号。其中：第一位 × 代表许可部门所在地省、自治区、直辖市的简称；第二位 × 代表所在地设区的市级行政区域的简称；第三到六位 × 代表 4 位数许可年份；第七到十位 × 代表 4 位数许可流水号。

12. 答案：D

解析：医疗器械经营许可证有效期为 5 年。

13. 答案：B

解析：从事第二类、第三类医疗器械批发业务以及第三类医疗器械零售业务的经营企业应当建立销售记录制度。

14. 答案：C

解析：发现医疗器械不良事件或者可疑不良事件，向所在地省、自治区、直辖市医疗器械不良事件监测技术机构报告。其中，导致死亡的事件于发现或者知悉之日起 5 个工作日内。

15. 答案：D

解析：导致严重伤害、可能导致严重伤害或死亡的事件于发现或者知悉之日起 15 个工作日内报告。

B 型题

[1～3]

答案：ACB

解析：经营第一类医疗器械不需许可和备案；经营第二类医疗器械实行备案管理；经营第三类医疗器械实行许可管理。把上市和经营放在一起看，第三类是管理最严格的。

[4～6]

答案：CBA

解析：国家对医疗器械按照风险程度实行分类管理。第一类是风险程度低，实行常规管理可以保证其安全、有效的医疗器械。第二类是具有中度风险，需要严格控制管理以保证其安全、有效的医疗器械。第三类是具有较高风险，需要采取特别措施严格控制管理以保证其安全、有效的医疗器械。

[7～9]

答案：BCA

解析：第一类医疗器械，如外科用手术器械（刀、剪、钳、镊夹、针、钩）、听诊器（无电能）、反光镜、反光灯、医用放大镜、（中医用）刮痧板、橡皮膏、透气胶带、手术衣、手术帽、检查手套、集液袋等。

第二类医疗器械，如血压计、体温计、心电图机、脑电图机、手术显微镜、（中医

用）针灸针、助听器、皮肤缝合钉、避孕套、避孕帽、无菌医用手套、睡眠监护系统软件、超声三维系统软件、脉象仪软件等。

第三类医疗器械，如心脏起搏器、体外反搏装置、血管内窥镜、超声肿瘤聚焦刀、高频电刀、微波手术刀、医用磁共振成像设备、钴60治疗机、正电子发射断层扫描装置（PECT）、植入器材、植入式人工器官、血管支架、血管内导管、一次性使用输液器、输血器等。

[10～12]

答案：BCA

解析：同上。

[13～15]

答案：ACB

解析：同上。

[16～18]

答案：CBA

解析：同上。

[19～21]

答案：ABC

解析：同上。

[22～24]

答案：BAC

解析：同上。

[25～27]

答案：CAB

解析：同上。

[28～30]

答案：CBA

解析：同上。

[31～33]

答案：BAC

解析：同上。

[34～36]

答案：CBA

解析：境内第一类医疗器械备案，备

案人向设区的市级药品监督管理部门提交备案资料。境内第二类医疗器械由省级药品监督管理部门审查，批准后发给医疗器械注册证。境内第三类医疗器械由国家药品监督管理部门审查，批准后发给医疗器械注册证。

[37~39]

答案：AAA

解析：进口第一类医疗器械备案，备案人向国家药品监督管理部门提交备案资料。进口第二类、第三类医疗器械由国家药品监督管理部门审查，批准后发给医疗器械注册证。

[40~41]

答案：CC

解析：经营第一类医疗器械不需许可和备案；经营第二类医疗器械实行备案管理；经营第三类医疗器械实行许可管理。从事第二类医疗器械经营的，由经营企业向所在地设区的市级食品药品监督管理部门备案。从事第三类医疗器械经营的，经营企业应当向所在地设区的市级食品药品监督管理部门申请经营许可。

[42~44]

答案：BCA

解析：同上。

[45~47]

答案：BDA

解析：进货查验记录和销售记录应当保存至医疗器械有效期后 2 年；无有效期的，不得少于 5 年；植入类医疗器械查验

记录和销售记录应当永久保存。

[48~50]

答案：ACB

解析：根据医疗器械缺陷的严重程度，医疗器械召回分为：一级召回：使用该医疗器械可能或者已经引起严重健康危害的；二级召回：使用该医疗器械可能或者已经引起暂时的或者可逆的健康危害的；三级召回：使用该医疗器械引起危害的可能性较小但仍需要召回的。

X 型题

1. 答案：BC

解析：第一类医疗器械实行备案管理；第二类、第三类医疗器械实行注册管理。

2. 答案：BC

解析：同上。

3. 答案：ABC

解析：医疗器械注册证编号的编排方式为：×1 械注 ×2 × × × ×3 ×4 × ×5 × × ×6。其中：×1 为注册审批部门所在地的简称：境内第三类医疗器械、进口第二类、第三类医疗器械为"国"字；境内第二类医疗器械为注册审批部门所在地省、自治区、直辖市简称。

4. 答案：BCD

解析：医疗器械严重伤害，是指有下列情况之一者：①危及生命；②导致机体功能的永久性伤害或者机体结构的永久性损伤；③必须采取医疗措施才能避免上述永久性伤害或者损伤。

第二节 保健食品、特殊医学配方食品和婴幼儿配方食品管理

A 型题

1. 答案：C

解析：国产保健食品注册号格式：国食健注 G +4 位年代号 +4 位顺序号；进口

保健食品注册号格式为：国食健注 J +4 位年代号 +4 为顺序号。

2. 答案：B

解析：保健食品是指声称具有特定保健

功能或者以补充维生素、矿物质为目的的食品。即适用于特定人群食用,具有调节机体功能,不以治疗疾病为目的,并且对人体不产生任何急性、亚急性或者慢性危害的食品。依据新食品安全法,对保健食品实行注册与备案相结合的分类管理制度。

3. 答案:D

解析:保健食品原料目录和允许保健食品声称的保健功能目录,由国务院食品药品监督管理部门会同国务院卫生行政部门、国家中医药管理部门制定、调整并公布。

4. 答案:C

解析:保健食品的标签、说明书不得涉及疾病预防、治疗功能,内容应当真实,与注册或者备案的内容相一致,载明适宜人群、不适宜人群、功效成分或者标志性成分及其含量等,并声明"本品不能代替药物"。其内容应当经生产企业所在地省、自治区、直辖市食品药品监督管理部门审查批准,取得保健食品广告批准文件。

B 型题

[1~2]

答案:DD

解析:保健食品注册证书有效期为5年。

[3~5]

答案:ABD

解析:使用保健食品原料目录以外原料的保健食品和首次进口的保健食品应当经国务院食品药品监督管理部门注册。首次进口的保健食品中属于补充维生素、矿物质等营养物质的,应当报国务院食品药品监督管理部门备案。其他保健食品应当报省、自治区、直辖市人民政府食品药品监督管理部门备案。

X 型题

1. 答案:AC

解析:国产保健食品批准文号格式:卫食健字+4位年代号第×××号。

进口保健食品批准文号格式:卫食健字+4位年代号第×××号(2000年以前的批准文号格式:卫进食健字+4位年代号第×××号)。

国家保健食品批准文号格式:国食健注G+4位年代号+4位顺序号;进口保健食品批准文号格式:国食健注J+4位年代号+4为顺序号。

2. 答案:ABD

解析:同上。

3. 答案:AB

解析:国产保健食品备案号格式为:食健备G+4位年代号+2位省级行政区域代码+6位顺序编号;进口保健食品备案号格式为:食健备J+4位年代号+00+6为顺序号。

4. 答案:ABCD

解析:特殊医学用途配方食品,是指为了满足进食受限、消化吸收障碍、代谢紊乱或特定疾病状态人群对营养素或膳食的特殊需要,专门加工配制而成的配方食品,包括适用于1岁以上人群的特殊医学用途配方食品和适用于0月龄至12月龄的特殊医学用途婴儿配方食品。

5. 答案:ACD

解析:婴幼儿配方食品生产企业应当实施从原料进厂到成品出厂的全过程质量控制,对出厂的婴幼儿配方食品实施逐批检验,保证食品安全。婴幼儿配方食品生产企业应当将食品原料、食品添加剂、产品配方及标签等事项向省、自治区、直辖市人民政府食品药品监督管理部门备案。婴幼儿配方乳粉的产品配方应当经国务院食品药品监督管理注册。不得以分装方式生产婴幼儿配方乳粉,同一企业不得用同一配方生产不同品牌的婴幼儿配方乳粉。

第三节 化妆品管理

A 型题

1. 答案：C

解析：特殊用途化妆品包括：育发、染发、烫发、脱毛、美乳、健美、除臭、祛斑、防晒化妆品。

2. 答案：A

解析：生产化妆品需依法持有省级化妆品监督管理部门颁发的化妆品生产许可证

B 型题

[1~3]

答案：DCA

解析：国产特殊用途化妆品批准文号：①国家药品监督管理局许可的体例为国妆特字 G××××；②卫生健康委许可的体例为卫妆特字（年份）第××××号。

进口特殊用途化妆品：①国家药品监督管理局许可的进口特殊用途化妆品批准文号体例为国妆特进字 J××××，进口非特殊用途化妆品备案号体例为国妆备进字 J××××；②卫生健康委许可的进口特殊用途化妆品体例为卫妆特进字（年份）第××××号，进口非特殊用途化妆品体例为卫妆备进字（年份）第××××号。

[4~6]

答案：CAD

解析：同上。

[7~8]

答案：CC

解析：特殊用途化妆品批准文号每4年重新审1次。